U0939417

辽宁省优秀自然科学著作

常见消化系肿瘤诊治学

贾鑑慧　主编

辽宁科学技术出版社
沈　阳

图书在版编目（CIP）数据

常见消化系肿瘤诊治学 / 贾鑑慧主编. —沈阳：辽宁科学技术出版社，2014.9
（辽宁省优秀自然科学著作）
ISBN 978-7-5381-8745-8

Ⅰ. ①常… Ⅱ. ①贾… Ⅲ. ①消化系肿瘤—诊疗 Ⅳ. ①R735

中国版本图书馆CIP数据核字（2014）第166899号

出版发行：辽宁科学技术出版社
（地址：沈阳市和平区十一纬路29号 邮编：110003）
印 刷 者：沈阳旭日印刷有限公司
经 销 者：各地新华书店
幅面尺寸：185mm×260mm
印 张：14
字 数：280千字
印 数：1~1000
出版时间：2014年9月第1版
印刷时间：2014年9月第1次印刷
责任编辑：李伟民 陈 刚
封面设计：嵘 嵘
责任校对：李 霞

书 号：ISBN 978-7-5381-8745-8
定 价：90.00元

联系电话：024-23284526
邮购电话：024-23284502
http://www.lnkj.com.cn

《辽宁省优秀自然科学著作》评审委员会

编著者名单

主　编：贾鑑慧　　辽宁省肿瘤医院，主任医师

副主编：（按姓名首字笔画为序）

刘　放　　辽宁省肿瘤医院，主任医师

刘永煜　　辽宁省肿瘤医院，主任医师

李　霞　　辽宁省肿瘤医院，主任医师

龚智强　　大连医科大学，硕士研究生

矫德馨　　辽宁省肿瘤医院，副主任医师

编　委：（按姓名首字笔画为序）

丁秀杰　　辽宁省肿瘤医院，副主任技师

于英莉　　辽宁省肿瘤医院，主管护师

于清蕊　　辽宁省肿瘤医院，主任医师

王五洲　　沈阳市第五人民医院，副主任医师

朱　江　　沈阳市口腔医院，主治医师

刘　飞　　辽宁省肿瘤医院，主治医师

刘德华　　辽宁省肿瘤医院，副主任医师

孙丽萍　　辽宁省肿瘤医院，主任医师

张　旭　　辽宁省肿瘤医院，副主任医师

赵成茂　　青海省肿瘤医院，主任医师

段宏燕　　辽宁省肿瘤医院，副主任医师

祝沈冬　　辽宁省肿瘤医院，副主任医师

徐　宏　　辽宁省肿瘤医院，主任医师

潘贤英　　青海省肿瘤医院，主任医师

魏　宏　　辽宁省肿瘤医院，主任医师

序

《常见消化系肿瘤诊治学》即将问世，甚感欣慰。谨此对主编贾鑑慧教授及各位参加编写的专家和同道们为出版此书付出的辛勤劳动表示由衷的敬意。

近年来，随着消化系肿瘤的发病率的不断增高，如何提高早期患者的诊断率，如何提高已诊断患者的生存率，改善患者生活质量已成为肿瘤科医生急需解决的难题。《常见消化系肿瘤诊治学》正是在此背景下，就临床常见消化系肿瘤诊断治疗进行全面总结而成。本书详细论述了消化系常见的肿瘤诊断、分期、放射治疗、内科治疗及外科治疗原则，具有较高的临床应用价值。

本书共9章，约30万字，图片100余幅，在文字及线条图的基础上增加丰富的彩色解剖图谱、影像图片及TPS靶区勾画图像，有助于增加读者的直观认识并提高学习效率。同时本书肿瘤分期全部采用最新的UICC/AJCC第七版TNM分期系统。本书立意新颖，是对消化系肿瘤临床医生极有价值的参考书。

祝愿并相信《常见消化系肿瘤诊治学》的出版一定会受到同仁的欢迎并成为消化系肿瘤医生及相关专业医学生的必要工具书。

2013年6月

目 录

第一章 总 论

第一节 概 述

消化道恶性肿瘤在所有恶性肿瘤的发病和死亡中占据前列，其中部分肿瘤如肝癌、胰腺癌和胆囊癌的预后非常差，严重危害着人们的生命和健康。国际癌症研究中心（IARC）最近的统计资料表明，2000年全球主要消化道癌症的新发病例数和世界人口标化发病率分别为：食管癌（男性278 985例，10.76/10万；女性133 342例，4.45/10万）、胃癌（男性558 458例，21.46/10万；女性317 883例，10.38/10万）、肝癌（男性398 364例，14.97/10万；女性165 972例，5.51/10万）、胰腺癌（男性115 697例，4.46/10万；女性100 670例，3.24/10万）、大肠癌（男性498 754例，19.11/10万；女性445 963例，14.44/10万）。这几种主要消化道癌症的新发病例数合计为：男性1 850 258例、女性1 163 830例。

消化道肿瘤中以结肠癌、直肠癌的预后较好，男性5年相对生存率超过40%（1988—1991年资料），其次是胃癌（男性24.7%和女性22.2%）和食管癌（男性10.4%和女性12.9%），预后较差的是肝癌（男性4.4%和女性4.7%）和胰腺癌（男性6.9%和女性5.1%）。

目前，在肿瘤病因上取得一致的看法是：烟酒、饮食因素、感染、环境污染等是癌症致病的主要外部原因，消化道恶性肿瘤的病因也不例外，但不同的具体部位各有特点。食管癌和胃癌有一些共同的危险因素，例如亚硝胺类化合物或腌熏类食物的摄入、不良的饮食习惯、吸烟和饮酒、某些营养素或微量元素的缺乏等，胃癌可能还与慢性炎症和幽门螺杆菌感染有关，尤其是与幽门螺杆菌关系的研究目前备受重视。需要注意的是，食管癌和胃癌在我国城市与农村、高发区和低发区的病因可能有所不同。结肠癌、直肠癌与饮食、营养素的关系比较密切，例如新鲜蔬菜水果的摄入较少，脂肪、动物蛋白摄入较多，维生素和微量元素的缺乏，油炸和腌制品的摄入，体力活动较少，大肠息肉或腺瘤等，同时需要注意结肠癌和直肠癌在病因因素上也不完全相同。肝癌的病因目前取得共识的是病毒性肝炎的感染、化学致癌物（如黄曲霉毒素）的摄入等。此外，常见的消化道恶性肿瘤均存在一定程度的家族聚集性现象，提示遗传易感（内因）在这些肿瘤的发病过程中也有一定的作用，还有可能与外因联合起来产生协同效应，即所谓的环境与基因交互作用。

第二节　消化系统肿瘤外科治疗概述

手术是肿瘤治疗原始的治疗方法之一，目前仍然是肿瘤最有效的治疗方法。约60%的肿瘤是以手术治疗为主要手段，有90%的肿瘤采用手术作为诊断和分期的工具。手术是大部分局限期肿瘤的根治手段，同时术后能够对肿瘤的位置、淋巴结转移有一个直观的了解，从而得到一个准确的肿瘤分期。但是手术也存在缺陷，如术后的后遗症、功能障碍等。近10年来，随着临床研究的进展，肿瘤手术治疗的观念也产生了深刻的变化，单一手术治疗已成为过去。

一、肿瘤手术的作用与分类

外科手术不仅具有治疗肿瘤的作用，还可以用于肿瘤的预防、诊断、重建与康复。由此开展了各种手术方式，可按肿瘤手术的作用分为预防性手术、诊断性手术、治疗性手术和重建与康复手术。各种手术方式有其各自的针对性，例如诊断性手术的目的在于明确肿瘤的病理学诊断，以进一步有针对性地开展相应的治疗性手术或放疗、化疗。

（一）预防性手术

如前所述，肿瘤的发生发展是一个逐渐发展演变的过程，某些疾病或先天性病变在发展到一定程度时，可发生恶变。手术如能在这些疾病发生恶变前及时进行，则可以预防肿瘤的发生。例如，家族性结肠息肉病的患者，40岁以后有约50%可发展为结肠癌，70岁以后几乎所有患者均罹患结肠癌，因而家族性结肠息肉病与结肠癌的关系十分密切，此类患者最好在40岁之前做全结肠切除术，以预防癌症发生。对于恶性肿瘤的癌前病变，如结肠息肉、直肠息肉、皮肤黏膜白斑病、宫颈非典型增生、膀胱乳头状瘤等，均应及时治疗以预防其进一步发展为恶性肿瘤。

预防性手术切除的标本也应该常规进行病理分析，以免忽略了可能已经发生的恶变。应当指出，预防性手术切除也应全部切除病变，不能只切取部分。

（二）诊断性手术

肿瘤治疗前必须有一个明确的诊断，特别是组织学或细胞学诊断，只有明确诊断后才能对因治疗，有的放矢。盲目的治疗只能增加患者的痛苦甚至加重病情。要获得组织或细胞常用的方法有咬取活检、穿刺活检、切取活检、切除活检和手术探查。不论采用何种活检方式，都应尽量缩短活检与进一步相应治疗的间隔时间，即明确诊断后应该立刻开展相应的治疗，因为活检有引起肿瘤播散的可能，例如乳腺癌有可能沿细针针道转移，或经切取活检的创面进入血液循环中转移。取得病理诊断后，外科医生还应结合临床检查、实验室检查和影像学检查，做出肿瘤的分期，以便更好地制订治疗方案。

1. 咬取活检（biting biopsy）

一般用于皮肤或腔道黏膜表浅的肿块，如食管、胃或结、直肠内肿瘤的诊断，通过内镜或直接以活检钳咬取组织做病理检查。其诊断率与操作技术关系密切。由于肿瘤组织表面常常被坏死组织所覆盖，因而应注意咬取的部位。咬取组织块太小或过于表浅时，常常会造成诊断困难。但咬取时应注意防止咬取后肿瘤血管破裂大出血。

2. 穿刺活检（needle biopsy）

一般在局部麻醉下应用较粗的穿刺针头对可疑肿块进行穿刺，以获得少量组织进行病理切片检查。由于此方法是组织病理检查，因而诊断准确率较高，假阴性和假阳性率较低。但由于穿刺活检可造成创伤出血，癌细胞针道转移，故应严格掌握适应证。目前，临床上广泛开展的是在B超引导下对肝脏、胰腺进行穿刺活检，B超定位可以提高穿刺的准确性，减少对周围脏器的损伤。

3. 切取活检（incisional biopsy）

常在局部麻醉下，切取肿瘤部分组织做病理检查以明确诊断。有时在探查性手术中，因肿块过大无法切除时，为了明确其病理性质，也常切取一小块肿瘤组织做病理。施行切取活检时必须注意手术切口与手术入路，要考虑到活检切口及进入间隙在以后的手术切除中能一并切除。切取活检与第二次手术切除间隔的时间应越短越好，以免造成癌瘤播散，最好是在准备彻底切除情况下行冷冻切片检查。

4. 切除活检（excisional biopsy）

在可能的情况下，可以切除整个肿瘤送病理检查以明确诊断。这样的诊断准确率最高，如果病理是良性肿瘤就不必再做进一步的手术了。如果是恶性肿瘤也不至于引起太多播散。但是与切取活检相似，切除活检也必须考虑到其切口和入路的位置，第二次手术能否切除。例如结肠息肉、直肠息肉常采用此方式，如果病理是恶性的，则进一步进行根治术。

5. 手术探查（surgical expiration）

探查性手术并不完全等同于上述的诊断性手术，因为此类手术的目的不仅是诊断，更重要的是了解肿瘤范围并争取切除肿瘤。探查性手术往往需要做好大手术的准备，一旦探查明确诊断而又能彻底切除时，即进行肿瘤的治疗性手术，所以术前准备必须充分。如果经探查无法进行治疗性手术时，则需对肿瘤进行切取活检明确病理性质，以便进一步非手术治疗。

（三）治疗性手术

毋庸置疑，外科手术是治疗肿瘤最普遍、最有效的方法。大多数消化道肿瘤手术切除后可以获得较好的疗效。早期的癌瘤，如Ⅰ期的食管癌、胃癌、膀胱癌等，根治性手术切除后5年治愈率都可达到90%以上。进展期癌瘤通过以手术为主的综合治疗，5年治愈率也可达到30%～60%。晚期癌瘤亦常需要做姑息性手术（如减瘤手术、减状手术），以作为综合治疗的一部分，达到减轻患者痛苦、延长寿命、提高生活质量的目的。另外为了配合其他治疗，还需要进行一些辅助性手术。

1. 治愈性手术（healing operation）

治愈性手术的目标是彻底切除肿瘤，也是实体肿瘤手术治疗的关键所在。凡肿瘤局限于原发部位和邻近区域淋巴结，或肿瘤虽已侵犯邻近脏器但尚能与原发灶整块切除者，都应施行治愈性手术。治愈性手术的最低要求R0切除（即切缘在肉眼和显微镜下未见肿瘤）。

治愈性手术对上皮癌瘤而言为根治性手术（radical resection）。所谓根治性手术是指肿瘤所在的器官大部分或全部连同区域淋巴结做整块切除，如癌瘤侵犯其他脏器，则被侵犯的脏器亦应做部分或全部切除。如胃癌侵犯胰腺尾部，除做胃大部切除或全胃切除及清扫胃周围区域淋巴结外，尚需切除胰尾及脾脏。

各种根治性手术的要求包括：①应将原发灶与区域淋巴结做整块切除，自四周向原发灶中心解剖；②术中做活检则应按沾染性手术处理，更换手套与器械及手术野消毒巾；③术中不应切入肿瘤或与淋巴结之间的组织，以免癌细胞污染创面。

有的学者主张在原定根治术基础上进一步扩大手术范围，称扩大根治术或超根治术，如直肠癌扩大根治术即在原根治范围基础上增加闭孔淋巴结清扫。

治愈性手术对肉瘤而言为广泛切除术（extensional resection）。所谓广泛切除术是指广泛整块切除肉瘤所在组织的全部或大部分以及部分邻近深层软组织。一般要求切除范围应包括肿瘤周围3cm的正常组织，其下筋膜应扩大1～2cm。如来自肌肉应包括肌肉的起止点切除；如侵及神经，因肿瘤易沿神经转移，故应取断面神经做冷冻切片；如有条件，肢体肉瘤切除应在控制血流或双重止血带下进行，以防止血道播散。

2. 姑息性手术（palliative operation）

晚期癌瘤已经失去手术治愈的机会，但在许多情况下，为了减轻症状、延长寿命、提高生存质量，或为下一步其他治疗创造条件，可采用各种非根治性的姑息性手术，以防止肿瘤对生命的危害，消除某些不能耐受的症状，提高患者的生存质量。

（1）减瘤手术（减积手术debulking operation）：对原发灶或其转移灶部分或大部分切除，肉眼尚可见肿瘤残余，其目的在于减少肿瘤负荷，为放化疗创造条件。例如晚期胃肠道癌不能根治性切除，但为了防止出血、梗阻、穿孔等，常进行胃大部切除术、肠段切除术；另外某些恶性肿瘤如巨大卵巢癌，虽然只能进行姑息性减瘤手术，但只要术后辅以其他相应的治疗，患者仍可得到较好的疗效，获得长期的生存率。

（2）减状手术：手术的目的仅仅是减轻患者因肿瘤所造成的痛苦，提高生存质量。如为了解除癌瘤引起的消化道梗阻、胆道梗阻，临床上常需做胃空肠吻合术、胆囊空肠吻合术、回结肠吻合术等。

（3）远处转移灶和复发性癌瘤切除术：一般而言，远处转移癌和复发癌都已经属于晚期癌瘤，难以通过手术治愈，只能对其行姑息性手术。但是临床上确有部分转移癌患者获得长期生存，特别是对于孤立性的术后肺、肝、脑、骨转移，如肺转移癌术后5年生存率为15%～44%；肝转移癌术后5年生存率为20%～30%。因此近年来对转移性肿瘤的手术治疗受到重视，转移灶的外科手术切除适应证取决于原发肿瘤的基本生物学特性及原发肿瘤应用手术或其他方法治疗的效果。假若原发灶控制良好，转移灶仅仅是单个病灶，未发现其他部位转移，手术切除不会产生严重并发症，这种情况下可考虑手术切除转移灶，转移灶手术效果与原发肿瘤的病理类型、转移灶的数目以及从手术到复发间隔时间的长短有关，一般间隔时间在1年以上者的疗效较好。因此对转移癌手术应持积极的态度。

复发性肿瘤由于原有的解剖结构的破坏，以及原手术区域的瘢痕组织形成，手术难度较大。而且，复发肿瘤往往伴随着远处转移。但是肉瘤术后的复发率较高（25%～90%），且常为局部原位复发，患者的一般情况较好，没有远处转移，此时应争取再次手术切除；另外，直肠癌保肛手术后复发，如无远处转移，可以采取再做Miles手术的治疗方案。

二、肿瘤外科的治疗原则

（一）良性肿瘤的外科治疗原则

良性肿瘤以局部膨胀性生长为主，其边界清楚，多数有完整的包膜，没有淋巴道和血道的侵袭和转移，其治疗以手术切除为主，一般手术切除后即可治愈。手术原则是完整彻底切除肿瘤，应包括肿瘤包膜及少量正常的周围组织，如结肠癌切除两端肠管距病灶的距离：良性为3cm，恶性为10cm，并应切除相应的系膜。

有些良性肿瘤的生物学特性呈现部分恶性肿瘤的特征，称为交界性肿瘤，其手术切除范围应进一步扩大，术后严密随诊。

（二）恶性肿瘤的外科治疗原则

1.明确诊断

肿瘤外科治疗，尤其对恶性肿瘤的治疗中所采用的各种根治术对机体的形态、功能破坏性很大，因而在决定采用外科治疗前必须明确诊断。没有正确的诊断就不可能采取行之有效的正确治疗。肿瘤诊断包括病理诊断和临床诊断。

（1）病理诊断：恶性肿瘤的外科治疗往往创伤大，致残率高。如直肠癌腹会阴切除术后失去肛门而要终身造口。因此肿瘤外科手术特别是大手术或易致残手术，术前必须有病理诊断，以免误诊误治。有些病例在术前难以取得病理诊断，应在术中取组织做快速冷冻切片检查。另外，同样是恶性肿瘤，由于分类不同，生物学行为也不一样，所采取的术式就不尽相同。例如，胃平滑肌肉瘤仅做广泛切除术，不必做胃周淋巴结清扫，而胃癌则应清扫胃周相应各组淋巴结。由此可见，病理诊断对肿瘤外科治疗的实施是至关重要的前提。

（2）临床诊断和分期：对肿瘤施行手术治疗前必须对病变尽可能做出正确的临床诊断和临床分期，以选择适当的治疗方法。病理诊断往往局限于所取组织的部位，临床诊断则包含原发部位和继发部位以及分期，所以更能反映患者的具体情况，有助于外科手术的取舍和决定手术切除的范围。如果肿瘤的生长已经超过局部及区域淋巴结的范围，手术常达不到根治治疗的目的。例如病理诊断直肠癌，并不能表示是否应对患者施行直肠癌根治术，临床医生应结合各种临床资料进行综合分析，如果患者已有肝脏多发转移，则只能采取姑息性手术。

目前各种肿瘤常用的分期方法是国际抗癌联盟制定的TNM国际分期方法，其中T代表原发灶，根据病灶大小或浸润深度分为T0、TX、Tis、T1、T2、T3、T4等；N代表区域淋巴结，根据淋巴结的侵犯程度分为N0、N1、N2、N3等；M代表有无远处转移，分为M0、M1。有些肿瘤还有一些特殊的分期方法，如直肠癌的Dukes分期。实施治疗前按临床分期（CTNM），手术探查时医生可根据外科分期（STNM）相应地修改治疗方案，术后的临床病理分期（pTNM）则为术后辅助治疗以及评估预后的重要依据。

2. 制订合理的治疗方案

恶性肿瘤首次治疗是否正确，直接影响着治疗效果和预后。如果将一个可以完整手术切除的肿瘤仅做挖出术，其术野的肿瘤播散及局部复发将会使患者失去治愈的机会。所以外科医生必须明确外科手术在肿瘤治疗中的作用，根据肿瘤的病理类型、分化程度、临床分期以及患者的体质状况为患者制订合理的治疗方案。一般原则是：早期肿瘤，施行根治性手术或广泛切除术；局部浸润性肿瘤或术后病理证实有癌残余或多个淋巴结转移者，术后进一步综合治疗；局部晚期肿瘤，估计难以切除的局部病变，先做术前化疗或放疗，即新辅助治疗（neoadjuvant therapy），待肿瘤缩小后再进行手术。

3. 选择合理的术式

决定治疗方案后，要根据患者的具体情况，全面考虑，选择适当的手术方式。切忌不顾后果，随意施行手术。例如中下段直肠癌患者的手术，是应该保留肛门还是做Miles手术；胃癌手术是采用全胃切除还是次全胃切除；肝癌手术时，采用不规则楔形切除还是肝叶切除；等等。都应全面考虑综合分析。在选择手术方式时，必须遵循以下几个原则：

（1）必须根据肿瘤的生物学特性选择手术：如前所述，术前应明确肿瘤的病理性质，只有针对其增殖、侵袭、复发、转移的特性有的放矢的手术治疗，才能既达到根治性，又减少对患者的损伤。例如，上皮或黏膜来源的癌常伴有淋巴道转移，故手术时应清扫区域淋巴结；肉瘤易局部复发而很少发生淋巴道转移，所以应做广泛切除术而不必常规清扫区域淋巴结；食管癌有多中心起源的特点，其切除范围应注意是否足够。

（2）保证足够的切除范围，力争手术治愈：对大多数实体肿瘤而言，只有手术切除的治愈希望最大，所以必须认识到肿瘤手术的目的是为了将肿瘤彻底切除，达到治愈的目的。即便有时手术仅能达到姑息治疗的目的，也希望患者能延长生存期或改善生活质量。手术切除范围应遵照“两个最大”原则，即最大限度地切除肿瘤和最大程度保护正常组织和功能。两者有矛盾时，应服从前者。

但是，肿瘤手术绝不是盲目扩大手术范围，所以在肿瘤手术时还必须考虑到：①患者的年龄及身体一般状况：癌症患者一般年龄较高，虽然年龄高并不是限制手术的绝对因素，但在考虑手术切除范围时必须考虑患者的年龄及身体情况能否耐受。例如，对老年心肺功能不佳的患者进行肺癌的肺叶切除，就应十分慎重，以免患者根本无法度过围手术期；②手术对正常生理功能的影响及术后患者的生存质量：根治性手术必然会损伤患者的部分正常生理功能，但是这种损伤应该是在患者的机体可以承受的范围之内的，不能因为过分追求根治性切除而忽略了患者的术后生存质量。例如，对青年男性患者进行盆腔手术时，就应该特别注意保护患者的骨盆神经，避免损伤，以尽可能地保留患者的性功能；③手术的复杂程度及手术本身的死亡率：作为一名肿瘤外科医生，其水平高低不在于他能切下什么，而在于他能科学准确地判断应该切下什么。例如贸然对伴有严重黄疸的胰头癌患者施行胰十二指肠切除术，非但肿瘤难以切除，患者术后可能很快死于肝肾综合征。

此外，选择术式时还应考虑到手术者的手术技巧和经验、麻醉和手术室的设备以及重症监护的水平。如果条件并未具备，不应勉强施行大手术。

4. 预防医源性播散

恶性肿瘤手术的特点不同于一般手术，除了遵循一般外科手术的无菌原则、术野暴露充分、避免损伤需要保留的正常组织外，尚要求有严格的无瘤观念。恶性肿瘤可以有局部的种植及远处转移，任何检查和手术都有可能促进肿瘤的播散，引起术后转移和局部复发，所以实施外科手术时必须注意下列几点，尽量避免医源性播散。

防止肿瘤细胞播散：①术前在检查肿瘤患者时力求手法轻柔，切忌用力按压、抓捏肿物，并尽量减少对同一患者的检查次数，这在教学医院尤为重要；②切除肿瘤时尽量不用局部麻醉，即使在做肿瘤切除活检时注射麻醉药也需距肿瘤有一定的距离；③手术时的切口要能充分暴露肿瘤；④手术探查时应该由远及近，动作轻柔。上腹部肿瘤应先探查盆底，然后逐步向上腹部探查，最后才探查肿瘤；下腹部肿瘤探查顺序则相反。其他部位肿瘤亦如此，先探查远处，最后才探查肿瘤。这样可尽量避免将肿瘤细胞带至其他部位，探查动作必须轻柔，切忌大力挤压，以免癌栓脱落播散；⑤手术中应用锐性分离以减少对肿瘤的挤压，应用电刀切割不仅可以减少出血，同时可以即刻封闭小血管和淋巴管，减少播散机会，且高频电刀亦有杀灭切缘癌细胞的功能；⑥手术操作应先结扎引流肿瘤区的主要静脉，再结扎供应肿瘤区的动脉，先处理手术切除的周边部分，逐渐向肿瘤部分分离，做到原发灶与区域淋巴结整块切除。这些措施都有利于防止肿瘤细胞的播散。

不接触原则（no-touch isolation technique）：脱落的肿瘤细胞易在有外伤的组织创面上种植，因而应采用不接触原则，即：①对已经破溃的体表肿瘤或已经侵犯浆膜表面的内脏肿瘤，应先用纱布覆盖、包裹，避免肿瘤细胞脱落、种植；②肠道手术在手术时应将肿瘤远近两端的肠管用布带结扎，防止肿瘤细胞植于创面或沿肠管播散；③接触过肿瘤的器械及时更换或清洗；④肿瘤切除后，手术人员应更换手套；⑤术后创面应用大量无菌水冲洗，以消灭可能脱落的肿瘤细胞，对肿瘤已经侵犯浆膜面，或已有胸腹膜转移的患者，可向胸、腹腔内灌注化疗药物，如顺铂、氟尿嘧啶等，并可在胸、腹腔内放置持续化疗管以便术后进一步灌注化疗。

三、肿瘤手术注意事项

（一）术前注意事项

（1）检查肿瘤时要轻柔，避免挤压和反复多次检查。

(2) 避免对肿瘤局部做不适当治疗，如理疗、中草药外敷、热敷、推拿按压或局部注射药物等。

(3) 活检明确后应尽早做治愈性治疗。

(4) 术前制订好综合治疗方案，必要时请其他学科专家会诊共同拟订治疗计划。

(5) 对伴有其他疾病，如糖尿病、心血管疾病等患者，术前应及时加以纠正，充分做好术前准备。

(6) 术前必须对患者交代有关病情和手术可能出现的问题，特别是致残手术。

(7) 对患者给予适当的心理支持治疗，解除其心理负担。

(二) 术中注意事项

(1) 切口选择适当，以能充分显露视野为原则，不能因切口过小而过分牵拉或挤压肿瘤。

(2) 探查要轻柔、细致，由远及近。

(3) 遵循“不接触”原则。

(4) 标本切除后应及时检查，查看肿瘤是否已全部切除，边缘有无残留，必要时可进行快速冷冻。

(三) 术后处理

肿瘤切除后除了外科术后注意事项以外，应考虑术后辅助治疗，亦应按原来制订的综合治疗方案实施。

(四) 术后密切随访和疗效评价

不同于一般的手术术后复查，肿瘤患者的术后随访十分必要，它担负着监视肿瘤病情发展，及时发现肿瘤复发或转移的重要职责。因而癌瘤患者应该终身定期随访，一般前两年每3个月复查一次；2～5年内每6个月复查一次；5年以后每年复查一次。随访复查应包括体格检查和必要的实验室检查和影像检查。通过定期随访观察，能够及早发现复发和转移病灶，及时治疗。另外，通过长期随访可以对手术治疗和其他治疗方法的效果进行评价，对于提高治疗水平有很大帮助。

四、肿瘤外科治疗发展趋向

传统的肿瘤外科是以解剖学、组织学、病理学为基础，通过物理诊断、影像学检查、内镜检查以及组织活检等手段，以明确诊断、确定病变范围等。在此基础上制订手术方案，确定切除范围以及是否进行综合治疗。

近年来随着肿瘤生物学、遗传学、免疫学、分子生物学等学科的发展，使人类对肿瘤的发生、发展的机制有了更深入的认识，即从过去的细胞水平过渡到分子水平，认识到基因的改变是肿瘤产生和进行性恶化的分子基础，特别是对癌基因及抑癌基因的发现、细胞信号的传导、细胞周期的调控、细胞凋亡、血管新生、细胞外基质以及肿瘤的浸润和转移的机制有了全新的了解，加上新的治疗设备、技术、药物的不断问世使得肿瘤治疗概念也不断更新，更多从肿瘤生物学角度考虑外科治疗，增强整体观念，更强调综合治疗，兼顾根治与功能两方面。由于重组DNA和PCR技术的发明和广泛应用，分子水平研究由实验室过渡到临床应用，包括各种探针的制备、基因诊断和预测预后以及制备与肿瘤相关的基因片段等。

由于基础研究与诊断的进步，肿瘤外科治疗突破了传统观念和方法，出现下列明显的趋向。

（一）肿瘤外科治疗向分子水平进展

外科手术的发展经历了从大体形态学的变化深入到组织形态学、细胞形态学水平，随着肿瘤分子生物学的进展，人们试图从分子机制上阐明肿瘤发生发展的规律，并用分子手段去诊断、预测、治疗肿瘤。

手术治疗中一个十分困难的问题是如何个体化界定手术范围，清扫已经发生微转移的淋巴结，最大程度地保留没有转移的淋巴结，以提高患者术后的免疫力。目前利用免疫导向手术，即将肿瘤细胞或肿瘤抗原特异性单克隆抗体结合放射性核素，术中利用探测仪探测与肿瘤特异性结合的单克隆抗体，从而准确地确定手术应当切除的范围，此方法的准确性及特异性均较高，被称为分子定界，它为个体化进行肿瘤外科手术开辟了新的道路。

通过分子生物学技术还能够发现微转移灶，重新指导分期。例如，诊断乳腺癌腋窝淋巴结转移，在病理学阴性的病例中，通过RT-PCR技术，又发现了约一半的微小淋巴结转移，这样就纠正了原来的临床病理分期，称为分子分期。虽然对此还需要进一步大规模长期试验以确定其临床价值，但应用分子生物学的成果和技术在临床肿瘤学中已显示出重要作用。

精确判断患者的预后对设计治疗方案极为重要。目前，估计预后主要依据组织病理学和临床分期。能否应用现代分子生物学的研究成果，如癌基因、抑癌基因和转移相关基因等作为标志物，用分子生物学的技术，如PCR、基因序列分析、免疫组化等方法来估计肿瘤的恶性程度、转移复发的危险，以补充病理学检查的不足，更精确地判断患者的预后，为进一步积极辅助治疗提供依据，这种“分子预后”已经成为当前临床肿瘤研究一个较为活跃的领域。

（二）肿瘤外科兼顾根治与生活质量

以往外科治疗肿瘤，为了降低复发率和转移率，提高5年生存率，手术范围往往很大，结果导致患者器官功能丧失，生活质量下降。近年来，随着人们对健康质量的要求不断提高，以及对肿瘤综合治疗的重视，都促使肿瘤外科医生对业已存在的根治性手术进行更广泛的探讨，因而出现了各种术式并存、根治与生活质量兼顾的个体化治疗模式。例如，直肠癌手术腹会阴联合根治术后，永久性人工肛门给患者带来生活上的不便，那么究竟肿瘤远端直肠应切除多少？侧方淋巴结是否清扫？全直肠系膜切除术是否合理？这些问题都没有定论。但由此也可看出，目前肿瘤外科的手术选择更具有挑战性，既要兼顾根治性，又要注重提高患者的术后生存质量。

（三）强调综合治疗

目前已经认识到肿瘤性疾病并不是简单的局部病变，也绝不是仅仅手术切除就可以达到完全治愈的，因而必须联合使用其他疗法，才能获得良好效果。因此围绕根治性手术进行的各种辅助治疗和新辅助治疗方案层出不穷。例如，结肠癌术前动脉灌注化疗，结肠癌的术前动脉灌注化疗是从股动脉置管，在动脉造影的基础上，高选择性地从肿瘤主要供血动脉灌注高浓度的化疗药物氟尿嘧啶（5-Fu）、丝裂霉素（MMC）、顺铂或可同时应用栓塞剂。对术前动脉灌注化疗患者的术后临床病理研究发现，肿瘤细胞均出现了不同程度的细胞核固缩、碎裂，细胞质凝固、坏死，从而证实该方法可以达到杀伤肿瘤细胞、缓解症状、利于手术、降低肿瘤分期分级的目的。

而最近逐步开展的术前局部放疗结合手术治疗直肠癌也初显成效，经过45～50Gy，共25次的术前放疗，可以使肿瘤组织明显缩小、变软，并且不增加手术难度，术后病理内可见大量坏死组织，从而有可能提高直肠癌的保肛率，并降低术后局部复发率。

近年来，大肠癌化疗的新药开发、新方案设计成为研究重点，其中CPT-11（camptothecin）、卡培他滨（xeloda，capecitabine）、奥沙利铂（oxaliplatin，L-OHP）都引起临床上的广泛关注。初步的研究表明，新一代的化疗药物具有副作用小、肿瘤组织中高浓度、抑制肿瘤作用更强等特点。

总之，迄今肿瘤外科手术在肿瘤治疗中仍占有极其重要的地位，但靠手术治愈肿瘤的观念已经过时了。肿瘤外科医生应该掌握更多肿瘤生物学知识，熟悉机体免疫防御机制，了解其他学科的进展，结合患者具体情况，才能制订出合理的综合治疗方案，更好地发挥外科手术在肿瘤治疗中的作用。

第三节　肿瘤内科治疗概述

一、化疗在治疗消化道肿瘤中的地位

恶性肿瘤的治疗目前主要有外科治疗、放射治疗、化学治疗及生物治疗等几种手段。外科治疗和放射治疗可作为局限性肿瘤的根治手段，一旦发生复发、播散和远处转移，手术及放疗常难以控制，化疗为全身性治疗手段担当了相当重要的角色。40多年来，肿瘤的多学科治疗有了很大的发展，在相当多的肿瘤中取得了较好的疗效，提高了治愈率。特别是随着医学理念由以经验为主的传统医学向以证据为主的循证医学的转变，肿瘤的治疗已十分强调任何治疗决策应建立在最佳科学研究证据的基础上。可以说，肿瘤的治疗已进入了一个多学科、循证治疗的全新时代。

消化系肿瘤包括食管癌、胃癌、大肠癌、小肠肿瘤、胰腺癌、肝胆肿瘤、胃肠道间质瘤及消化道淋巴瘤等。大多数肿瘤发现时已为中晚期，不能即刻手术或已丧失手术机会，此时需要合理制订综合治疗策略，几种治疗手段实施的顺序常常会导致患者预后的

不同。化疗尤为重要，可以缩小肿瘤原发病灶，杀灭微小转移灶，争取手术机会，以期达到长期治愈的目的；或起到延长生存期，改善生活质量的目的。新的化疗药物的开发、新的化疗方案的验证进一步提高了综合治疗的疗效。

二、化疗在消化系统肿瘤中的应用

（一）适应证

（1）化疗作为综合治疗的重要组成部分，可以控制远处转移率，提高局部缓解率。

（2）作为辅助化疗用于手术治疗为主的肿瘤，有利于降低术后复发风险，新辅助化疗可以达到降期的目的，缩小手术和放疗的范围，增加手术切除率，延长患者的生存时间。

（3）无手术或无放疗指征的播散性晚期肿瘤，或术后、放疗后复发转移的患者。

（二）禁忌证

（1）骨髓储备功能低下，治疗前中性粒细胞小于1.5×10^9/L、血小板小于80×10^9/L。

（2）明显的衰竭或恶病质。

（3）消化道梗阻。

（4）心血管、肝功能严重损害者，其他重要器官功能障碍者。

（5）严重感染、高热，严重水电解质、酸碱平衡紊乱者。

第四节　消化系统肿瘤放射治疗进展

肿瘤放射治疗是利用放射线如放射性同位素产生的α射线、β射线、γ射线和各类X射线治疗机或加速器产生的X射线、电子线、质子束及其他粒子束等治疗恶性肿瘤的一种方法。它和外科手术治疗、内科化疗组成了肿瘤治疗的主要手段。

一、放射治疗在治疗恶性肿瘤中的地位

放射治疗已经历了一个多世纪的发展历史。在伦琴发现X线、居里夫人发现镭之后，很快就分别用于临床治疗恶性肿瘤，直到目前放射治疗仍是恶性肿瘤重要的局部治疗方法。大约70%的癌症患者在治疗癌症的过程中需要用放射治疗，约有40%的癌症可以用放疗根治。放射治疗在肿瘤治疗中的作用和地位日益突出。放射治疗已成为治疗恶性肿瘤的主要手段之一。放射疗法仅有几十年的历史，但发展较快。由于超高压治疗机的使用，辅助工具的改进和经验的积累，治疗效果得到显著提高，目前已成为癌症治疗中的最重要手段之一。中国约有70%以上的癌症需用放射治疗，美国统计也有50%以上的癌症需用放射治疗。

消化系统肿瘤中，放射治疗是上段食管癌的首选治疗手段，通过放射治疗，可以对术后残留病灶进行有效杀灭，提高食管癌的控制率。直肠癌的术前放疗在提高生存率、保留肛门、改善患者生存质量方面有重要意义。胰腺癌同步放化疗也成为其标准治疗方

案。随着放疗设备更新、放疗新技术的发展，放射治疗在肝癌、胃癌等治疗中有了新的应用范围，并取得了较好的疗效。

二、消化道放射治疗的临床应用

（一）根治性放疗

根治性放疗指应用放疗方法全部而永久地消灭恶性肿瘤的原发和转移病灶。放疗所给的肿瘤量需要达到根治剂量。对放射线敏感及中度敏感的肿瘤可以用放射治疗根治。在这类肿瘤的综合治疗方案中，放疗也起到主要作用。

（二）姑息性放疗

姑息性放疗是指应用放疗方法治疗晚期肿瘤的复发和转移病灶，以达到改善症状的目的。有时将姑息性放疗称为减症放疗，用于下列情况：

（1）止痛：如肿瘤骨转移及软组织浸润等所引起的疼痛。

（2）缓解压迫：如肿瘤引起的消化道、呼吸道、泌尿系统等的梗阻。

（3）止血：如直肠癌、肛门癌肿瘤破溃引起的出血。

（4）改善生活质量：如通过缩小肿瘤或改善症状后使生活质量提高。

（三）辅助放疗

辅助放疗是放疗作为综合治疗的一部分，应用放疗与手术或化疗综合治疗，提高患者的治疗效果。在手术或化疗前后，放疗可以缩小肿瘤或消除潜在的局部转移病灶，提高治愈率，减少复发和转移。如直肠癌术前、术后的同步放化疗。

三、放射治疗生物学基础

放射线作用于机体后，通过直接作用（主要由射线直接作用于有机分子而产生自由基引起DNA分子出现断裂、交叉）和间接作用（主要由射线对人体组织内水发生电离，产生自由基，这些自由基再和生物大分子发生作用，导致不可逆损伤）使肿瘤细胞和正常组织细胞受到损伤或凋亡。目前多认为放射损伤的靶是DNA，是由于射线对DNA造成损害，而使细胞分裂受到阻碍，导致细胞分裂失败或细胞损伤。

（一）放射使细胞损伤产生的结局

（1）凋亡：凋亡使细胞受到一个较小的剂量照射后就可发生，如淋巴细胞和精原细胞。

（2）流产分裂：流产分裂是由于细胞受到致死剂量照射后，细胞不是立刻死亡，而是进入下一个分裂周期，但是由于DNA受损，DNA双链断裂，以致细胞分裂失败，最后细胞死亡。

（3）子代细胞畸变。

（4）形态学上无任何变化：有一类细胞在受到射线照射后，虽然它们的DNA受损，但是由于这一类细胞使休止期细胞不进入分裂周期或已丧失了增殖能力，如中枢神经中的神经原细胞和成熟的肝细胞，它们的放射损伤并不能表现出来，在形态上仍正常，并具有原有的功能，如神经原细胞仍有传导功能，肝细胞仍可以合成蛋白和各种酶的功能，这并不是说放射不能够杀死这些细胞，当照射剂量达到一定程度时，也会出现功能受损和细胞凋亡。

（5）有限的分裂而死亡：大多数细胞在受到致死剂量照射后都表现为有限的分裂死亡。尽管它们的DNA双链断裂，但是仍可勉强分裂成功，但是断裂的DNA在分裂过程中多次复制，损伤在子代细胞中逐渐积累，最终导致细胞死亡。

（6）生存：少数细胞在非致死剂量照射后，细胞能够修复受损的DNA，并能够分裂，在子代细胞中没有或仅留下轻微的改变。

（二）放射过程中的修复与再增殖

放射治疗中，常规分割照射即每次1.8～2.0Gy，每周5次，这种方法在临床已应用了几十年。分次照射的生物学基础主要有：细胞损伤的修复（repair）、细胞再增殖（repopulation）、细胞周期时相再分布（redistribution）和乏氧细胞再氧合（reoxygenation），取其英文首字母缩写，简称4R。

（1）亚致死性损伤修复与分割剂量：正常组织可分为早期反应组织和后期反应组织，早期反应组织修复亚致死性损伤能力低，射线杀灭后，主要靠子代细胞来补充；后期反应组织主要通过亚致死性损伤修复来弥补放射损伤。肿瘤的放射反应类似于早期反应组织，分割剂量的大小对正常组织和肿瘤的放射损伤有不同程度的影响。增加分割剂量，可以增加早期反应组织和肿瘤的杀灭效应；减少分割剂量有助于保护后期反应组织。故临床在选用分割剂量时，需综合考虑杀灭肿瘤，保护正常组织。研究表明，两次照射间隔时间超过6个小时，可以修复93.75%的亚致死性损伤，所以一般要求超分割放疗，两次间隔时间至少要达到6小时。

（2）再增殖与总疗程时间：早期反应组织和肿瘤组织都有很强的再增殖能力，后期反应组织在放疗期间一般不会发生再增殖。肿瘤细胞放疗中产生的加速再增殖，是影响放疗效果的主要因素之一。为克服肿瘤的加速再增殖，就需要缩短总疗程，以减少肿瘤加速再增殖的机会，但疗程的缩短要以不明显增加正常组织放射损伤为前提。

（3）不同时相细胞周期的再分布：处于不同分裂周期时相细胞的放射敏感性存在明显差异。对放射最敏感的是M期，G2期也较敏感，G1早期相对敏感，G1后期已相对抵抗，S期细胞对放射呈抵抗性。细胞经过分割照射后，敏感期细胞被杀灭，细胞群会产生G2/M期细胞阻滞现象，但这种同步化是短暂的，增殖快的细胞会继续分裂增殖。这就导致增殖快的细胞群有更多机会处于放射敏感时相，而增殖慢或不增殖的后期反应组织基本不进入细胞增殖周期，因而不受影响。

（4）乏氧细胞的再氧合：氧的存在会使放射损伤加重，正常组织不存在乏氧细胞，而肿瘤组织有明显的乏氧现象，会影响杀灭效果。经过分割照射后，氧合好的细胞被杀灭。在分割照射间期，乏氧细胞会再氧合，这种现象可以看成是分割照射中肿瘤的自身增敏，但单次照射或低分割照射中，放疗间期的再氧合机会减少，增加了放射抵抗性。

四、放射治疗技术

肿瘤放疗是一种局部治疗手段，因而肿瘤放疗追寻的目标是不断提高治疗的精确性，精确放疗技术包括3D-CRT、IMRT、IGRT和自适应放疗等治疗技术，代表了肿瘤放疗技术发展的方向。

（1）适形放疗技术：适形放疗技术包括三维适形放射治疗（3-dimensional conformal radiation therapy，3D-CRT），束流调强放射治疗（intensity modulated radiation therapy，IMRT，简称调强放疗）。3D-CRT采用多野同中心照射，放射野设置在同一平面或多个平面，使得高剂量区分布的形状在三维方向上与靶区的形状一致，在和射野线束垂直的平面上，放疗剂量的强度是均匀的。IMRT也是采用多野同中心照射，能够达到3D-CRT在三维方向上的适形，然而在每个射野内的各部位，射线的强度是不一样的，射野内每个点输出剂量率都可以按照要求调整，这使得IMRT比3D-CRT有更好的适形性，特别对于靶区的形态中有向内凹陷区域的病例，IMRT有更多的优势。

（2）影像引导下的放射治疗（IGRT）：是指借助于影像指导来不断提高肿瘤放疗精准性，以达到最大程度上杀灭肿瘤和保护正常组织器官功能的方法。IGRT的实施主要为解决患者体位和器官移动变形所造成的靶区不确定性两个方面的因素，它涉及放疗定位、计划设计和实施等各个环节。在治疗计划实施过程中IGRT系统根据影像设施实施的信息，反馈指导下次放疗计划实施，从而排除了不确定因素的干扰，重新调整放疗靶区，设计新的放疗计划。目前用于放疗计划实施过程中作为实施信息反馈的影像设施包括二维的影像如射野片、电子射野片等，另外还有超声波、千伏级和兆伏级CT等，其中，CT扫描是目前最先进的技术。实施过程中，采用CT的时序扫描和治疗机照射的时序控制，因CT扫描和加速器照射时加进了时序（T）因素，该技术又称之为四维放射治疗（4DRT），相应的CT时序扫描称之为四维CTC（4DCT）。CT时序扫描截取患者在某一呼吸时段内不同时刻的CT扫描序列，利用3D重建技术，重建出该呼吸时段内肿瘤或重要器官的3D图像随时间变化的序列，从而实时追踪肿瘤位置变化，实时引导放疗计划的进行。

（3）自适应放疗：自适应放疗是IGRT发展和提高后的一种形式，其目的是在不扩大放射野大小，提高放疗实施准确性和精确性，给特定患者特定放疗实施的临床行为。其临床步骤为：根据放疗过程中所获得数次靶体积或治疗野图像，推算出患者放疗过程中所形成误差中系统误差和随机误差值大小，离线修正放疗计划，以消除系统误差和充分考虑随机误差，制订患者特异性计划靶体积，设计和实施放疗计划。

（4）剂量学引导下的肿瘤放射治疗（DGRT）：DGRT是近两年来美国学者提出的概念，即根据放疗实施数次后所测得物理剂量分布，再与计划设计时所设计的物理剂量分布要求进行比对，调整下一步放疗计划实施方案，从而达到经过整个疗程后的最终物理剂量分布与计划设计的要求一致。要实现DGRT工作必须要以非常低兆伏射线辐射受量获得可以用于建立物理剂量分布图像或数据，建立人体内物理剂量分布计算模型，能够了解肿瘤和正常组织器官的剂量分布，然后根据剂量分布信息与治疗计划设计的目标相比对，并能指导和调整下一步放疗计划实施。

五、消化系统肿瘤同步放化疗

放疗同化疗的综合治疗是综合治疗模式中最常见的一种，充分结合了化疗全身治疗作用同放疗局部治疗作用的优点，在提高肿瘤局部控制的同时，也减少了远处转移率。放化疗综合治疗的方法主要有同期放化疗、术前及术后的放化疗、诱导化疗后放疗及放疗后化疗等，放疗可以有不同的剂量分割、不同的照射方式，化疗也有口服、静脉等不同的给药途径及用药方法。

（一）放化疗综合治疗的目的

放疗同化疗综合治疗，不是单纯的作用叠加，而是综合作用的效果大于单纯叠加的结果，即1+1＞2的作用。综合作用后，一方面，增加了放疗的局部控制作用，提高了局控率，另一方面，消灭了原发灶，在一定程度上减少了远处转移。另外，一些肿瘤如喉癌、胆管癌等，通过放化疗综合治疗后，在不降低患者远期生存率的情况下，保留了器官功能，从而可以显著改善患者生活质量。保存器官结构和功能是放化疗综合治疗的一个重要目的。

（二）放化疗综合治疗的生物学基础

（1）空间联合作用：放疗同化疗分别作用于同一疾病的不同病变部位，在不同的空间消灭肿瘤，如放疗控制肉眼可见的肿瘤，而化疗控制亚临床病灶及潜在全身转移灶。

（2）协同杀灭效应：化疗同放疗杀灭肿瘤的机制不同，在一定程度上可以产生协同效应：①化疗药物改变了肿瘤细胞分裂周期的分布，可以使肿瘤聚集在放射敏感期G2/M期。②乏氧细胞是影响放射敏感性的主要因素之一，而某些化疗药物如顺铂等，可以改善肿瘤乏氧细胞的氧代谢，增加了肿瘤细胞对射线的敏感性。放疗前化疗可以使肿瘤体积缩小，改善了肿瘤血运，提高了肿瘤氧代谢，从而提高了放疗敏感性。③某些化疗药物可以直接作用于对放射不敏感的乏氧细胞。④化疗药物可以抑制亚致死性损伤或潜在致死性损伤的修复，增强了放疗效果。

（3）阻止肿瘤耐药细胞亚群的出现：肿瘤细胞对放疗或化疗产生耐受性的机制不同，化疗耐药多由于细胞内酶的改变或细胞膜结构的改变引起，放疗耐受多由于DNA损伤修复系统酶的变化引起，其过程是相互独立的。当肿瘤细胞对一种治疗产生耐受时，对另一种治疗仍保持敏感性，因而综合治疗可以有效阻止耐药细胞亚群的产生。

（4）降低放疗剂量：降低放疗剂量可以预防出现严重的并发症。通过化疗缩小肿瘤可以有效地降低放疗剂量，如一个重100g的肿瘤，若采用常规放疗约需要60Gy可以控制，而化疗后，肿瘤缩小90%，则需要54Gy就可以达到相同的生物学效应。

（三）放疗同化疗综合治疗的副作用

放疗同化疗无论作用于同一组织或不同组织，都增加了相应组织的副作用。尤其是作用于同一组织后，毒性作用产生叠加作用，有可能出现严重的副作用。综合治疗的毒性有急性反应和后期反应两种，急性反应通常在治疗中或治疗后不久出现，主要出现在增殖快的骨髓、黏膜、皮肤等部位。后期反应通常在治疗后数月或数年，主要累及增殖缓慢的组织，如肺、心脏、肾脏、神经组织等，表现为血管及结缔组织的损伤。

第二章 食管癌

一、流行病学

食管癌是世界一些国家和地区常见的恶性肿瘤，据考证，2000多年以前我国河南西部一带已有该病流行，统称噎膈。国际癌症研究中心（IARC）全球癌症统计报告显示：2002年食管癌发病人数为462 000人，是世界上最常见的八大恶性肿瘤之一；2002年食管癌死亡人数为386 000人，是全球六大致死性肿瘤之一。中国北方（其中河南林州市为世界最高发区）是食管癌高发区之一，以食管鳞癌最常见，全国每年发病人数约250 000人，占全世界每年发病人数一半以上。食管癌就诊时多处于中晚期，相当部分的患者已不能手术治疗，总的5年生存率低于10%，但是早期食管癌手术10年生存率可达95%。

（一）食管癌在世界各地均有发生，但不同国家和地区的发病率有明显差异

世界范围内的食管癌高发区集中在东北亚、中亚、南亚、南部非洲、拉丁美洲和法国的布列特尼地区，而欧洲的大部分地区、北美洲发病率较低。

中国食管癌高发区分布在豫、皖、鄂、晋四省交界的太行山南段，豫、陕、鄂三省交界的秦岭东部，晋、鲁、豫三省交界的太行山区以及川北、苏北、闽粤交界山区，新疆哈萨克族居住区等。

1974—1976年全国恶性肿瘤死亡回顾调查统计，食管癌死亡占恶性肿瘤死亡的21.8%，仅次于胃癌，居第二位。1990—1992年全国27省市抽样地区居民恶性肿瘤死亡流行分布情况分析食管癌死亡率为17.38/10万，占恶性肿瘤全部死亡的16.41%，仅次于胃癌、肝癌和肺癌，居第四位，较20世纪70年代略有下降，然而农村的死亡率（20.10/10万）明显高于城市（9.62/10万）。我国林州市（原林县）经过改进饮水使食管癌的发病率由150.93/10万降至73.01/10万，死亡率由115.95/10万降至58.86/10万。甘肃省民勤县1998—2002年全县累计总人口数为151.39万人，食管癌新发病794例（男540例，女254例），食管癌平均粗发病率为51.59/10万（男86.46/10万，女40.59/10万）。

中国人口调整发病率为59.62/10万，食管癌粗发病率性别比值（男：女）为2.13，中国人口调整率性别比值（男：女）为2.06。男、女性粗发病率经SPSS软件进行RXC表资料的检验，差异有统计学意义（X^2=36.48，P<0.01）。

（二）食管癌的另一个人群分布特点是不同种族的发病率有明显差异

我国新疆哈萨克族居民的食管癌发病率最高，可能与特殊的饮食习惯有关，其次是

蒙古族、维吾尔族、汉族。美国黑人的发病率比白人高。移民流行病学调查发现，在西伯利亚东部，当地人发病率是迁入的俄罗斯人的100倍，新加坡的华人发病率比当地人高得多。造成这种不同种族发病率差异的确切原因还不清楚，可能与生活习惯或遗传易感性有关。除此之外，我国食管癌发生的组织学也与西方国家存在明显差别，我国食管恶性肿瘤90%以上为食管鳞状细胞癌，而西方国家的食管恶性肿瘤多为食管腺癌。

（三）年龄不同，食管癌的发病率也有很大差异

以往资料表明，在我国食管癌多数在40岁以后发病，且随年龄增加其发病率随之上升。近年统计结果显示，我国食管癌的最多发病年龄段为60～64岁，似乎说明我国食管癌发病年龄有后移趋势。在美国食管癌发病后确诊年龄为66岁，说明该国食管癌发病年龄也有后移趋势。出现这种情况的原因不清，可能与从幼年即注意预防及整个社会老龄化有关。关于本病与性别的关系，以往多数资料都认为男性发病率稍高于女性，但在高发地区，男女发病率并无明显差异。

二、病因学

食管癌的确切病因不明。显然，环境和某些致癌物质是重要的致病因素。

（一）亚硝胺类化合物和真菌毒素

经动物实验，已发现的二三百种亚硝胺类化合物中约80%有致癌作用。国内也已成功地应用甲苄亚硝胺、肌氨酸乙酯亚硝胺、甲戊亚硝胺和二乙基亚胡胺等诱发大鼠的食管癌。有学者对高发区居民饮用水及尿中硝酸盐、亚硝酸盐的含量进行了测定，均高于对照人群。

（二）食管损伤、食管疾病以及食物的刺激作用

食管损伤及某些食管疾病可以促发食管癌。在腐蚀性食管灼伤和狭窄、食管贲门失弛缓症、食管憩室或反流性食管炎患者中，食管癌的发病率较一般人群为高。据推测，是由于食管内滞留而致长期的慢性炎症、溃疡，或慢性刺激，进而食管上皮增生，最后导致癌变。流行病学调查发现，食管癌高发地区的居民有进食很烫的饮食、饮烈酒、吃大量胡椒、咀嚼槟榔或烟丝的习惯，食管黏膜的这些慢性理化刺激，均可引起局部上皮细胞增生。动物实验证明，弥漫性或局灶性上皮增生可能是食管癌的癌前期病变。

（三）营养不良和微量元素缺乏

一项营养干预实验研究发现，补充维生素、微量元素，尤其是补充硒、β-胡萝卜素、维生素E复合胶丸可能会降低人群癌症发病风险。美国一项病例对照研究发现，过多摄入脂肪会显著增加食管腺癌发病风险，纤维素、β-胡萝卜素、维生素C、叶酸为食管癌的保护因素，而摄入动物蛋白、维生素B_{12}、胆固醇会增加食管癌发病风险。

（四）遗传因素

食管癌的发病常表现家庭性聚集现象。在我国山西、山东、河南等省的调查发现，有阳性家族史者占1/4～1/2。在高发区内有阳性家族史的比例高，其中父系最高，母系次之。

三、病理学

（一）食管癌大体病理形态学表现

（1）早期食管癌的病理形态分型：早期食管癌按其形态可分为隐伏型、糜烂型、斑块型和乳头型。其中以斑块型为最多见，占早期食管癌的1/2左右，此型癌细胞分化较好。糜烂型占1/3左右，癌细胞的分化较差。隐伏型病变最早，均为原位癌，但仅占早期食管癌的1/10左右。乳头型病变较晚，虽癌细胞分化一般较好，但手术所见属原位癌者较少见。

（2）中、晚期食管癌的病理形态分型：可分为髓质型、蕈伞型、溃疡型、缩窄型、腔内型和未定型。其中髓质型恶性程度最高，并占中、晚期食管癌的1/2以上。此型癌肿可侵犯食管壁的各层，并向腔内外扩展，食管周径的全部或大部，以及食管周围结缔组织均可受累，癌细胞分化程度不一。蕈伞型占中、晚期食管癌的1/6～1/5，癌瘤多呈圆形或卵圆形肿块，向食管腔内呈蕈伞状突起，可累及食管壁的大部。溃疡型及缩窄型各占中、晚期食管癌的1/10左右。溃疡型表面多有较深的溃疡，出血及转移较早，而发生梗阻较晚。缩窄型呈环形生长，且多累及食管全周，食管黏膜呈向心性收缩，故出现梗阻较早，而出血及转移发生较晚。腔内型比较少见，癌瘤突向食管腔内，呈圆形或卵圆形隆起，有蒂与食管壁相连，其表面常有糜烂或溃疡。肿瘤可侵入肌层，但较上述各型为浅。少数中、晚期食管癌不能归入上述各型者，称为未定型。

（二）食管肿瘤组织学类型

食管恶性肿瘤组织学类型以上皮来源最多，常见病理类型为鳞癌和腺癌，其中在我国以鳞癌更为常见，我国食管癌中鳞癌占90%～95%，腺癌约占7%，其他类型少见，而欧美国家则以腺癌为主。主要病理类型见下表（表2-1）。

表2-1　WHO（2010版）食管肿瘤组织学分类

上皮组织来源	癌前病变	鳞状上皮内瘤变腺上皮异型增生
	癌	鳞状细胞癌，腺癌，腺样囊性癌，腺鳞癌，基底样鳞状细胞癌，黏液表皮样癌，梭形细胞（鳞状细胞）癌，疣状（鳞状细胞）癌，未分化癌等
非上皮组织来源	良性	神经内分泌瘤，脂肪瘤等
	恶性	神经内分泌癌（NEC），Kaposi肉瘤，平滑肌肉瘤，黑色素瘤，横纹肌肉瘤，滑膜肉瘤等
第二原发肿瘤		

四、解剖学、淋巴引流、血行转移

（一）食管解剖

食管在第6颈椎环状软骨水平接咽部，经过上纵隔、后纵隔，穿过膈肌的食管裂孔，在11胸椎水平连接于贲门。食管长度与身高有关，随年龄、性别、个体差异不同。一般认为成人食管的长度为25～30cm，门齿至起始部15cm，至气管分叉24～26cm，至贲门的距离约40cm。

食管有4个生理性狭窄，其与上切牙间的距离因年龄不同、食管长度不一而各异。第一狭窄为食管入口，由环咽肌收缩所致，距上切牙约16cm处，是环咽部狭窄，为食管最狭窄部位，异物最易嵌顿该处，食道镜检查时，因环咽肌收缩将环状软骨拉向颈椎，食管镜不易通过入口，食管入口后壁处，咽下缩肌与环咽肌之间，有一肌肉薄弱区，若食管镜检查用力不当，可致食管穿孔。第二狭窄为主动脉弓处狭窄，由主动脉弓压迫食管所产生，位于距上切牙约23cm处，相当于第四胸椎水平，食道镜检查时局部有搏动可见。第三狭窄为支气管处狭窄，由左主支气管横越食管前壁压迫食管所致，位于第二狭窄下4cm处。因第二、三狭窄位置邻近，临床上常合称为第二狭窄。第四狭窄为横膈处狭窄，位于距上切牙约40cm处，食管通过横膈裂孔时因受到横膈肌与横膈脚的收缩，使内腔缩小。横膈下食管有时可受到正常肝脏的压迫。

食管分段标准与食管镜检查距门齿的距离见图2-1。

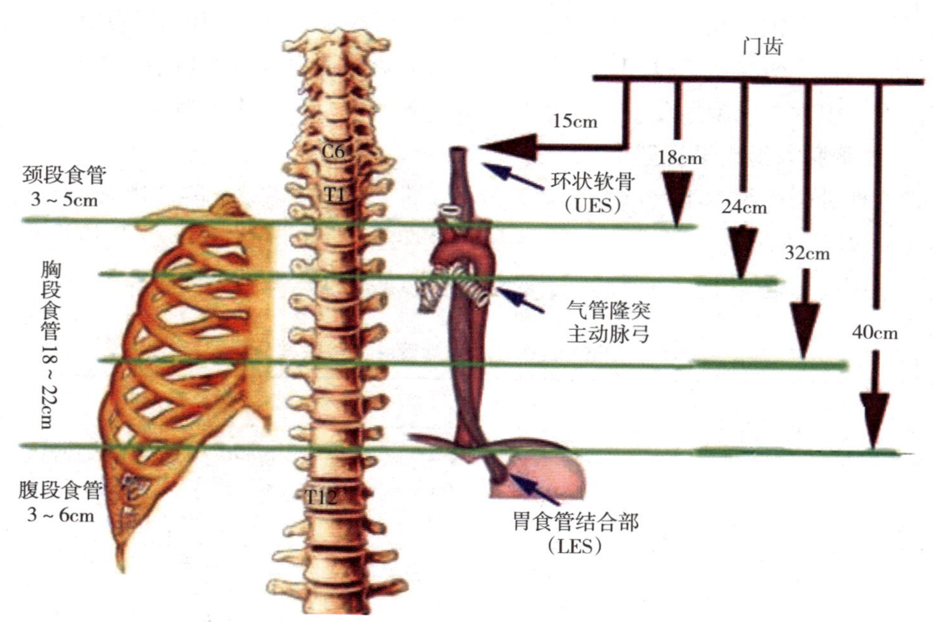

图2-1 食管分段示意图

（二）淋巴引流

食管癌淋巴结分组目前主要有两个流派：①美国分组：UICC胸部淋巴结分组见图2-2；②日本食管疾病协会（图2-3、图2-4）。

颈段食管淋巴结引流：可分为颈深上和颈深下淋巴，主要汇总到颈深淋巴结，在颈

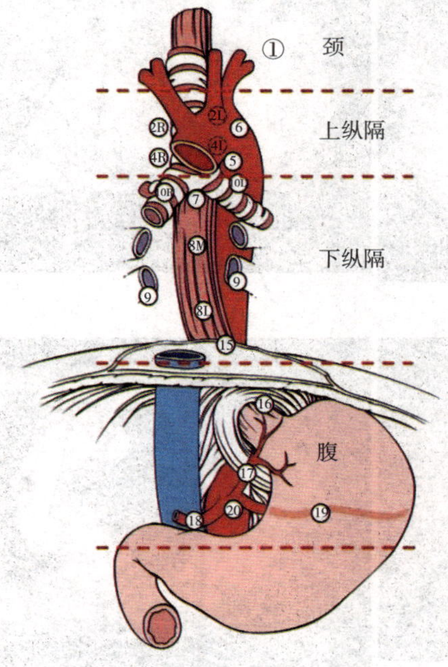

1. 颈根部及锁骨上淋巴结
2. 上气管旁淋巴结
3. 后纵隔淋巴结
4. 下气管旁淋巴结
5. 主肺动脉淋巴结
6. 前纵隔淋巴结
7. 隆突下淋巴结

8M. 中段食管旁淋巴结
8L. 下段食管旁淋巴结
9. 下肺韧带淋巴结
10～14. 肺内淋巴结
15. 横膈淋巴结
16. 贲门淋巴结
17. 胃左淋巴结
18. 肝总淋巴结
19. 脾淋巴结
20. 腹腔淋巴结

图2-2　UICC胸部淋巴结分组

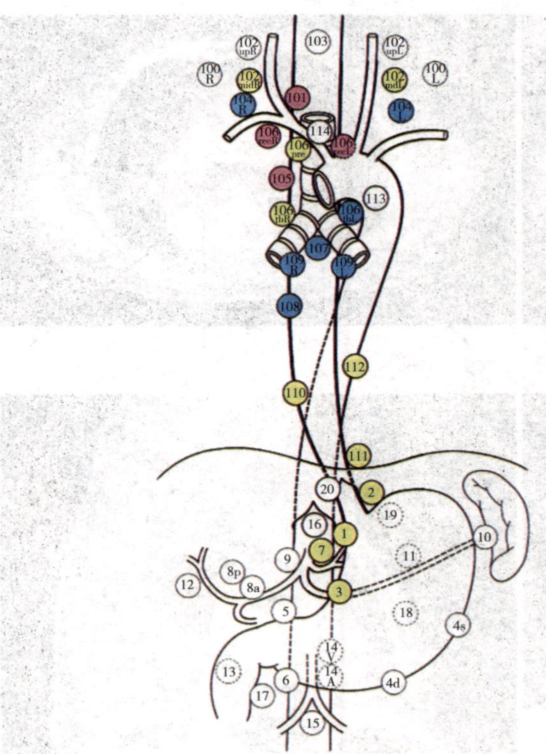

100. 颈浅淋巴结
101. 颈部食管旁和气管旁淋巴结
102. 颈深淋巴结
103. 咽后淋巴结
104. 锁骨上淋巴结
105. 胸上段食管旁淋巴结
106. 胸部气管旁淋巴结
107. 气管隆突淋巴结
108. 胸中段气管旁淋巴结
109. 肺门淋巴结
110. 胸下段食管旁淋巴结
111. 横膈组淋巴结
112. 后纵隔淋巴结
113. 主动脉弓旁淋巴结
114. 前纵隔淋巴结

腹部淋巴结按UICC胃癌淋巴结分组1～16区

图2-3　日本食管疾病协会淋巴结分区

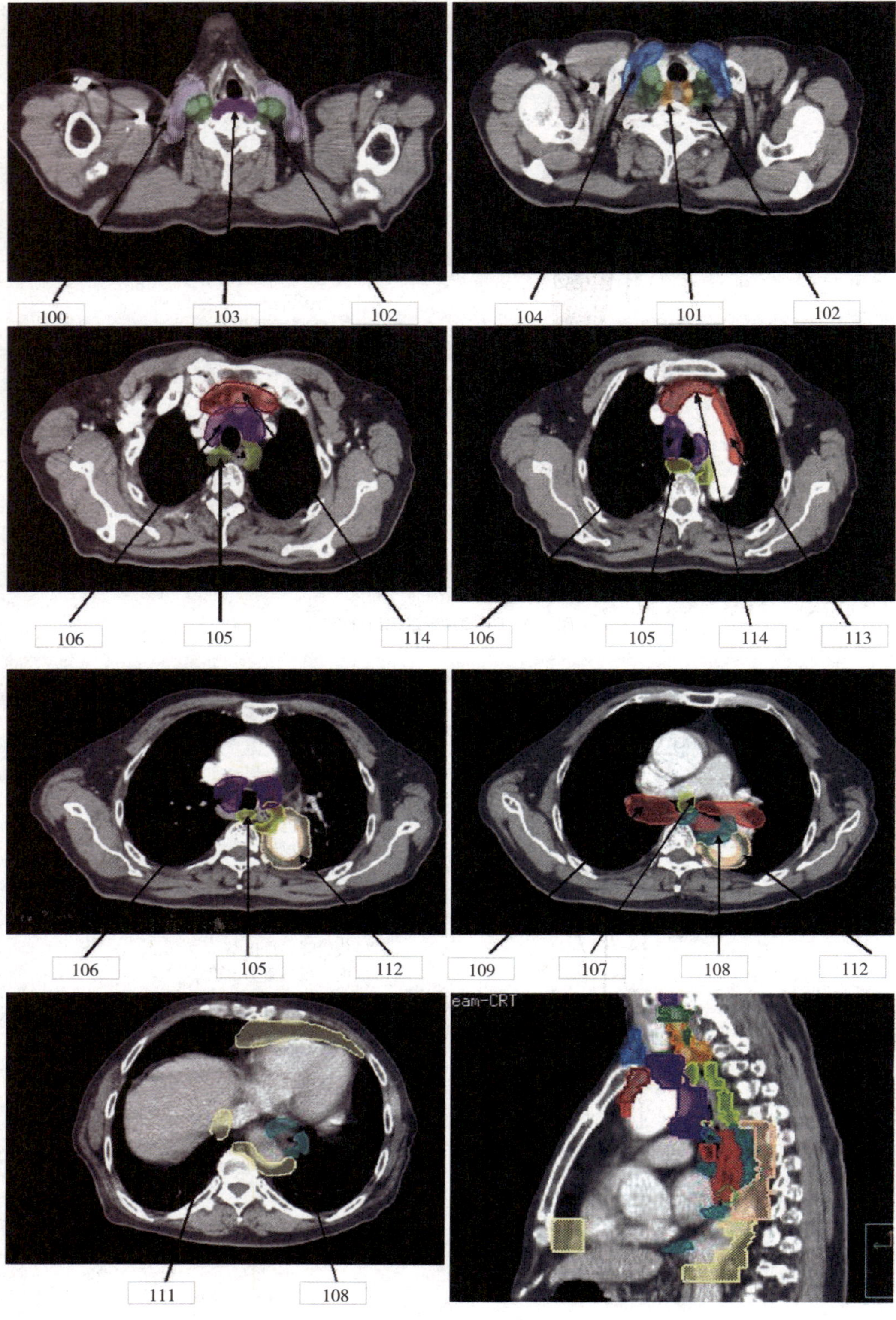

图2-4 日本食管疾病协会淋巴结分区

部注入右淋巴导管和胸导管；食管颈部淋巴也可以经过咽后淋巴结和颈部气管旁淋巴结注入颈深淋巴结，少数可以进入锁骨下淋巴结。

胸段食管淋巴结引流：在气管分叉水平以上者首先引流到食管旁淋巴结，再引流到气管旁淋巴结，然后引流到甲状腺下动脉部位的淋巴结，最后注入颈深淋巴结；气管分叉以下淋巴下行注入胸主动脉旁淋巴结和气管支气管淋巴结，肺下静脉以下部分食管的淋巴结引流大多下行，经膈食管裂孔注入腹腔淋巴结。

腹段淋巴结引流：注入贲门旁淋巴结、胃上部淋巴结和腹腔淋巴结。

（三）血行转移

食管癌血行转移一般多发于晚期病例，约占20%，转移部位依次为肝、肺、骨、肾、肾上腺、胸膜等，以肝转移和肺转移为最常见，也有部分食管癌患者由于局部并发症梗阻、气管瘘、大出血、恶病质等导致死亡。

五、临床表现

（一）早期症状

（1）吞咽食物哽噎感：只有轻的吞咽不适症状，一般能进普食，不影响健康，有时吞咽食物时有停滞感。症状发生常与患者情绪波动有关。

（2）胸骨后疼痛或闷胀不适：约半数患者诉咽下食物时胸骨后有轻微疼痛或闷胀不适，多在吞咽粗糙硬食、热食或具有刺激性食物时疼痛明显，进流质、温食疼痛较轻，咽下食物时疼痛，食后疼痛减轻或消失，也有个别人疼痛较重，呈持续性，患者自觉疼痛部位与食管内病变不一致。

（3）食管内异物感：患者感觉食管内有类似米粒或蔬菜片贴附于食壁，咽不下又吐不出来，与进食无关，即使不做吞咽动作也有异物感觉，异物感的部位与食管病变部位一致。

（4）咽喉干燥与嗓缩感：有1/3的患者诉咽喉部干燥发紧，咽下食物不利或轻微疼痛，进干燥或粗糙食物尤为明显。

（5）食物通过缓慢感及滞留感，饮水也有相同感觉。另外，一些患者有背沉、嗳气等症状。半数以上患者症状出现到确诊的时间在1年以上，有些达4年之久，对早期食管癌及早做出正确诊断、采取正确处理具有重要临床意义。

（二）中、晚期症状

（1）吞咽困难：进行性吞咽困难是中、晚期食管癌最典型的症状，开始为固体食物不能顺利咽下，或用汤水冲后咽下，继之半流质饮食也同样受阻，最后进流质饮食咽下也有困难。吞咽不利程度与病理类型有密切关系，缩窄型及髓质型较严重。

（2）疼痛：胸痛或背部疼痛是中晚期食管癌常见的症状之一，疼痛为钝痛、隐痛或烧灼痛、刺痛，可伴沉重感，胸背痛往往是癌瘤外侵引起食管周围炎、纵隔炎，甚至累及邻近器官、神经及椎旁组织所致。溃疡型及髓质型伴有溃疡者疼痛更为常见。

（3）吐黏液：食管病变引起的食管不全或完全梗阻，使分泌物引流不畅，积于食管狭窄上部，刺激食管逆蠕动后吐出。

（4）颈部、锁骨上肿块：是晚期食管癌常见体征，肿块为无痛性，进行性增大，质硬，多为左侧，也可是双侧。

（5）声音嘶哑：当肿瘤直接侵犯或转移灶压迫喉返神经时出现声带麻痹，导致声音嘶哑，一部分患者可因治疗有效，声嘶好转。

（6）出血：癌组织坏死、溃破或侵及大血管引起呕血或黑便，肿瘤侵及主动脉时可引起大出血死亡。

（三）终末期症状

（1）全身广泛转移出现相应症状及体征，出现黄疸、腹水、肝功能异常、呼吸困难、咳嗽、头痛、昏迷等。

（2）肿瘤侵及食管外膜引起食管穿孔，出现食管—气管瘘、食管—纵隔瘘。

（3）肿瘤阻塞食管引起完全梗阻、脱水、电解质紊乱、恶病质、全身衰竭。

（四）体征

大多数食管癌患者无明显相关阳性体征。临床诊断为食管癌的患者近期出现头痛、恶心或其他神经系统症状和体征，骨痛、肝肿大、皮下结节、颈部淋巴结肿大等提示远处转移的可能。

六、诊断

（一）影像诊断

1. 食管钡餐造影

食管、胃钡餐造影X线透视或摄片检查是食管癌和胃食管交界部肿瘤常用检查方法，病变部位黏膜改变时观察重点，可以确定病变部位和长度。

（1）早期食管癌的食管钡餐造影表现

①斑块型：又称为隆起型。病变处黏膜稍有不规则肿胀隆起，表面粗糙呈颗粒状，黏膜粗细不均，可有中断，如卧蚕状，抑或伴有浅表糜烂的小龛影，局部管壁略僵硬，扩张有或无受限。

②乳头型：肿瘤呈结节状、乳头状或息肉状隆起，突入管腔，形成充盈缺损，其边缘与周围黏膜分界清楚，局部黏膜中断，管壁舒张度差，瘤体表面偶见糜烂，似橘皮状。较大的乳头型早期食管癌有时与进展期食管癌难以鉴别。

③糜烂型：也称之为凹陷型。病变处黏膜紊乱中断，有糜烂或浅表溃疡，钡餐造影表现为不规则斑点状存钡区，也可呈虚线状或地图状改变，部分病例的凹陷边缘黏膜可有轻微隆起。管壁舒张稍受限。

④平坦型：癌肿位于黏膜表面，病变处黏膜既无隆起，又无凹陷，局部黏膜仅呈充血改变，食管造影常常无阳性表现，有时可见局部管壁略僵硬。往往通过内镜活检才能确定病变的性质及部位。

（2）中、晚期食管癌的食管钡餐造影表现

①髓质型：病变范围较长多侵及食管全周，呈不规则的充盈缺损，食管壁增厚僵直，黏膜破坏，钡餐造影表现为深浅不同、大小不等的溃疡和结节状隆起。管腔狭窄，钡流不畅或梗阻。病变与正常食管的移行呈斜坡状，肿瘤外侵明显者管腔走行扭曲成角。

②蕈伞型：病变常限于部分管壁，呈扁平的蕈状充盈缺损，突入管腔内，表面可光滑，但多数为表面有溃疡或糜烂的与食管长轴一致的肿物，边缘较为整齐，与正常食管的移行带清晰，局部黏膜破坏。病变对侧食管壁可规则柔软。

③溃疡型：病变常只侵犯部分管壁，形成边缘不规则、底部凹凸不平的溃疡，溃疡底往往深达肌层或穿透肌层。食管钡餐造影表现为较深的龛影，边缘稍有隆起，管腔狭窄可不明显。

④缩窄型：病变累及食管全周，管腔呈环状或漏斗状狭窄，范围短，一般小于5cm。肿瘤与正常食管分界清楚。病变段黏膜平坦，近端食管明显扩张。

⑤腔内型：病变处见管腔内较大的息肉状充盈缺损，并浸润食管壁，肿瘤表面有糜烂或浅溃疡所致的斑片状的钡剂残留，局部管腔增宽膨大。钡流受阻不明显。

2. CT扫描检查

新近观点认为，胸部和上腹部CT应该作为食管癌术前常规检查。CT检查可以用来评估局部生长情况，显示肿瘤外侵范围及其邻近结构的关系，尤其是纵隔和腹腔淋巴结转移具有优越性。

（1）肿瘤的腔内外生长情况：CT的横断面图像能观察肿瘤造成的食管壁不规则增厚，肿块可向腔内或腔外生长、可全周或偏心生长，食管腔受压变小不规则，偏于一侧或完全闭塞。肿瘤与周围纵隔内组织、器官的脂肪间隙是否清晰则可提示肿瘤有无外侵。

（2）气管支气管受侵：气管或支气管明显受压造成形态改变或后壁不规则，提示气管或支气管受侵。

（3）主动脉受侵：肿瘤与主动脉相邻处脂肪间隙消失，接触面>90°、主动脉管腔局部变扁者，可以提示主动脉有受侵可能；相邻处脂肪间隙存在，接触面<45°者提示主动脉可能未受侵。

（4）心包受侵：肿瘤与心脏相邻部位正常脂肪间隙消失，心腔凹陷变形者提示受侵。

（5）纵隔淋巴结转移：CT扫描有助于检出病变周围及纵隔内的淋巴结转移。

（6）腹腔淋巴结转移。

3. MRI检查

MRI对食管癌和侵犯纵隔的诊断指标与CT相仿，显示食管周围的脂肪间隙较CT更为清楚。肿瘤在T1加权像呈中等信号，T2加权像呈中高信号。

4. PET检查

多项研究表明，PET在评价食管癌原发肿瘤方面，其准确率高于CT检查，但是和CT一样，PET也不能判断食管壁的层次。另外，PET在评估食管癌远处转移方面，敏感性和特异性也高于CT，但是由于费用昂贵，临床上还没有普遍应用。

5. 骨扫描

骨扫描可协助判断有无骨转移。

（二）内镜

1. 食管腔内B超检查

食管腔内B超检查可以观察食管壁的正常5层结构是否被肿瘤破坏、肿瘤的外侵情况以及区域性淋巴结转移。EUS在判定早期食管癌和食管癌对周围组织侵犯时准确率最高，也最具利用价值，EUS对判定食管癌局部淋巴结转移准确率也明显高于CT。

2. 食管镜检查

食管镜检查对于食管癌诊断非常重要，通过内镜检查，可以了解肿瘤的部位、大小、长度以及管腔阻塞的情况。目前是诊断食管癌必不可少的工具。早期食管癌内镜下表现为黏膜粗糙、局限性充血、水肿、糜烂、溃疡等；进展期表现为溃疡、肿块、高低不平、梗阻等。内镜下对所有肿瘤应常规进行活检和细胞学检查，明确诊断，判定肿瘤的组织学类型和肿瘤分化程度。活检应避开坏死组织，从肿瘤边缘提取活检组织，从而提高诊断率。

（三）实验室检查

对于食管癌，目前无特异性血液生化检查。食管癌患者血液碱性磷酸酶或血钙升高考虑骨转移的可能，血液碱性磷酸酶、谷草转氨酶、乳酸脱氢酶或胆红素升高考虑肝转移的可能。

七、鉴别诊断

1. 食管贲门失弛缓症

患者多见于年轻女性，病程长，症状时轻时重。食管钡餐检查可见食管下端呈光滑的漏斗形狭窄，应用解痉剂时可使之扩张。

2. 食管良性狭窄

可由误吞腐蚀剂、食管灼伤、异物损伤、慢性溃疡等引起的瘢痕所致。病程较长，咽下困难发展至一定程度即不再加重。经详细询问病史和X线钡餐检查可以鉴别。

3. 食管良性肿瘤

主要为少见的平滑肌瘤，病程较长，咽下困难多为间歇性。X线钡餐检查可显示食管有圆形、卵圆形或分叶状的充盈缺损，边缘整齐，周围黏膜纹正常。

4. 癔球症

多见于青年女性，时有咽部球样异物感，进食时消失，常由精神因素诱发。本症实际上并无器质性食管病变，亦不难与食管癌鉴别。

5. 缺铁性假膜性食管炎

多为女性，除咽下困难外，尚可有小细胞低色素性贫血、舌炎、胃酸缺乏和反甲等表现。

6. 食管周围器官病变

如纵隔肿瘤、主动脉瘤、甲状腺肿大、心脏增大等。除纵隔肿瘤侵入食管外，X线钡餐检查可显示食管有光滑的压迹，黏膜纹正常。

八、分期

食管癌的期别是影响患者治疗和判断预后的重要因素，而临床分期也随着影像学技术的进步准确性也相应提高。由于淋巴结转移是食管癌患者重要预后因素，因此2009年AJCC（第七版）在第六版的基础上将N分期分为3个亚组。下面介绍2009年AJCC国际食管癌TNM分期：

食管癌TNM分期中T、N、M的定义（AJCC 2009）

1. T分期标准——原发肿瘤（图2–5）

Tx：原发肿瘤不能确定

T0：无原发肿瘤证据

Tis：重度不典型增生

T1：肿瘤侵犯黏膜固有层、黏膜肌层或黏膜下层

T1a：肿瘤侵犯黏膜固有层或黏膜肌层

T1b：肿瘤侵犯黏膜下层

T2：肿瘤侵犯食管肌层

T3：肿瘤侵犯食管纤维膜

T4：肿瘤侵犯食管周围结构

T4a：肿瘤侵犯胸膜、心包或膈肌，可手术切除

T4b：肿瘤侵犯其他邻近结构，如主动脉、椎体、气管等，不能手术切除

2. N分期标准——区域淋巴结

Nx：区域淋巴结转移不能确定

N0：无区域淋巴结转移

N1：1～2枚区域淋巴结转移

N2：3～6枚区域淋巴结转移

N3：≥7枚区域淋巴结转移

注：必须将转移淋巴结数目与清扫淋巴结总数一并记录

3. M分期标准——远处转移

M0：无远处转移

M1：有远处转移

4. G分期标准——肿瘤分化程度

Gx：分化程度不能确定

G1：高分化癌

G2：中分化癌

G3：低分化癌

G4：未分化癌

食管癌的国际TNM分期（AJCC 2009）见表2-2、表2-3、图2-5。

表2-2 食管鳞状细胞癌及其他非腺癌TNM分期

期别	T	N	M	G	肿瘤部位
0期	Tis	N0	M0	G1，X	任何部位
Ⅰ A期	T1	N0	M0	G1，X	任何部位
Ⅰ B期	T1	N0	M0	G2～G3	任何部位
	T2～T3	N0	M0	G1，X	下段，X
Ⅱ A期	T2～T3	N0	M0	G1，X	中、上段
	T2～T3	N0	M0	G2～G3	下段，X
Ⅱ B期	T2～T3	N0	M0	G2～G3	中、上段
	T1～T2	N1	M0	任何级别	任何部位
Ⅲ A期	T1～T2	N2	M0	任何级别	任何部位
	T3	N1	M0	任何级别	任何部位
	T4a	N0	M0	任何级别	任何部位
Ⅲ B期	T3	N2	M0	任何级别	任何部位
Ⅲ C期	T4a	N1～N2	M0	任何级别	任何部位
	T4b	任何级别	M0	任何级别	任何部位
	任何级别	N3	M0	任何级别	任何部位
Ⅳ期	任何级别	任何级别	M1	任何级别	任何部位

注：肿瘤部位按肿瘤上缘在食管的位置界定；X指未记载肿瘤部位。

表2-3 食管腺癌TNM分期

期别	T	N	M	G
0期	Tis	N0	M0	G1，X
Ⅰ A期	T1	N0	M0	G1～G2，X
Ⅰ B期	T1	N0	M0	G3
	T2	N0	M0	G1～G2，X
Ⅱ A期	T2	N0	M0	G3
Ⅱ B期	T3	N0	M0	任何级别
	T1～T2	N1	M0	任何级别
Ⅲ A期	T1～T2	N2	M0	任何级别

续表

期别	T	N	M	G
ⅢA期	T3	N1	M0	任何级别
	T4a	N0	M0	任何级别
ⅢB期	T3	N2	M0	任何级别
ⅢC期	T4a	N1～N2	M0	任何级别
	T4b	任何级别	M0	任何级别
	任何级别	N3	M0	任何级别
Ⅳ期	任何级别	任何级别	M1	任何级别

注：肿瘤部位按肿瘤上缘在食管的位置界定；X指未记载肿瘤部位。

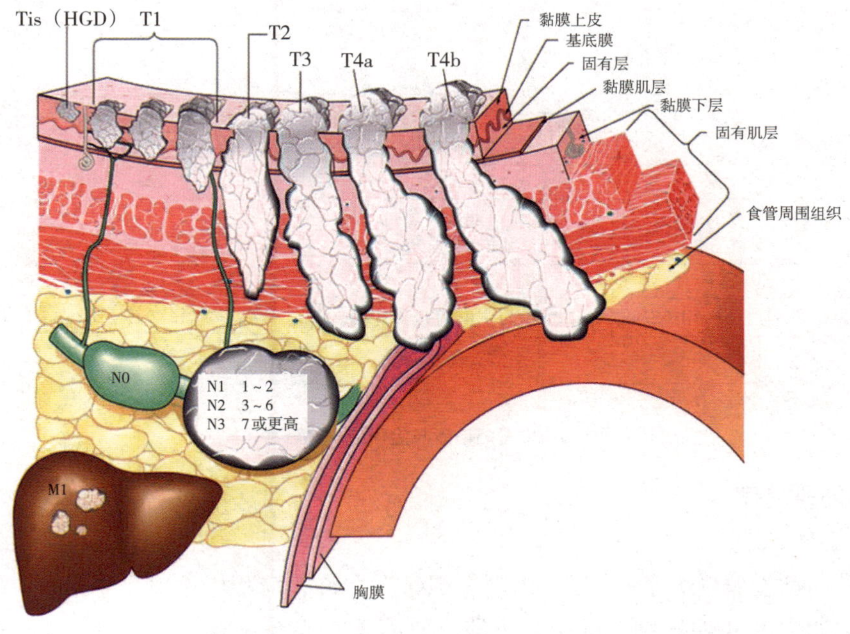

图2-5　食管癌TNM分期示意图

九、治疗

（一）治疗原则

食管癌应根据病变部位、临床分期、病理类型及患者的身体状态合理地选择手术切除、放射治疗及化学治疗等进行综合治疗。

对于颈段和上胸段食管癌而言，因其生物学行为多表现为局部或区域性生长的特点，且手术治疗难度大，并发症多，疗效与放疗相近，因此该区域食管癌的局部治疗首选放疗。NCCN指南对于颈段和环咽肌下5cm以内的食管癌，亦推荐放疗。而对于胸下段和食管胃交接处癌，因上腹部淋巴结转移率高，现有影像学检查淋巴结转移诊断的敏感性低，且区域淋巴结转移不影响手术根治性治疗（除非腹腔动脉干区域或区域淋巴结广泛转移），周围组织对放疗耐受性差，放疗往往难以根治，因此此区域食管癌多考虑手术为主的综合治疗。中段食管癌手术治疗和放疗疗效相当，治疗方法的选择上更多地考虑患者身体状态和意愿。食管癌一旦出现远处转移，多不考虑手术治疗，若KPS≥70，建议化疗。对于存在或预计将出现食道梗阻的患者，可局部姑息放疗或支架治疗，同时予以最佳支持治疗（图2–6）。

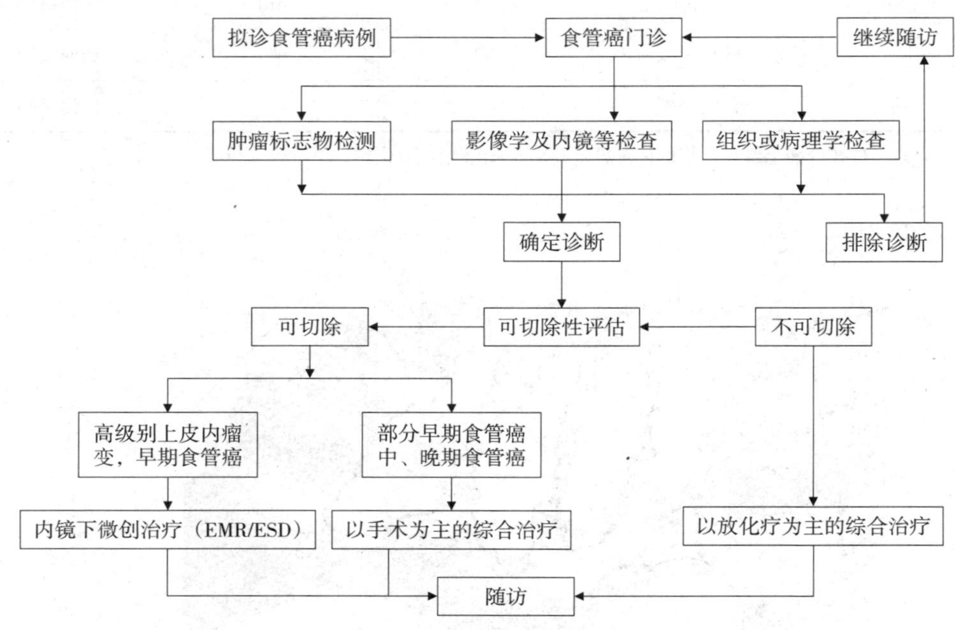

图2–6　食管癌诊断与治疗的一般流程

（二）外科治疗

1. 手术治疗适应证

（1）早期食管癌（0期及Ⅰ期）患者一般情况允许，应积极争取手术治疗。

（2）中期内的Ⅱ期病例，即中、下段食管癌病变在5cm以下，上段在3cm以下者，适宜手术治疗。

（3）中期内的Ⅲ期病例，即中、上段食管癌病变在5cm以上，无明显远处癌转移，条件允许时均应采用术前放射与手术切除的综合治疗，下段食管癌虽在6～7cm，也可以考虑单纯手术治疗。

（4）对放射治疗后复发者，病变范围不大，无远处癌转移，周身情况良好，也应争取手术治疗。

（5）食管癌高度梗阻，无明显远处转移，患者周身情况允许，应积极争取开胸切除，不能切除者，可行分流吻合手术，然后辅以放疗和化疗。

（6）贲门癌无明显腹腔转移，X线造影显示病变向胃小弯侵犯不多，软组织阴影不大，胃泡充气好，胃底不增厚者，也有较高的切除率。

（7）对于有锁骨上淋巴结转移的患者，全身情况好，无其他远处转移，而且估计食管病变又可以切除的患者，可以先手术，后行放疗和化疗。

2. 下列情况列为手术的禁忌证

（1）临床及X线造影显示肿瘤范围广泛或侵及相邻的重要器官，如气管、肺、纵隔或心脏已不能将癌切除者。

（2）已有肿瘤远处转移的征象，如锁骨上淋巴结增大，腹腔血性腹水，骨骼、肝、肺或其他部位转移者。

（3）有严重的心肺功能不全，不能负担手术者。

（4）已呈高度恶病质者。

3. 食管癌手术方式

食管部分切除重建术，分为经胸和非经胸两种，各有其适应证和优缺点，根据病变部位和患者心肺功能情况进行选择。

（1）经胸径路：该手术方式有两种切口形式。①左胸后外侧切口，对中、下段食管显露较好，可在直视下探明肿瘤与主动脉、左支气管、肺门、肺下静脉的关系。对于肿瘤的广泛切除和区域淋巴结的清除均较满意。通过左膈肌切口游离胃及胃左淋巴结的清除也较方便。食管部分切除后行食管—胃主动脉弓下、弓上或左侧颈部吻合均无困难。②右侧后外侧切口，对中、上段食管显露较好，上段食管在胸部略偏右侧，主动脉弓和降主动脉位于食管左方，因而从右侧显露上胸段食管最为良好。其不足之处是行腹部切口游离胃和颈部进行食管—胃吻合时常需改变患者体位，由侧卧位改为平卧位，费时费力，而且一旦肿瘤累及主动脉或主动脉受损时，处理起来不如左胸切口方便和安全。

（2）非经胸径路：食管内翻拨脱术，该法适合于患者有开胸禁忌证，肿瘤位于颈段或腹段及没有外侵的胸段早期癌；经上腹胸骨正中切口，该方法常用于贲门癌累及食管下段不超过2cm；老年患者心肺功能差不适于开胸者及上腹角较宽者。

（三）放射治疗

1. 根治性放疗适应证与禁忌证

（1）根治性放疗适应证：①患者一般情况中等以上，KPS评分80分以上；②病变部位狭窄不明显（能进半流）；③无明显的穿孔征象（包括食管气管瘘及食管主动脉瘘）；④无远处转移。

（2）根治性放疗禁忌证：①食管穿孔；②食管有较大量的出血；③患者一般状态差，恶病质状态，KPS评分在40及以下。

2. 放射治疗技术

随着医疗设备及信息技术的发展，食管放疗技术显著改进和提高，实现了从二维向三维甚至四维的转变。

二维放疗，通常依靠常规模拟定位机并借助食管钡餐透视片和胸部CT来确定病变范围和照射区域的过程，因此通常难以准确包括所有肿瘤病灶，肿瘤达到规定的处方剂量。因其逐渐被三维放疗所替代，本书将不再介绍。

三维适形放射治疗是利用CT图像重建三维的肿瘤结构，通过在不同方向设置一系列不同的照射野，并采用与病灶形状一致的适形挡铅，使得高剂量区的分布形状在三维方向（前后、左右、上下方向）上与靶区形状一致，同时使得病灶周围正常组织的受量降低。因此它是一种高精度的放射治疗。

影像引导放射治疗（IGRT）是一种四维的放射治疗技术，它在三维放疗技术的基础上加入了时间因素的概念，充分考虑了解剖组织在治疗过程中的运动和分次治疗间的位移误差，如呼吸和蠕动运动、日常摆位误差、靶区收缩等引起放疗剂量分布的变化和对治疗计划的影响等方面的情况，在患者进行治疗前、治疗中利用各种先进的影像设备对肿瘤及正常器官进行实时的监控，并能根据器官位置的变化调整治疗条件使照射野紧紧“追随”靶区，使之能做到真正意义上的精确治疗。

3. 三维适形放疗

（1）放疗前准备：详细检查，对患者进行全面评估，确定治疗策略，告知患者及家属放疗中的注意事项及常见放疗副反应，消除患者恐惧心理，对于有穿孔、出血倾向者先行对症处理，待好转后再行放疗。

（2）放疗流程：体位固定（真空体膜或热塑膜固定技术）→CT定位扫描（通常包括整个颈部、整个胸部和整个上腹部）→局域网传送CT扫描图像→靶区勾画（须参照食管造影/食管镜检查结果勾画靶区）及危险器官勾画（双肺、心脏、脊髓等）→物理师设计照射野→医生和物理师共同评阅放疗计划→治疗前体位验证→照射计划实施。

（3）食管癌放射治疗靶区定义。

GTV：基于CT影像学所见到的食管肿瘤（长度要参照食管钡餐造影等多种影像技术）。CT勾画（勾画的窗宽窗位规定为：窗宽500，窗位40）：从食管病变向两侧勾画至食管壁厚度小于5mm为止（正常食管壁厚度小于3mm）；PET/CT：SUV≥SUVbgd+20%(SUVmax-SUVbgd)；或者SUV=2.5。其中钡餐对于确定上下界位置意义最为重要，通过CT确定上下界位置一般高估1～2cm。GTV-N：纵隔淋巴结短径超过1cm；食管旁、气管食管沟、心包角、腹腔淋巴结大于0.5cm。

CTV：CTV勾画目前尚有争议，不同地区或国家的各不相同（图2-7，表2-4，表2-5），鉴于放疗失败病例中，未控和复发者占84.9%，远地转移仅占4.5%。辽宁省肿瘤医院食管癌CTV包括GTV和GTV-N+淋巴结引流区周围扩0.8～1cm且不超过血管等解剖屏障。在GTV上下方向扩3～5cm，在GTV-N上下方向扩1.5～2cm。

食管淋巴引流CTV：颈段、胸上段食管癌放疗要包括食管周围淋巴结引流区和锁骨上和下颈淋巴引流区。至少原发灶上下3cm并包及3cm以外受累的淋巴结引流区。

胸中段要包括胸段食管和周围的淋巴引流区，至少原发灶上下3cm并包及3cm以外受累淋巴结引流区。

胸下段食管癌要包括腹腔干及周围的淋巴结引流区和原发灶上下至少3cm并包及3cm以外受累淋巴结引流区。

食管癌PTV：PTV为CTV基础上各个方向外扩0.8～1cm。

（4）处方剂量：95%PTV DT　54～60Gy/27f～30f/5.4～6周靶体积内的剂量均匀度为95%～107%的等剂量线范围内，PTV：93%～107%。

正常组织剂量：

肺剂量：平均剂量≤13Gy，双肺V20≤30%，双肺V30≤20%，同步放化疗者V20≤27%；脊髓剂量：平均剂量9～21Gy和0体积剂量≤45Gy。心脏剂量：V40≤40%～50%；

术后胸胃：V40≤40%～50%，不能有高剂量点。

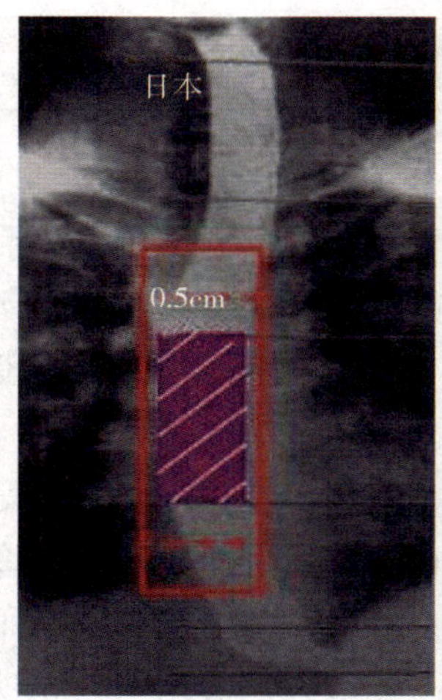

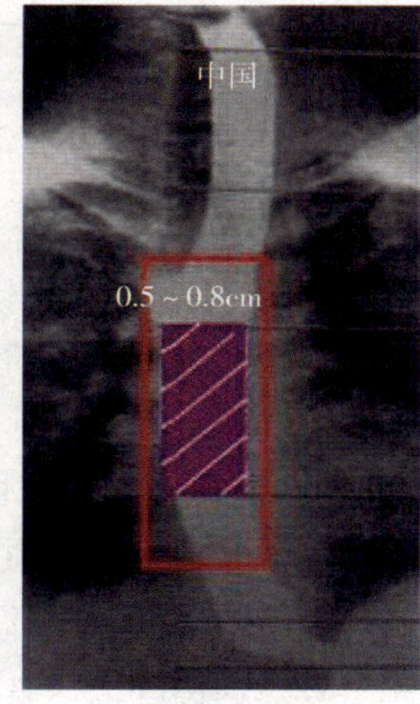

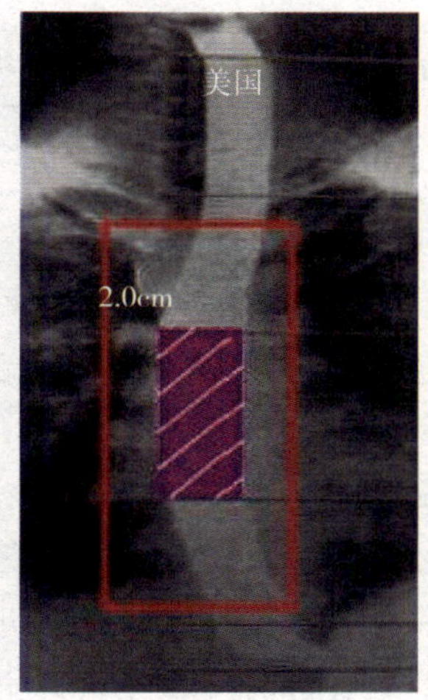

图2-7　不同国家CTV外扩距离

表2-4　不同国家靶区勾画

	吴阶平基金课题	日本	美国
GTV	影像学资料所见肿瘤范围（包括原发灶和转移淋巴结）		
CTV原发灶（上下扩）	3cm	2～4cm	5cm
CTV原发灶（四周扩）	0.5～0.8cm	0.5cm	2cm
CTVnD（淋巴结引流）	上段：食管旁、2区、4区、5区、7区的淋巴引流区。中段：食管旁、2区、4区、5区、7区的淋巴引流区。下段：食管旁、4区、5区、7区和胃左、贲门周围的淋巴引流区）	只包括有肿大淋巴结转移的区域，其他区不预防照射	由于上下放的范围较大，客观上包的范围很广
PTV	0.5～0.7cm	0.5cm（四周）/1cm（上下）	0.5～0.8cm

表2-5 不同个人和地区CTV外扩距离

个人或地区	CTV上下扩	CTV左右扩	PTV
高献书	上3cm，下3cm	0.5cm	0.8～1.2cm
肖泽芬	上3cm，下3cm	0.5cm	0.5～0.7cm
王军	上3cm，下3.5cm	0.5cm	
付晓龙	上3cm，下3cm	0	1cm
赵快乐	上3cm，下3cm	0	1cm
于金明	上下4～4.5cm	2cm	
广东	上下3～4cm	0.5cm	0.5～0.8cm

4. 综合治疗

（1）术前放疗：目前研究结果显示，术前放射治疗尚存在争议，因此对于能手术的患者应优先考虑手术治疗，而那些因局部病变晚，手术有困难的患者可进行术前放疗，放疗范围应包括相应淋巴引流区。中、下段食管癌术前推荐剂量为DT 40Gy，颈段或上段食管癌推荐剂量为DT 50Gy。

（2）术后放疗：因食管癌单一手术治疗的效率有限，肿瘤常常在2年内复发或转移，为术后辅助放疗提供了依据。中国医学科学院肿瘤医院肖泽芬等研究发现食管癌根治术后预防性照射能提高Ⅲ期和淋巴结转移阳性的患者的生存率。降低局部放疗部位复发率，不增加吻合口狭窄的发生率。且目前国际上仅有这一组大宗的数据，因此我们还是推荐对Ⅲ期和有淋巴结转移的患者，术后进行预防性放射治疗。

（3）同步放化疗：RTOG85-01随机对照试验首次证明，同步放化疗生存期明显优于单纯放疗，这一篇文章被认为是食管癌非手术治疗中具有里程碑意义的重要论文，本文的发表使得同期放化疗成为食管癌的标准治疗方案。同步放化疗已被美国NCCN推荐治疗不可切除的食管癌患者。

常用同步化疗方案不统一，无标准化疗方案。

5-Fu和DDP联合方案中常用方法如下：

5-Fu：1g/(m^2·d)，civ，d1～4。

DDP：60～80mg/(m^2·d)，d1。

21天重复。

5-Fu：250～300mg/(m^2·d)，civ，d1～28。

DDP：7～10mg/(m^2·d)，d1～28。

28天重复。

（四）化疗

食管癌就诊时约50%已有远处扩散，而可手术食管癌术后约70%的患者将出现复发或远处转移，这些晚期患者均需采用以化疗为主的综合治疗。食管癌对化疗相对较敏感，但晚期患者的化疗多为姑息性。

1. 晚期食管癌的化疗

对食管癌比较有效的单药包括：DDP，5-Fu，MMC，BLM，MTX，VDS，NVB，Me-GAG以及新药PTX、多西紫杉醇、CPT-11，这些药物的单药有效率均在20%以上。

食管癌化疗多采用联合化疗，疗效较单一化疗好，缓解期有所延长。以DDP为基础的方案对晚期食管癌的近期有效率25%～50%，CR率4%～7%，中位生存期5～8个月。至今，DDP+5-Fu仍是食管癌标准的化疗方案。常用的化疗方案包括DDP+5-Fu±CF，DDP+5-Fu+BLM，DDP+VDS+BLM，EPI+DDP+5-Fu，DDP+IFO+MMC。新药的联合化疗近期有效率30%～57%，与传统化疗相当，但生存期较长7～14.6个月，包括PTX+DDP，CPT-11+DDP，CPT-11+5-Fu，健择+5-Fu。

我国2011年诊疗指南推荐方案为：

食管鳞癌：

DDP+5Fu（顺铂加氟尿嘧啶）是最常用的化疗方案

其他可选择的有：

DDP+TXT（顺铂加多西紫杉醇）

DDP+PTX（顺铂加紫杉醇）

Oxaliplatin+5-Fu（奥沙利铂加氟尿嘧啶）

食管腺癌常用的方案是：

ECF方案（表阿霉素加顺铂加氟尿嘧啶）

2. 食管癌的辅助化疗

多数随机临床试验未能证明以DDP和5-Fu为基础的术前新辅助化疗和术后辅助化疗对提高食管癌术后的生存有明显的益处。

食管癌分期治疗模式：

（1）Ⅰ期：首选手术治疗。如心肺功能差或不愿手术者，可行根治性放疗。完全性切除的Ⅰ期食管癌，术后不行辅助放疗或化疗。内镜下黏膜切除仅限于黏膜癌，而黏膜下癌应该行标准食管癌切除术。

（2）Ⅱ期：首选手术治疗。如心肺功能差或不愿手术者，可行根治性放疗。完全性切除的T2N0M0，术后不行辅助放疗或化疗。对于完全性切除的T3N0M0和T1-2N1M0患者，术后行辅助放疗可能提高5年生存率。对于食管鳞癌，不推荐术后化疗。对于食管腺癌，可以选择术后辅助化疗。

（3）Ⅲ期：对于T3N1-3M0和部分T4N0-3M0（侵及心包、膈肌和胸膜）患者，目前仍首选手术治疗，有条件的医院可以开展新辅助放化疗（含铂方案的化疗联合放射治疗）的研究，与单一手术相比，术前同步放化疗可能提高患者的总生存率。与单纯手术相比较，不推荐术前化疗，术前放疗并不能改善生存率。但是对于术前检查发现肿瘤外侵明显，外科手术不易彻底切除的食管癌，通过术前放疗可以增加切除率。对于不能手术的Ⅲ期患者，目前的标准治疗是放射治疗，有条件的医院可以开展同步放化疗的研究（含铂方案的化疗联合放射治疗）。

对于以上Ⅲ期患者，术后行辅助放疗可能提高5年生存率。对于食管鳞癌，不推荐术后化疗。建议患者对于食管腺癌，可以选择术后辅助化疗。

（4）Ⅳ期：以姑息治疗为主要手段，能直接化疗者，首选化疗，治疗目的为延长生命，提高生活质量。姑息治疗主要包括内镜治疗（包括食管扩张、食管支架等治疗）。和止痛对症治疗。化疗方案参见化学治疗部分。

十、食管放射治疗注意事项

（一）放射治疗中或结束后穿孔问题

1. 穿孔原因

放疗中穿孔的基本理论认为是肿瘤消退的速度与正常组织修复的速度不均衡所致。

（1）肿瘤消退过快：①肿瘤对放疗很敏感；②照射剂量大速度快，常常是周剂量和单次剂量大。

（2）影响正常组织修复能力的因素：①放疗后的纤维化和/或局部血供差；②多数情况下合并感染，局部有大量的急慢性炎性细胞渗出，是影响正常组织修复的主要因素之一。

2. 临床表现

（1）白细胞数升高，特别是中性粒细胞数高。

（2）发热，常常是低热。

（3）胸背疼痛或胸部不适等感觉。

3. 处理

（1）放疗前X线显示有穿孔前的征象时，放疗速度为180～200cGy/次。加强抗感染和促进组织修复能力的治疗，使用有效抗生素，加强和及时补充营养、蛋白和纠正贫血，促进食欲等；动态观察。

（2）放疗或结束后X线显示溃疡或诊断为穿孔的处理。在放疗剂量大于40Gy或放疗结束后出现溃疡或穿孔者，有可能是非癌性的，即放射性溃疡。处理如下：有效抗感染和促进蛋白质合成的药物治疗；食管镜检查并取活检；动态观察。

（二）放疗中或放疗后梗阻问题

放疗前能进半流食甚至普食的患者很少发生滴水不进的情况，多数是在放疗前仅能流食或进流食都有困难的患者，一般在放疗后3周开始出现滴水不入的情况，多数为病变全周性浸润性生长，食管失去正常的弹性。肿瘤侵及和占据食管管腔，放疗又引起水肿。

处理方法：①保证患者每日入量，包括输液和静脉营养或鼻饲，以保证患者每天需要的液体量和蛋白质、热量。②对于治疗前对患者进行评估，对于预计将会出现梗阻的患者可在放疗前放鼻饲管或食管支架。③积极抗感染、消水肿对症治疗。④梗阻不影响放疗者多在放疗40Gy后梗阻可得到缓解。

放疗后出现梗阻多与放疗后食管失去正常弹性、管腔狭窄有关，治疗上予以补液、消炎、消水肿治疗。

十一、预后

虽然食管癌的5年生存率只有10%左右，但是0～Ⅰ期食管癌无论是手术还是放疗的5年生存率都超过了60%，因此提高食管癌的早期诊断能力是提高食管癌疗效的关键。

第三章 胃 癌

一、流行病学

胃癌是常见的恶性肿瘤之一，在欧洲排名继肺癌、乳腺癌、结肠癌、前列腺癌、膀胱癌之后排名第六，2002年测定每年大约有174 000新增病例（占新增癌症病例的6%）。胃癌的发病有着显著的地理学差异。一年一度的年龄标准化发病率欧洲东部（男性29.6/10万）和南部（男性18/10万）高，欧洲北部（女性5.9/10万）和西部（女性6.6/10万）低。胃癌的主要流行病学特征，观察最富裕的国家，在50年或更长的时间内，胃癌的发病率仍然是稳步下降的。在意大利，胃癌的发病率和死亡率在男女性中都呈现持续的下降趋势。值得注意的是，这个下降第一次表明，特别是55岁左右的男性，死亡率比发病率下降趋势更快一些。在很多国家发现了类似的趋势。与整体下降趋势比，在一些人中定位于贲门的胃癌患者却在增加。

而在我国胃癌居城市死亡率的第二位，居农村死亡率的首位。呈现出三高（发病率高30/10万～70/10万、复发转移率高＞50%、死亡率高＞30/10万；三低（早诊率低＜10%、根治切除率低＜50%、5年生存率低≤50%）的特点。我国西北地区发病率最高，青海、宁夏、甘肃三省的胃癌死亡率均超过35/10万，死亡率在20/10万～30/10万的则有西藏、辽宁、吉林、江苏、上海、浙江和福建等地区。四川、湖南、云南、贵州、广东和广西等地的胃癌死亡率则不足10/10万。上海的胃癌死亡率为23/10万，1980—1983年则为21.48/10万。但我国不少地区近年来胃癌发病率有上升趋势。

二、病因学

（一）环境因素

在不同的国家与地区，胃癌的发病率也表现出明显的差别，而且从对日本移民的研究发现，夏威夷的日本移民第1代胃癌发病率与日本本土居民相似，第2代明显下降，而第3代则接近当地居民胃癌的发病率，这说明其与环境因素有关，其中最主要的是饮食。另外胃癌还与社会经济地位有关，通常经济收入低的阶层胃癌发病率高，可能与幽门螺杆菌感染率和饮食结构有关。

（二）饮食因素

高盐的盐渍食品被认为是胃癌发生的另一种危险因素。我国胃癌高发地区居民每人每年摄盐量为9kg以上，而低发地区居民的摄盐量则为4～7.5kg。对比调查还发现胃癌高发地区的食物品种多较单纯，而低发地区的副食品种类多，新鲜蔬菜、豆类及动物蛋白的摄入量也多，这可能表明胃癌与营养素失去平衡有关。因此近年来的研究又提出了保护因素，如牛奶、动物蛋白、新鲜蔬菜和一些水果等。此外，调查统计提示新鲜蔬菜进食量与胃癌调整死亡率呈负相关，可以认为新鲜蔬菜是一种保护性因素。新鲜蔬菜富含维生素A、维生素C和矿物质。维生素A与上皮再生和维持其正常功能有关，维生素C可阻断亚硝酸盐与仲胺在胃内合成亚硝基化合物。已证实铁缺乏与Plummer–Vinson综合征有关，后者与食管癌和胃癌的发生有关，故铁缺乏与胃癌的发病有间接关系。

（三）长期酗酒及吸烟

烟雾中含有苯并芘、多环芳香烃、二苯并卡唑等多种致癌或促癌物质，是导致食管癌和胃癌的原因之一。酒精本身虽不是致癌物质，但烈性酒会刺激胃黏膜，损伤胃黏膜组织，促进致癌物质的吸收。如果饮酒的同时吸烟，其危害更大。因为酒精可增强细胞膜的通透性，从而增加对烟雾中致癌物质的吸收。2005年的一项Meta分析显示饮酒、吸烟与胃癌患者的危险度分别为1.9和1.75。

（四）有胃癌或食管癌家族史

胃癌患者有明显的家族聚集性。调查发现，胃癌患者的一级亲属（即父母和亲兄弟姐妹）得胃癌的危险性比一般人群平均高出3倍。20世纪60年代在新西兰一个遗传性弥漫型胃癌毛利家族中发现E–钙黏蛋白突变，而且发现E–钙黏蛋白基因突变在散发型胃癌中占50%。

（五）幽门螺杆菌（Hp）感染

目前认为，幽门螺旋杆菌在胃癌发病过程中发挥重要作用。Meta分析发现，Hp感染患者发生胃癌的比数为1.92。1994年世界卫生组织/国际癌症研究机构（WHO/IARC）将幽门螺杆菌定为Ⅰ类致癌原。北京大学临床肿瘤学院流行病学研究室研究证实，清除胃内幽门螺杆菌感染，可使胃癌癌前病变及胃癌的发病风险降低40%。

（六）其他

研究发现，胃癌发生发展过程中出现了一系列的基因改变，如P53和P16的失活等。肥胖能加剧食管反流，导致Barrett食管，是贲门癌的重要危险因素。

三、病理学

（一）病理诊断标准

（1）低级别上皮内肿瘤：黏膜内腺体结构及细胞学形态呈轻度异型性，与周围正常腺体比较，腺体排列密集，腺管细胞出现假复层，无或有极少黏液，细胞核染色浓重，出现核分裂相。

（2）高级别上皮内肿瘤：黏膜内腺体结构及细胞学形态呈重度异型性（腺上皮原位癌），与周围正常腺体比较，腺管密集，腺管细胞排列和极向显著紊乱，在低级别上皮内肿瘤的基础上进一步出现共壁甚至筛状结构，缺乏黏液分泌，核分裂相活跃，可见灶状坏死，但无间质浸润。

（3）黏膜内癌：即黏膜内浸润癌，不规则的腺上皮细胞团巢或孤立的腺上皮细胞浸润黏膜固有层间质，局限于黏膜肌层以内。

（4）黏膜下癌：即黏膜内浸润癌继续向深层浸润，侵透黏膜肌层达到黏膜下层，未侵及胃固有肌层。

（5）早期胃癌（T1N0/1M0）：包括黏膜内浸润癌和黏膜下浸润癌，无论有无区域淋巴结转移证据。

（二）胃癌的肉眼特征

胃癌发生部位以窦部最多，依次为胃底贲门、胃体及广泛型。肉眼改变：早期胃癌与进展期胃癌有其不同。早期胃癌肉眼类型：Ⅰ型（隆起型）：肿瘤向腔内隆起凸出。Ⅱ型（表面型）：肿瘤较平坦。Ⅱa型（表面隆起型）：癌隆起不超过黏膜厚度2倍；Ⅱb型（表面平坦型）：癌与周围黏膜几乎同一水平；Ⅱc型（表面凹陷型）：癌凹陷于黏膜内。Ⅲ型（凹陷型）：癌溃疡深达黏膜下层，癌在溃疡边缘。Ⅱ型在早期癌最多见。多发性早期癌有6%～22%。进展期胃癌按其生长方式和浸润程度分为：结节型、蕈伞型（相当于国外通常用的Borrmann Ⅰ型）、局部溃疡型（Borrmann Ⅱ型）、浸润溃疡型、局限浸润型（Borrmann Ⅲ型）和弥漫浸润型（Borrmann Ⅳ型）。其中以浸润溃疡型最多见。进展期胃癌肿瘤大小直径常以4.1～6cm最为多见。

（三）组织学类型

早期胃癌与进展期胃癌的组织学类型基本相同。按组织学结构和细胞性状分为：一般型：①乳头状腺癌；②管状腺癌（高分化和中分化）；③低分化腺癌；④黏液腺癌；⑤印戒细胞癌。特殊型：①腺鳞癌；②鳞状细胞癌；③类癌；④未分化癌；⑤其他。同一胃癌肿块可有多种组织像，以其成分最多者确定类型。胃癌常以管状腺癌为常见。此外以病理组织学联系其组织发生，将胃癌分为肠型和弥漫型（亦称胃型）。两型之间还有一些混合型。肠型为分化型癌，多为乳头管状和管状腺癌，癌细胞产生黏液，肉眼局限性外观，多见成年和老年人，男性较多，恶性度较低。胃型多为黏液细胞癌和硬癌，呈浸润性外观，多见年轻人和女性，预后较差。

四、解剖学、血液供应、淋巴引流、转移

（一）胃的解剖

胃是重要消化器官，位于食管与十二指肠之间，中度充盈时，上口位于第10或11胸椎（贲门）、下口位于第1腰椎（幽门）。其长轴斜行，左上后→右下前。约4/5在中线左侧，1/5在中线右侧。大弯最低点一般不低于两侧第10肋前端的连线水平，相当于第3腰椎平面。将胃小弯和胃大弯各做3等分，再连接各对应点可将胃分为3个区域，上1/3为贲门胃底部U区；中1/3是胃体部M区，下1/3即幽门部L区（图3–1）。

（二）胃的血液供应

1. 胃的动脉

胃是胃肠道中血供最丰富的器官，来自腹腔动脉及其分支。沿胃大弯、小弯形成两个动脉弓，再发出许多分支到胃前后壁（图3–2）。

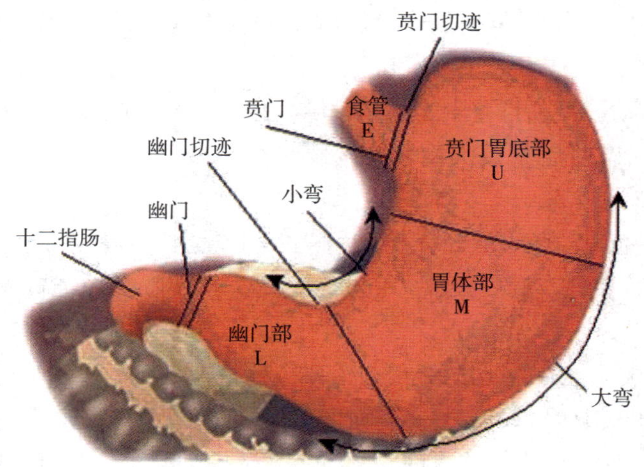

图3–1　胃的解剖

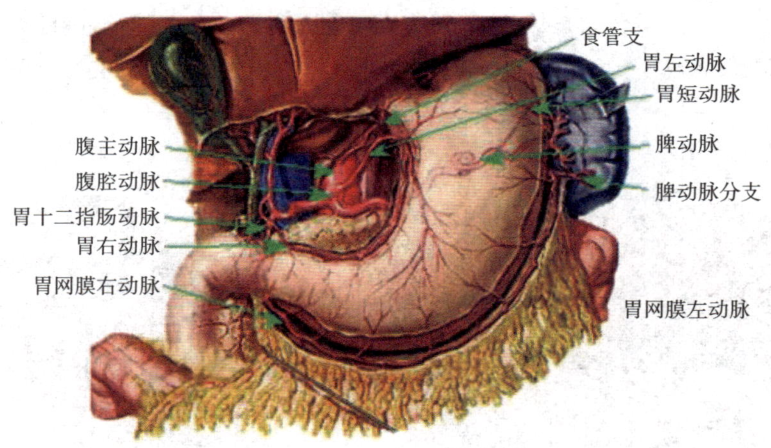

图3–2　胃的动脉

（1）胃左动脉：起于腹腔动脉，是腹腔动脉的最小分支，是胃的最大动脉。左上方经胃胰腹膜皱襞达贲门，向上发出食管支与贲门支，然后向下沿胃小弯在肝胃韧带中分支到胃前后壁，在胃角切迹处与胃右动脉相吻合，形成胃小弯动脉弓。15%～20%左肝动脉可起自胃左动脉，与左迷走神经肝支一起，到达肝脏，有些人胃左动脉为左肝叶唯一动脉血流。于根部结扎胃左动脉，可导致急性左肝坏死，手术时应注意。

（2）胃右动脉：起源自肝固有动脉或胃十二指肠动脉，行走至幽门上缘，转向左，在肝胃韧带中沿胃小弯，从左向右，沿途分支至胃前、后壁，到胃角切迹处与胃左动脉吻合。

（3）胃网膜左动脉：起于脾动脉末端，从脾门经脾胃韧带进入大网膜前叶两层腹膜间，沿胃大弯左行，有分支到胃前后壁及大网膜，分布于胃体部大弯侧左下部，与胃网膜右动脉吻合，形成胃大弯动脉弓。胃大部切除术常从第一支胃短动脉处在胃大弯侧切断胃壁。

(4) 胃网膜右动脉：起自胃十二指肠动脉，在大网膜前叶两层腹膜间沿胃大弯由右向左，沿途分支到胃前后壁及大网膜，与胃网膜左动脉相吻合，分布至胃大弯左半部分。

(5) 胃短动脉：脾动脉末端的分支，一般4～5支，经胃脾韧带至胃底前后壁。

(6) 胃后动脉：系脾动脉分支，一般1～2支，自胰腺上缘经胃膈韧带，到达胃底部后壁。

(7) 左膈下动脉：由腹主动脉分出，沿胃膈韧带，分布于胃底上部和贲门。胃大部切除术后左膈下动脉对残胃血供有一定作用。胃的动脉间有广泛吻合支，如结扎胃左动脉、胃右动脉、胃网膜左动脉及胃网膜右动脉4条根动脉中的任何3条，只要胃大弯、胃小弯动脉弓未受损，胃仍能得到良好血供。

2. 胃的静脉

胃的静脉与各同名动脉伴行，均汇入门静脉系统。远端脾肾静脉吻合术能有效地为胃食道静脉曲张减压，足以证明胃内广泛的静脉吻合网络（图3–3）。

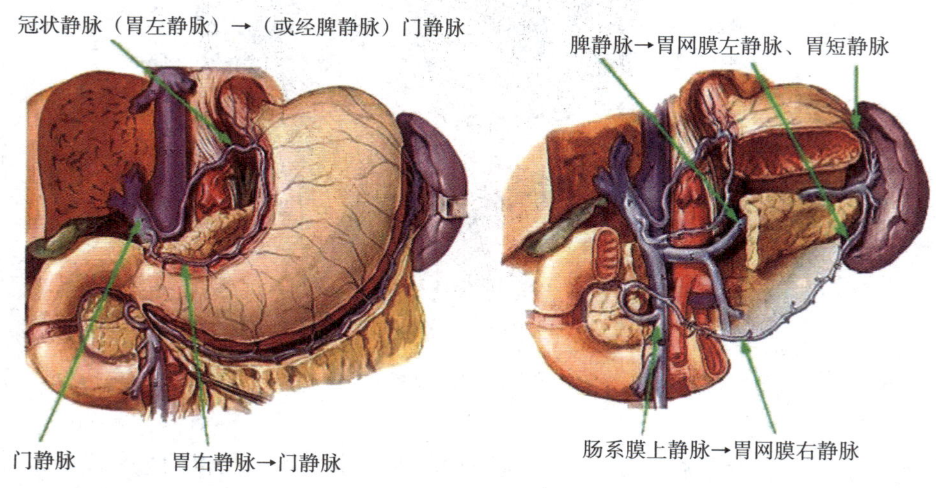

图3–3 胃的静脉

(1) 胃左静脉：即胃冠状静脉，汇入门静脉。

(2) 胃右静脉：途中收纳幽门前静脉，位于幽门与十二指肠交界处前面上行进入门静脉，幽门前静脉是辨认幽门的标志。

(3) 胃网膜左静脉：注入脾静脉。

(4) 胃网膜右静脉：注入肠系膜上静脉，也是有用的解剖标志。

(5) 胃短静脉：经胃脾韧带入脾静脉。

(6) 胃后静脉：经胃膈韧带，注入脾静脉。

（三）淋巴引流

胃壁各层具有丰富的毛细淋巴管，起始于胃黏膜的固有层，在黏膜下层、肌层和浆膜下层内交织成网，分别依次汇入各胃周相应的第1、2、3站淋巴结，不同分区未必相对应的1、2、3站淋巴结各不相同，而且还存在跳跃引流。日本胃癌协会将胃周淋巴结分为3站20组（图3–4）。

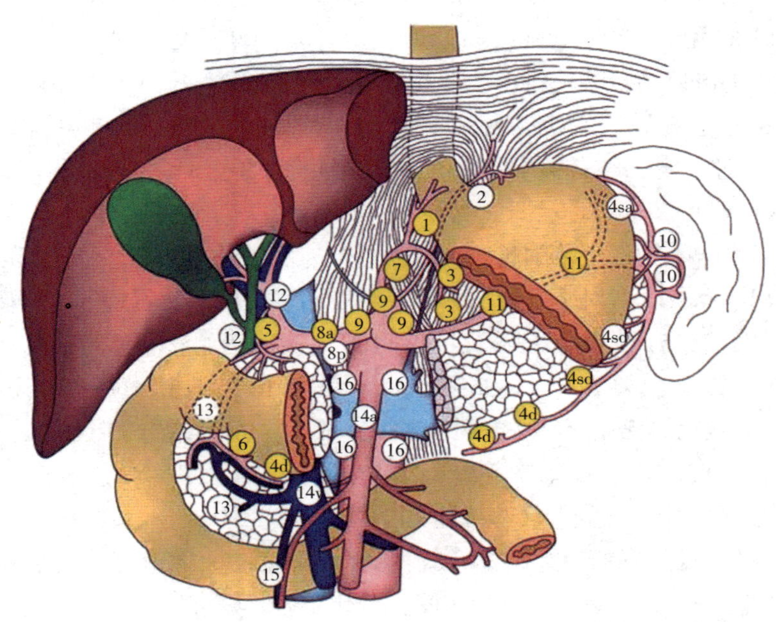

图3–4 胃癌的淋巴结分组

1. 贲门右淋巴结 2. 贲门左淋巴结 3. 胃小弯淋巴结 4sa. 胃短血管淋巴结 4sb. 胃网膜左血管淋巴结 4d. 胃网膜右血管淋巴结 5. 幽门上淋巴结 6. 幽门下淋巴结 7. 胃左动脉淋巴结 8a. 肝总动脉前淋巴结 8p. 肝总动脉后淋巴结 9. 腹腔干淋巴结 10. 脾门淋巴结 11p. 脾动脉近端淋巴结 11d. 脾动脉远端淋巴结 12a. 肝十二指肠韧带内沿肝动脉淋巴结 12b. 肝十二指肠韧带内沿胆管淋巴结 12p. 肝十二指肠韧带内沿门静脉后淋巴结 13. 胰头后淋巴结 14v. 肠系膜上静脉淋巴结 14a. 肠系膜上动脉淋巴结 15. 结肠中血管淋巴结 16a1. 主动脉裂孔淋巴结 16a2. 腹腔干上缘至左肾静脉下缘之间腹主动脉周围淋巴结 16b1. 左肾静脉下缘至肠系膜下动脉上缘之间腹主动脉周围淋巴结 16b2. 肠系膜下动脉上缘至腹主动脉分叉之间腹主动脉周围淋巴结 17. 胰头前淋巴结 18. 胰腺下缘淋巴结 19. 膈下淋巴结 20. 膈肌食管裂孔淋巴结

（四）胃癌转移方式

胃癌转移的方式主要有淋巴结转移、血行转移、种植转移和卵巢转移。

1. 淋巴结转移

按胃癌浸润深度，依次为浸润黏膜、黏膜下、浅肌层、深肌层、浆膜、浆膜外。随着浸润深度的增加，肿瘤发生淋巴结转移的概率也随之增大，预后则随之变差。Park等曾研究表明，胃癌的淋巴结转移与肿瘤的浸润深度直接相关（P=0.004）。

胃癌组织学分型主要分为普通类型和特殊类型。普通类型包括乳头状腺癌（高分化腺癌）、管状腺癌（中分化腺癌）、低分化腺癌、黏液腺癌和印戒细胞癌。特殊类型包括腺鳞癌、鳞癌、类癌、未分化癌等。胃癌的组织学类型与淋巴结转移也密切相关。Degiuli等的研究发现，肿瘤细胞的分化程度与淋巴结转移有关。分化程度越差，淋巴结转移率就越高。但近来有文章报道，印戒细胞癌的淋巴结转移率并不如以往所认为的那么高（仅33.3%，6/18），且早、晚期的印戒细胞癌的预后反差很大。因此，对胃印戒细胞癌的肿瘤生物学行为值得进一步研究。

胃癌肉眼分型多采用Borrmann分型，包括Ⅰ型（息肉型）、Ⅱ型（局限溃疡型）、Ⅲ型（浸润溃疡型）、Ⅳ型（弥漫浸润型）。Nzengue等研究发现，Borrmann分型中Ⅲ型、Ⅳ型病例的淋巴结转移率较Ⅰ型、Ⅱ型患者高。

Kazuhiro等研究认为，直径＜1cm的胃癌，胃周和远处淋巴结的转移率均为0；直径1～4cm的胃癌，淋巴结转移率分别为5%、1%；而直径＞4cm的胃癌，其淋巴结转移率则高达46%。

肿瘤直径越大，则侵犯范围越大，自然更容易发生淋巴结转移，尤其以早期胃癌中的表现更突出。国外学者对手术切除标本及淋巴结进行解剖，发现近端胃癌淋巴结转移主要在第1，2，3，5，7，8，9，12，13和16组，以第8组转移率为最高（68.1%）；中部胃癌淋巴结转移主要在第1，3，7，12，13和16组，其中最高转移率为第3组（47.6%）；远侧胃癌淋巴结转移主要见于1，2，3，5，6，12，13和16组，其中第16组转移率为最高（83.3%）。而阚丰等分析了192例胃癌，发现第3组淋巴结转移率高达34.9%，其次为第6组淋巴结，转移率达29.7%。

总之，胃癌淋巴结的转移率主要与肿瘤浸润深度、大体形态、大小和组织分型有关。浸润程度越深，直径越大，分期越晚，分化越差，则淋巴结转移率也越高。而淋巴结的转移率与肿瘤发生部位（图3–5）及患者年龄、性别无确切相关依据。但是肿瘤的部位却对转移淋巴结的组别分布有关。

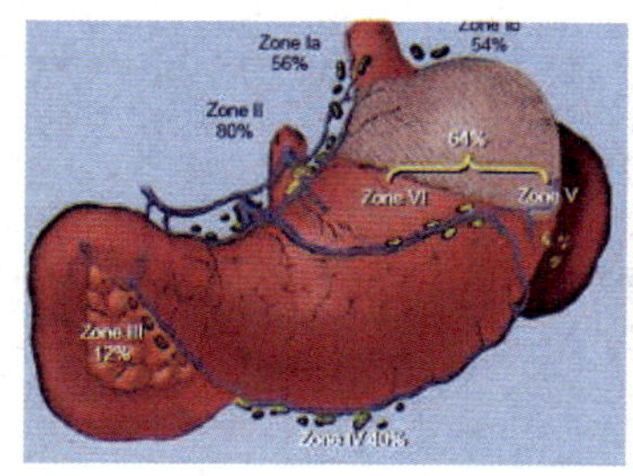

近端癌淋巴结转移特点

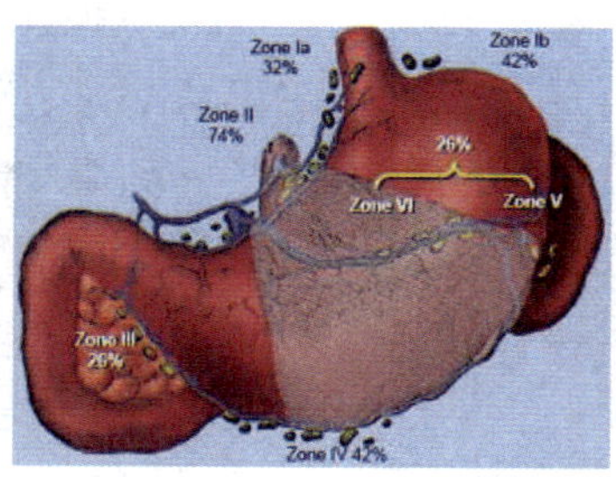

胃体癌淋巴结转移特点

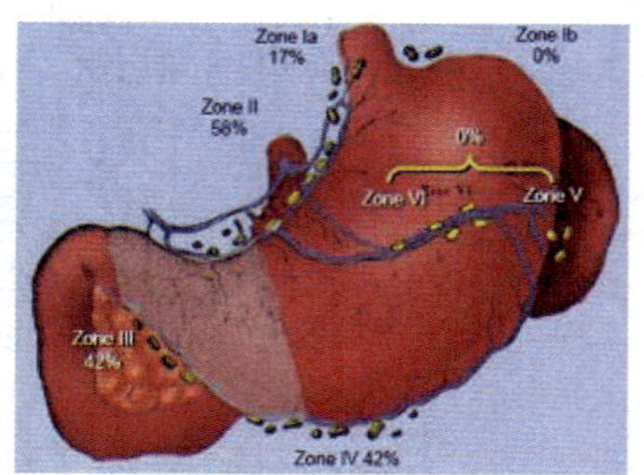

远端癌淋巴结转移特点

图3–5 淋巴结的转移率与肿瘤发生部位

2. 血行转移

血行转移多发生于胃癌晚期，常见受累器官为肝脏、肺。癌细胞一旦进入大循环，可在骨、皮肤、肾上腺、脾、肾、脑、甲状腺等形成转移灶。

3. 种植转移

种植转移是指胃癌细胞浸润浆膜后，脱落至腹膜腔，形成种植性转移。种植性病灶可以分布在腹腔的任何脏器表面。腹膜的转移在临床上体检时可发现腹壁增厚、变韧，紧张度增加；盆底的种植转移可通过肛指检查发现盆底的种植结节。

4. 卵巢转移

卵巢转移性癌多来源于胃癌，临床多见两侧同时受累，卵巢转移途径尚不完全清楚，可能为种植转移、淋巴转移或血行转移而来。

五、临床表现

（一）症状

（1）胃部痛：是胃癌最常见的症状，该症状出现较早。初起时仅感上腹部不适，或有腹胀、沉重感，或心窝部隐隐作痛，如按胃炎、溃疡病予以治疗，症状也可暂时缓解。直到胃癌进一步发展，疼痛发作频繁和加重，甚至出现黑便、发生呕吐时才引起注意，此时往往是胃癌的中、晚期，治疗效果较差。所以要重视“胃痛”这一常见又不特异的症状，尤其当治疗症状缓解后短期内又有发作者，不要等待出现所谓“疼痛无节律性”、“进食不能缓解”典型症状。应及时考虑做进一步检查，不要丧失最佳治疗时间。如果出现疼痛持续加重且向腰背部放射则是胃癌侵犯胰腺的晚期症状。

（2）食欲减退、消瘦、乏力：此症状可在早期即出现，可以不伴胃脘疼痛的症状。当此症状与胃痛同时出现时，尤应予以重视。不少患者在饭后出现饱胀、嗳气而自动限制饮食，体重逐渐减轻。

（3）恶心、呕吐：此症状常因肿瘤引起梗阻或胃功能紊乱所致。贲门癌可引起进食不顺利，甚至吞咽困难。胃窦部癌可引起幽门梗阻及呕吐，吐出物有腐臭味或隔夜宿食。

（4）出血和黑便：小量出血时仅有大便潜血（隐血）阳性，当出血量较大时可以有呕血及黑便。当发现老年人有黑便时，必须警惕有发生胃癌的可能。

（5）其他症状：部分患者发生腹泻或便秘、下腹部不适、锁骨上淋巴结肿大、卵巢肿块、腹部肿块等。

（二）体征

绝大多数胃癌患者无明显体征，部分患者有上腹部轻度压痛。位于幽门窦或胃体的进展期胃癌有时可扪及肿块，肿块常呈结节状、质硬，当肿瘤向邻近脏器或组织浸润时，肿块常固定而不能推动，女性患者在中下腹扪及肿块，常提示为Krukenberg瘤的可能。当胃癌发生肝转移时，可在肿大的肝脏触及结节状肿块物。当腹腔转移肿块压迫胆总管时可发生梗阻性黄疸。有幽门梗阻者上腹部可见扩张之胃型，并可闻及震水声，癌肿通过胸导管转移可出现左锁骨上淋巴结肿大。晚期胃癌有盆腔种植时，直肠指检于膀胱（子宫）直肠窝内可扪及结节。有腹膜转移时可出现腹水。小肠或系膜转移使肠腔缩窄可导致部分或完全性肠梗阻。癌肿穿孔导致弥漫性腹膜炎时出现腹肌板样僵硬、腹部压痛等腹膜刺激症状，亦可浸润邻近腔道脏器而形成内瘘。

（三）常见并发症

（1）当并发消化道出血，可出现头晕、心悸、柏油样大便、呕吐咖啡色物。

（2）胃癌腹腔转移使胆总管受压时，可出现黄疸，大便陶土色。

（3）合并幽门梗阻，可出现呕吐，上腹部见扩张之胃型，闻及震水声。

（4）癌肿穿孔致弥漫性腹膜炎，可出现腹肌板样僵硬、腹部压痛等腹膜刺激征。

（5）形成胃肠瘘管，见排出不消化食物。

六、诊断

（一）影像诊断

1. 上消化道X线钡餐造影

（1）胃癌影像学大体分型

①早期胃癌的大体分型

早期胃癌的大体分型方案，最初是由日本内视镜学会于1962年提出的，此后受到广泛的欢迎而沿用至今。

Ⅰ型：癌灶明显高出周围正常黏膜约2倍以上，或呈息肉状外观。

Ⅱ型：癌灶较为平坦，不形成明显的隆起或凹陷。此型根据凹凸程度又分为3个亚型。

Ⅱa型：癌灶较周围黏膜稍隆起，但不超过黏膜厚度的2倍。

Ⅱb型：癌灶与周围黏膜几乎等高，无隆起或凹陷。

Ⅱc型：癌灶较周围黏膜稍凹陷，程度不超过黏膜厚度。

Ⅲ型：癌灶较周围黏膜明显凹陷，伴有溃疡，但癌组织亦不得超过黏膜下层。

依病变主次不同，可有混合型，如Ⅱc+Ⅲ、Ⅲ+Ⅱc型等。

为了便于临床应用，根据早期胃癌的生物学特性和大体分型特性，将其归纳为隆起型、平坦型、凹陷型3类。

②进行期胃癌的大体分型

1926年，Robert Borrmann基于胃癌的大体所见提出了胃癌的病理学大体分型。Borrmann分型非常简单明了地表达出进行期胃癌的形态特征，而且与癌的病理学类型有一定的联系，一般分化较高的乳头状、乳头管状或管状腺癌多为Borrmann 1型或2型，而分化较低的腺癌、未分化癌及印戒细胞癌往往呈4型或3型。进一步的研究表明，Borrmann分型在判断胃癌的生物学行为、临床预后等方面，都有重要的临床应用价值。作为进行期胃癌的分型方法，这一方案已在国际上广泛应用。

1950年，木尾谷为了临床应用方便，在Borrmann分型的基础上提出了一种简化的分型方案，将Borrmann 1型、2型划分为限局型，Borrmann 3型及4型具有浸润生长特性者划分为浸润型，将Borrmann 2型、3型混合或过渡者划为中间型，并认为这种分型与术后5年生存率之间有明显的联系。

根据胃癌生物学行为的不同，国内学者又将进行期胃癌的大体类型分为两大类，即将Borrmann 1型及2型两种倾向于局限性生长的胃癌划分为局限型，将有浸润倾向的Borrmann 3型、4型及5型划分为浸润型。这一分型方案便于临床掌握，特别适合于临床外科在术前或术中的应用。按这两种类型划分后，看到两型间在癌肿的生长方式、淋巴结转移程度、癌周免疫反应及5年生存率等方面有显著的差别。

（2）早期胃癌的X线表现

①隆起型早期胃癌

隆起型早期胃癌占早期胃癌的20%～30%，好发于胃窦部，高龄者较多见。隆起型早期胃癌主要包括Ⅰ型、Ⅱa型和Ⅱa+Ⅱc型；病理学上，本型早期胃癌几乎都是分化型癌，未分化型仅见于部分Ⅱa+Ⅱc型早期胃癌。

X线检查以压迫法为佳。读片时应注意隆起的类型、病变的大小、隆起的表面形态及有无凹陷等。

a. Ⅰ型：本型早期胃癌为高度超过5mm的隆起。大体形态上，分为无蒂和有蒂两类，以无蒂隆起居多（80%）。

无蒂者，直径多大于2cm。表面不光滑，可呈花瓣状、颗粒状或较大结节状。

本型早期胃癌很少有蒂隆起，作为有蒂隆起的早期胃癌，常常只是隆起某一局部的恶性改变，而并非隆起的整体。

在检查时，首先应明确病灶有无蒂的存在，在压迫时要注意变换压迫的方向与力度。只要能看到隆起蒂部的存在，并且可以活动，即使有蒂隆起的头部已相当大，也很少是进行期癌（0.6%）。

b. Ⅱa型：本型早期胃癌的隆起高度低于5mm，表现为多种形态，可呈孤立或集簇的结节状隆起。

将本型早期胃癌的特征归纳为：局限性扁平的黏膜隆起；隆起的边缘清晰锐利；隆起的表面多不光滑，可呈芋虫状、菊花状、桑葚状、蛇行状等。

X线检查上，应注意显示隆起的轮廓、高度、表面性状等，尽可能地显示侧面观，表面不光滑或凹凸不平，对于区别良性隆起将很有帮助。

c. Ⅱa+Ⅱc型：本型是在Ⅱa型的基础上，隆起的表面出现浅溃疡。

与其他类型的隆起型早期胃癌相比，黏膜下浸润癌（sm癌）的比例较高，其直径多大于2cm。

本型早期胃癌有多种形态，左野将其分为3型：息肉型、糜烂型和深部浸润型。深部浸润型较少，但容易侵及脉管，预后欠佳，病理上多为未分化型癌。

X线检查，应注意观察隆起黏膜表面的形态、凹陷的形状、深度及其占隆起表面的比例，薄层法和压迫法对于显示病变特征有很重要的作用。

②凹陷型早期胃癌的主要征象

凹陷型早期胃癌约占早期胃癌的3/4，包括Ⅱc型、Ⅲ型以及两者的混合型Ⅱc+Ⅲ、Ⅲ+Ⅱc型，其中80%以上伴有溃疡性改变，Ⅱc型是其最基本类型。Ⅲ型、Ⅱc+Ⅲ、Ⅲ+Ⅱc型，可认为是Ⅱc型早期胃癌病灶内合并消化性溃疡时的表现，当溃疡治愈后病变可重新表现Ⅱc型。

a. 壁边缘变形：当凹陷型早期胃癌的部位跨越或靠近胃边缘部分时，由于病变直接累及或间接牵拉，可引起胃壁轮廓线变形，如胃壁边缘毛糙、呈锯齿状，胃壁伸展不良与僵直，边缘凹陷，不规则龛影等。这些征象是由病变所在的部位、癌浸润深度、是否合并溃疡或瘢痕等因素综合形成的。

b. 黏膜皱襞尖端的改变：对于伴有黏膜皱襞集中的凹陷性病变，凹陷缘周围黏膜皱襞尖端的改变，是早期胃癌X线征象中最值得重视的表现。早期胃癌黏膜皱襞尖端的改变有多种形态，可表现为变细、增粗、融合等，在凹陷灶的边缘，皱襞尖端可见截断、缩窄、蚕食不整及结节等。

c. 凹陷灶的不规则形态：此征象由黏膜糜烂或溃疡的凹陷内积钡所形成。凹陷灶的轮廓不规则和锯齿状边缘是早期胃癌的显著特征。因凹陷深浅的不同，钡斑或浓或淡。凹陷底部常可见大小不等的颗粒。

d. 黏膜面的形态异常：对于不伴有明显黏膜皱襞改变或者境界不清的凹陷型早期胃癌，发现黏膜面的异常就成为诊断的关键线索。钡剂附着不充分和胃内充气过度，对于诊断有直接影响。注意与周围黏膜进行比较，可发现局限性的胃小区破坏、胃小区结构的不清，其中散在有大小不等的颗粒。

③不同类型凹陷型早期胃癌的诊断

a. Ⅱc型：Ⅱc型早期胃癌的主要表现是：不规则型的浅糜烂，形成浅淡钡斑；糜烂边缘多清晰锐利，可呈锯齿状；周围黏膜皱襞尖端有恶性改变；胃黏膜结构的破坏，其中伴有颗粒状影；局限性胃壁伸展不良。

b. 混合型（Ⅱc+Ⅲ型和Ⅲ+Ⅱc型）：Ⅱc+Ⅲ型和Ⅲ+Ⅱc型早期胃癌都伴有一个较深的溃疡，其周围有或大或小的癌性浅糜烂。几乎都伴有黏膜皱襞的集中或走行异常。在检查中注意显示溃疡周围有无癌性糜烂，是与良性溃疡鉴别的关键。

c. Ⅲ型：本型胃癌很少，仅占早期胃癌的2%～3%。癌组织仅在溃疡口部边缘很小的范围内存在，无明显的隆起或凹陷。无论胃镜还是X线，或是从大体形态上，都难与良性溃疡鉴别。有作者指出，当钡斑的一侧边缘毛糙，并形成钡剂向外“溢出”现象时，提示Ⅲ型早期胃癌的可能。由于本型早期胃癌常是在良性溃疡手术后，经病理检查证实癌的存在，因此对于有怀疑的病例应积极活检。Ⅲ型早期胃癌经过一段时间后，溃疡口部周围可出现癌性糜烂，转变为Ⅲ+Ⅱc型；浅糜烂面扩大，则成为Ⅱc+Ⅲ型；当病灶中心的溃疡修复、缩小时亦可变为Ⅲ+Ⅱc型或Ⅱc+Ⅲ型；溃疡消失则为Ⅱc型；若溃疡复发又可演变为Ⅲ型。这一现象被称为“恶性溃疡周期”（村上忠重）。因此，对于高度怀疑的病例，即使活检阴性，也应定期复查。

（3）进行期胃癌的X线表现

①Borrmann 1型

本型胃癌在进行期胃癌中发生率最低，约5%。5年生存率为57.80%～59.26%，在进行期癌中预后最好。多见于高龄者，病理学类型以分化型癌为主。

瘤肿外形呈结节状、巨块状、蕈伞状、菜花状、孤立的息肉状等。边缘可有切迹，表面凹凸不平，可有小的溃疡存在。具有明显的局限性，邻近黏膜、胃壁正常，无周围浸润征象。

充盈缺损作为本型胃癌最具特征性的X线表现已为人们所熟知。压迫法在显示病变的隆起高度、轮廓、形态及其与周围胃壁的关系等方面，有重要的价值。双对比可在显示病变的表面及隆起基底部的形态等方面，有重要的价值。在进行双对比造影时，利用薄层法进行的观察也是很有意义的，后者在分析隆起灶基底部的形态和估计隆起的高度方面有较大的作用。

双对比造影时，由于隆起基底部形态的不同，其X线表现也各不相同。当隆起较低矮，与正常黏膜间呈钝角时，癌肿不形成锐利的边界，仅表现为隆起的部位较周围更为透光；当隆起的基底部接近直角时，则表现出清楚的边缘轮廓；而当隆起的基底部与胃壁间出现切迹，形成锐角时，在X线上，隆起可表现为两个边缘，外缘为肿瘤的边缘，内缘为基底与胃壁间的切迹，由于切迹处易有钡剂存积，内缘的周围常常形成较淡的钡层。

隆起的表面可呈颗粒状、结节状、分叶状、绒毛状等多种形态，且越向腔内生长，其表面的形态变化越显著。当表面呈明显的分叶状或结节状时，结节间的凹陷内常有钡剂存积，易被误认为有多发溃疡形成。

②Borrmann 2型

本型胃癌占进行期胃癌的30%～40%，预后较好，5年生存率为48.00%～57.53%。与其他型相比，易于发生肝转移。

Borrmann分型的突出特点是将所谓的“溃疡癌”分为两型，即Borrmann 2型和Borrmann 3型，分别又将其称为局限溃疡型和浸润溃疡型。这一区分较好地反映了胃癌的生物学特性，有着重要的临床应用价值。

Borrmann 2型胃癌的形态特征为：癌肿形成明显的溃疡，溃疡的边缘呈堤状隆起（环堤），局限性生长，与正常胃壁分界清楚。

在X线检查上，应利用各种检查方法充分显示癌溃疡的龛影、环堤、周围黏膜的形态。压迫法可较好地显示溃疡的龛影形态、环堤的宽度与高度，而双对比法则更适合于显示溃疡底、环堤表面、环堤的外缘及其周围黏膜的关系。

在X线表现上，当癌肿较小时，癌性溃疡与环堤都相对较为规则。随着癌肿的生长，环堤增宽，溃疡加深，环堤的内缘呈结节状，龛影的形态变得不规则，形成了所谓的“指压迹”和“裂隙征”。溃疡底多呈不规则的结节状，凹凸不平。环堤的外缘多清晰锐利，与周围胃壁分界清楚。

本型胃癌呈局限性生长，较少出现黏膜集中。但是，当溃疡底部及其周围伴有明显的纤维组织增生时，也可出现黏膜皱襞的集中，皱襞的尖端表现为杵状或棒状的增粗肥大。这些增粗肥大的皱襞尖端构成了环堤的一部分，此时环堤外缘可显得不很锐利，但癌肿仍表现出局限性生长的特点。

③Borrmann 3型

Borrmann 3型癌是进行期胃癌中最常见的一种类型，占进行期胃癌总数的45%～55%。预后较差，5年生存率为29.00%～42.86%。好发于胃窦及贲门部。

本型胃癌的大体形态特征为：溃疡大而浅，环堤宽而不规则，外缘呈斜坡状，向周围浸润性生长，与周围胃壁分界不清。此型亦称浸润溃疡型。

由于本型胃癌呈浸润性生长，在X线检查上，除了要显示龛影与环堤的形态之外，更主要的是对癌肿沿胃壁内的浸润，特别是在黏膜下层或更深层的浸润做出正确判断。检查中，注意调整钡剂充盈程度和胃内气量，以观察胃壁伸展度的变化，对于显示癌肿在胃壁内的浸润范围是非常有用的。

Borrmann 3型癌在病理学上多伴有纤维化和胃壁增厚。充盈像能较好地反映癌肿的这一特点，主要表现为胃腔狭窄、胃角变形、边缘异常和小弯缩短。胃腔狭窄因癌肿累及部位不同而表现各异，位于胃窦部者主要表现为胃窦僵硬、胃腔狭窄；位于胃体小弯者则表现为大弯侧的切迹、B字形胃或砂钟胃等；位于贲门部的癌，除贲门狭窄变形外，还可表现为胃底穹隆部的缩窄。当癌肿累及胃角部时，可出现胃角的轻度变形、胃角开大甚或胃角消失，常伴有胃壁边缘的不光滑或充盈缺损。小弯与大弯胃壁边缘的异常，可由癌肿直接侵袭或间接牵拉所致，主要表现为胃壁的僵直、边缘不光滑以及充盈缺损。贲门与胃角间距离的明显缩短，是胃体部Borrmann 3型癌的又一重要征象。

与Borrmann 2型癌的龛影相比，Borrmann 3型癌的龛影有大而浅的特点。部分病例的龛影边缘显得不十分锐利，较为浅淡。

由于癌肿向周围胃壁的浸润性生长，部分环堤出现破溃。在X线上，本型胃癌的环堤不像Borrmann 2型癌那样完整，而是表现为局部环堤外缘不连续，在破溃部环堤与周围黏膜逐渐过渡，不形成明显的边界。利用双对比法和薄层法，仔细观察环堤外缘向周围黏膜的关系，是与Borrmann 2型癌鉴别的关键。

当环堤破溃部外周的黏膜出现癌浸润时，X线表现为不规则的糜烂、胃小区的破坏和排列紊乱。应当指出，Borrmann 3型癌在黏膜下的浸润范围可能更大，除前述的胃壁伸展受限的表现外，双对比像的胃小区排列不规则或与周围黏膜相比局部胃小区的形态不清晰，也是深层癌浸润的征象。

黏膜皱襞的集中现象较Borrmann 2型癌多见，集中的黏膜皱襞尖端呈棒状、杵状增粗或融合，并构成环堤。

④Borrmann 4型

约占进行期胃癌的15%。在进行期胃癌中的预后最差，5年生存率为15.0%～21.9%。也称弥漫型癌或浸润型癌。

在病理学上，Borrmann 4型胃癌大多伴有明显的间质增生，以胃腔狭窄、胃壁僵硬为显著特征。癌浸润主要发生在黏膜下层、肌层及浆膜层，癌肿较少露出黏膜表面，这也是其早期较难诊断的原因之一。

典型的Borrmann 4型胃癌X线表现为：胃腔狭窄、胃壁僵硬、蠕动消失、黏膜异常。

Borrmann 4型癌的胃腔狭窄，有多种形态，如：铅管胃、砂钟胃、哑铃胃、革囊胃等。胃壁的变形在充盈像上表现较为明显，胃壁边缘的正常曲线消失，胃壁僵硬，呈直线状、阶梯状或不规则状。

黏膜形态异常，表现为黏膜皱襞的粗大、僵硬、中断、破坏消失及不规则的沟槽影。

由于广泛的癌浸润和胃壁内大量间质增生，使胃腔出现缩窄，晚期病例胃腔狭窄程度的变化是非常迅速的（后述）。实际上，晚期迅速出现的管腔狭窄并非完全由癌浸润所造成，更主要的是由间质增生引起的胃腔挛缩所致。

出现胃腔狭窄的病例，有时幽门前区或胃底部的胃壁仍保持较好的伸展性，黏膜面相对较为完整。但是，通过病理学检查发现，原发于胃体部或贲门部的晚期Borrmann 4型癌，多为全胃广泛性癌浸润，即使是X线表现较为正常的区域，也多伴有散在的癌浸润；与之相反，原发于胃窦部的Borrmann 4型癌，癌浸润的范围相对较为局限，与胃壁伸展受限的范围大致相同，多不累及全胃。

本型胃癌易于出现腹膜种植转移，在X线造影检查时，应当注意有无腹腔转移的间接征象，如胃横结肠间距、胃底膈肌间距、肠间距增宽等征象，以及肠管移动度异常和腹水等。

2. 胃癌CT表现（图3-6）

（1）胃壁增厚：癌肿沿胃壁浸润造成胃壁增厚，主要是癌肿沿胃壁深层浸润所致。增厚的胃壁可为局限性或弥漫性，根据癌肿浸润深度的不同，浆膜面可光滑或不光滑，但黏膜面均显示不同程度的凹凸不平是胃癌的特点之一。平扫时胃癌病灶的密度与正常胃壁相近，偶尔在黏液腺癌时，由于病灶内含大量黏液样物质而表现为弥漫性的低密度，印戒细胞癌有时可在肿瘤内部看到弥漫性的点状钙化。

（2）腔内肿块：癌肿向胃腔内生长，形成突向胃腔内的肿块。肿块可为孤立的隆起，也可为增厚胃壁胃腔内明显突出的一部分。肿块的表面不光滑，可呈分叶、结节或菜花状，表面可伴有溃疡。注意观察肿块与胃壁间的关系，对于判定癌肿的生长方式很有价值。

（3）溃疡：胃癌形成腔内溃疡，在传统放射学上已为人们所熟知。CT图像可更好地显示溃疡的这一特点。溃疡所形成的凹陷的边缘不规则，底部多不光滑。周边的胃壁增厚较明显，并向胃腔内突出。在横断面图像上，有时溃疡与黏膜面的凹凸不平在鉴别上存在一定难度，利用三维成像则能较好地显示病变中央的溃疡，这是因为单纯依靠目测，较难观察和理解横断图像溃疡沿扫描Z轴方向中的细微变化。

（4）环堤：环堤表现为环绕癌性溃疡周围的堤状隆起。依癌肿生长方式的不同，环堤的外缘可锐利或不清楚。依胃形态和位置不同，环堤在CT横断图像上的表现也不尽相同。当CT扫描层面与癌肿垂直时，可显示病灶的剖面像，比较容易判定环堤的隆起高度及其基底部与周围胃壁的关系；当病灶与扫描层面平行时，则应根据连续扫描层面病灶形态变化的顺序，判断癌肿的隆起与凹陷及其与周围胃壁的关系。当判定有困难时，可通过三维重建显示环堤与溃疡的关系。

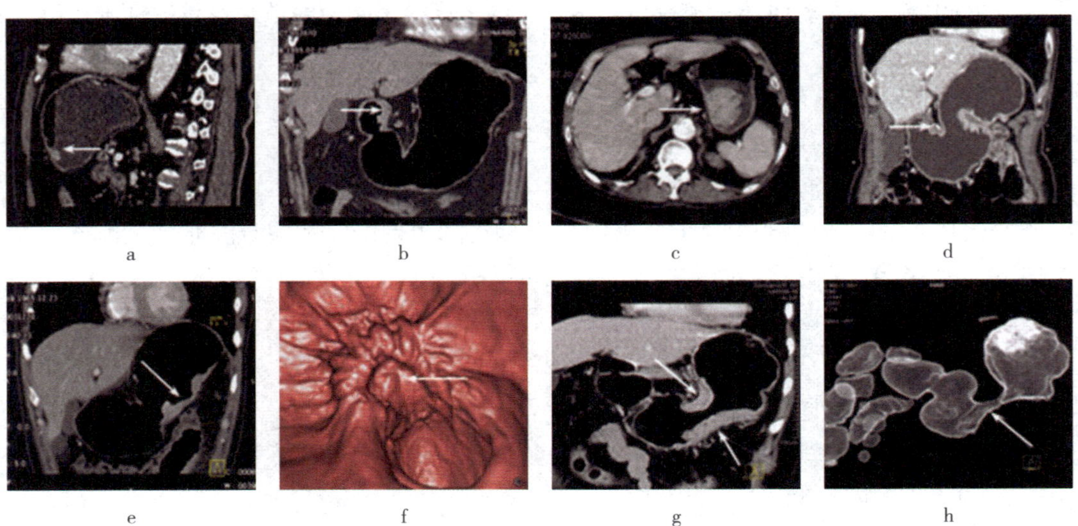

a. 早期胃癌，胃体大弯侧小结节灶，注射对比剂后病灶显著强化。b. 早期胃癌，胃窦处胃壁局部不规则增厚，注射对比剂后增厚胃壁明显强化。c. 蕈伞型胃癌，胃底见不规则软组织肿块凸向胃腔，增强扫描，病灶显著不均匀强化，浆膜面毛糙，邻近脂肪间隙模糊。d. 局限溃疡型，胃角处胃壁不规则增厚，其内见一小凹陷，邻近浆膜面尚清晰。e. 浸润溃疡型，胃体大弯侧见一较大溃疡周围粗大环堤，周围黏膜呈放射状向溃疡集中。f. 浸润溃疡型胃癌，胃体小弯及大弯侧胃壁明显，溃疡深浅不一，底部凹凸不平，边缘不规则隆起。f与e为同一病例，采用仿真内镜技术显示溃疡周围粗大环堤，周围黏膜呈放射状向溃疡集中。g. 浸润溃疡型胃癌，胃体小弯及大弯侧胃壁明显增厚，浆膜面毛糙，局部伴颗粒状突起，邻近脂肪间隙混浊不清。注射对比剂后增厚胃壁明显强化。h. 与g为同一病例，采用三维透明技术显示黏膜破坏皱缩，胃腔狭窄。

图3–6　胃癌CT表现

（5）胃腔狭窄：CT表现为胃壁增厚基础上的胃腔狭窄，狭窄的胃腔边缘较为僵硬且不规则，多呈非对称性向心狭窄，伴环周非对称性胃壁增厚。三维重建可较好地显示胃腔狭窄的程度。胃窦生理收缩也可出现类似胃腔狭窄的改变，收缩的胃壁可形成突向胃腔内的肿块样表现。值得注意的是，其表现多为对称性，胃壁轮廓光滑，变细的胃腔范围较小，周围胃壁及黏膜正常。

（6）黏膜皱襞改变：黏膜皱襞在CT横断面图像上，表现为类似小山嵴状的黏膜面隆起，连续层面显示嵴状隆起间距和形态出现变化，间距的逐渐变窄、融合、消失标志着黏膜皱襞的集中、中断和破坏等改变。这些细微的改变，在三维图像上能够较好地再现出来。胃癌的黏膜皱襞增粗肥大，增强后多有较明显的强化，常伴有局部胃壁增厚。

（7）胃壁异常强化：胃壁出现异常强化是胃癌的一个很有意义的表现。增强时机对于显示病灶有较大影响。黏膜面病灶（如早期癌）在注射造影剂后35～45s即可明显强化，而侵及肌层的病变，其高峰时间则在黏膜面强化之后，一般在50～60s之后出现，并且较正常胃壁强化明显且时间延长。

3. 不同类型进行期癌的CT表现

（1）Borrmann 1型：癌肿外形呈结节状、巨块状、蕈伞状、菜花状、孤立的息肉状等。表面凸凹不平，边缘可有切迹，基底部与周围胃壁分界清楚。

（2）Borrmann 2型：局限溃疡型癌。癌肿形成较明显的腔内溃疡，周边的隆起环堤与周围胃壁分界清楚。

（3）Borrmann 3型：浸润溃疡型癌。溃疡大而浅，环堤宽而不规则，与周围胃壁分界不清，外缘呈斜坡状外侵。

（4）Borrmann 4型：胃腔狭窄，胃壁增厚，狭窄胃腔的黏膜面不光滑，管腔形态不规则。

4. MRI（磁共振显像）在判断癌灶范围方面可提供另一种信息，CT造影剂过敏者或其他影像学检查怀疑转移者可使用此检查，MRI有助于判断腹膜转移状态，可酌情使用。

5. PET-CT扫描（正电子发射断层扫描设备与计算机断层扫描设备合二为一的设备）对判断是否是胃癌约有80%以上的准确性（印戒细胞癌和黏液腺癌准确性约50%），并可了解全身有无转移灶，没有痛苦，但费用昂贵。术前显影的胃癌术后可靠此方便地追踪有无胃癌复发。

（二）内镜

1. 胃镜或腹腔镜其超声

（1）可测量癌灶范围及初步评估淋巴结转移情况，有助于术前临床分期，以便选择疗法及判断疗效。

（2）胃镜病理活检（取活组织进行病理检验）明确为胃癌者，可做胃镜超声检查确定其是否为早期或进展期，单纯胃镜检查有时难以区分胃癌的早、晚期。

（3）胃镜发现可疑胃癌但病理活检又不能确诊，可用超声内镜判断而不需要患者反复胃镜检查活检。

（4）术前各种影像检查怀疑淋巴结广泛增大者或怀疑侵犯重要脏器可能不能切除者，若条件许可，可行腹腔镜超声检查了解是否癌灶与脏器间有界限以便切除、淋巴结是否转移融合到无法切除的程度、哪些淋巴结有可能转移。

2. 内镜检查胃癌表现

胃镜检查（图3-7）可发现早期胃癌，鉴别良、恶性溃疡，确定胃癌的类型和病灶范围。发现胃溃疡或萎缩性胃炎，要病理活检评估其细胞异型增生程度，重度异型增生（不典型增生）者需要按早期癌对待。腹腔镜检查，有条件的医院可通过此检查达到类似剖腹探查的效果，可细致了解癌灶与周围情况，尤其是可发现腹膜有无广泛粟粒状种植转移的癌灶，这是其他检查难以发现的。一旦有此种情况，则手术疗效很差，若患者高龄且身体很差，则可考虑放弃手术而试用其他疗法。

胃平滑肌瘤可发生于任何年龄，多见于50岁下面。其瘤体多单发，2～4cm大小，好发于胃窦及胃体部，呈圆形或椭圆形，患者常有上腹饱胀不适、隐痛或胀痛，当肿瘤增大供血不足而形成溃疡时亦可出现间歇性呕血或黑便，约有2%可恶变成平滑肌肉瘤。胃镜检查可与胃癌相区别，但难以确定属平滑肌瘤抑或平滑肌肉瘤。

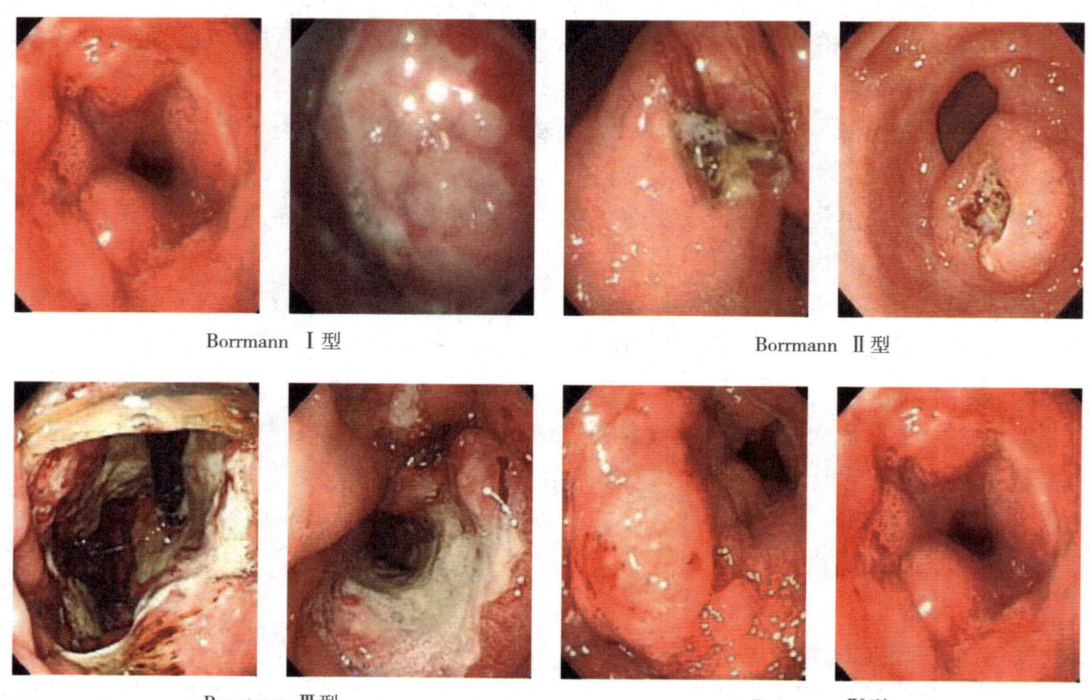

图3-7 进展期各型胃癌胃镜表现

七、胃癌与其他胃部恶性肿瘤的鉴别

（一）原发性恶性淋巴瘤

占胃部恶性肿瘤的0.5%~8%。多见于青壮年，好发于胃窦、幽门前区及胃小弯。病变源于黏膜下层的淋巴组织可向周围扩展而累及胃壁全层，病灶部浆膜或黏膜常完整。当病灶浸润黏膜40%~80%时，发生大小不等、深浅不一的溃疡。临床表现有上腹部饱胀、疼痛、恶心、呕吐、黑便、胃纳减退、消瘦、乏力、贫血等非特异性症状，乙醇常可诱发胃淋巴瘤患者腹痛的发生，少许患者伴有全身皮肤瘙痒症。X线钡餐检查病灶的表现率可达93%~100%，但能确诊为胃淋巴肉瘤者仅10%左右。具特征性的改变为弥漫性胃黏膜皱襞不规则增厚，有不规则地图形多发性溃疡，溃疡边缘黏膜隆起增厚形成大皱襞；单发或多发的圆形充盈缺损。

（二）胃平滑肌肉瘤

占胃恶性肿瘤的0.25%~3%，胃肉瘤的20%，多见于老年，好发于胃底、胃体。瘤体一般较大，常在10cm以上，呈球形或半球形，由于癌体巨大其中央部常因血供不足而形成溃疡。临床表现主要为上腹部疼痛不适、恶心、呕吐、胃纳减退、消瘦、发热、上消化道出血，由于多数患者的瘤体巨大而在腹部可扪及肿物，局部有压痛。X线钡餐检查可见黏膜下型胃平滑肌肉瘤，于胃腔内可见边缘整齐的球形充盈缺损，其中央常有典型的“脐样”龛影，浆膜下型者则仅见胃壁受压及推移征象；胃底平滑肌肉瘤在胃泡内空气的对比下，可见半弧形状组织块影。胃镜检查时黏膜下型平滑肌肉瘤的表面黏膜呈半透明状；肿瘤向胃壁浸润时，其边界不清，可见溃疡及粗大之黏膜皱襞，胃壁僵硬，一般与胃癌不难鉴别。

八、分期

胃癌分期是为了衡量病情早晚，判断预后，对于确定治疗方案有着重要意义。也是临床医生进行相互交流，判断疗效，开展协作研究的基础。目前关于胃癌分期的权威结构有3家，UICC、AJCC和JCC。目前UICC/AJCC分期在国际上广泛使用。

2010年国际抗癌联盟/美国癌症联合委员会（UICC/AJCC）TNM分期标准：

原发肿瘤（T）：

Tx：原发肿瘤无法评价

T0：切除标本中未发现肿瘤

Tis：原位癌：肿瘤位于上皮内，未侵犯黏膜固有层

T1a：肿瘤侵犯黏膜固有层或黏膜肌层

T1b：肿瘤侵犯黏膜下层

T2：肿瘤侵犯固有肌层

T3：肿瘤穿透浆膜下层结缔组织，未侵犯脏层腹膜或邻近结构

T4a：肿瘤侵犯浆膜（脏层腹膜）

T4b：肿瘤侵犯邻近组织结构

区域淋巴结（N）：

Nx：区域淋巴结无法评价

N0：区域淋巴结无转移

N1：1~2个区域淋巴结有转移

N2：3~6个区域淋巴结有转移

N3：7个及7个以上区域淋巴结转移

N3a：7~15个区域淋巴结有转移

N3b：16个（含）以上区域淋巴结有转移

远处转移（M）：

M0：无远处转移

M1：存在远处转移

分期：

0期：TisN0M0

ⅠA期：T1N0M0

ⅠB期：T1N1M0、T2N0M0

ⅡA期：T1N2M0、T2N1M0、T3N0M0

ⅡB期：T1N3M0、T2N2M0、T3N1M0

T4aN0M0 ⅢA期：T2N3M0、T3N2M0

T4aN1M0 ⅢB期：T3N3M0、T4aN2M0、T4bN0M0、T4bN1M0

ⅢC期：T4aN3M0、T4bN2M0、T4bN3M0

Ⅳ期：任何T任何NM1

九、治疗

（一）治疗原则

应当采取综合治疗的原则，即根据肿瘤病理学类型及临床分期，结合患者一般状况和器官功能状态，采取多学科综合治疗（multidisciplinary team，MDT）模式，有计划、合理地应用手术、化疗、放疗和生物靶向等治疗手段，达到根治或最大幅度地控制肿瘤，延长患者生存期，改善生活质量的目的。

（1）早期胃癌且无淋巴结转移证据，可根据肿瘤侵犯深度，考虑内镜下治疗或手术治疗，术后无须辅助放疗或化疗。

（2）局部进展期胃癌或伴有淋巴结转移的早期胃癌，应当采取以手术为主的综合治疗。根据肿瘤侵犯深度及是否伴有淋巴结转移，可考虑直接行根治性手术或术前先行新辅助化疗，再考虑根治性手术。成功实施根治性手术的局部进展期胃癌，需根据术后病理分期决定辅助治疗方案（辅助化疗，必要时考虑辅助化放疗）。

（3）复发/转移性胃癌应当采取以药物治疗为主的综合治疗手段，在恰当的时机给予姑息性手术、放射治疗、介入治疗、射频治疗等局部治疗，同时也应当积极给予止痛、支架置入、营养支持等最佳支持治疗。

（二）手术治疗

1. 手术治疗原则

手术切除是胃癌的主要治疗手段，也是目前治愈胃癌的唯一方法。胃癌手术分为根治性手术与姑息性手术，应当力争根治性切除。胃癌根治性手术包括早期胃癌的EMR、ESD、D0切除术和D1切除术等，部分进展期胃癌的（D2）及扩大手术（D2+）。胃癌姑息性手术包括胃癌姑息性切除术、胃空肠吻合术、空肠营养管置入术等。

外科手术应当完整切除原发病灶，彻底清扫区域淋巴结。对呈局限性生长的胃癌，切缘距病灶应当至少3cm；对呈浸润性生长的胃癌，切缘距病灶应当超过5cm。邻近食管及十二指肠的胃癌，应当尽量完整切除病灶，必要时行术中冷冻病理检查，以保证切缘无癌残留。现仍沿用D（dissection）表示淋巴结清除范围，如D1手术指清扫区域淋巴结至第1站，D2手术指清扫区域淋巴结至第2站，如果达不到第1站淋巴结清扫的要求，则视为D0手术。腹腔镜是近来发展较快的微创手术技术，在胃癌的应用目前应当选择Ⅰ期患者为宜。

2. 术式及适应证

（1）缩小手术：切除范围小于标准根治术的各类根治性术式。

①内镜下黏膜切除术（endoscopic mucosa resection，EMR）和内镜下黏膜下切除术（endoscopic submucosa dissection，ESD）适应证：高分化或中分化，无溃疡，直径小于2cm，无淋巴结转移的黏膜内癌。

②胃D1切除术适应证：黏膜内癌直径超过2cm的，以及侵犯黏膜下层的胃癌。一旦出现淋巴结转移，应当施行D2切除术。

（2）标准手术：D2根治术是胃癌的标准术式，肿瘤浸润深度超过黏膜下层（肌层或以上），或伴有淋巴结转移但尚未侵犯邻近脏器的，均应当行标准手术（D2根治术）。不同部位胃癌D1及D2（标准根治术）的淋巴结清扫范围（表3-1）。

表3-1 不同部位胃癌D1及D2（标准根治术）的淋巴结清扫范围

	远端胃切除	近端胃切除	全胃切除
D1	1、3、4sb、4d、5、6、7	1、2、3、4sa、4sb、7	1 ~ 7
D2	D1+8a、9、11p、12a	D1+8a、9、10、11	D1+8a、9、10、11、12a

（3）标准手术+联合脏器切除：肿瘤浸润邻近脏器者。

（4）姑息性手术：仅适用于有远处转移或肿瘤侵犯重要脏器无法切除而同时合并出血、穿孔、梗阻等情况者。姑息性手术以解除症状、提高生活质量为目的。

3. 根治性手术禁忌证

（1）全身状况无法耐受手术；

（2）局部浸润广泛无法完整切除；

（3）已有远处转移的确切证据，包括远处淋巴结转移、腹膜广泛播散、肝脏3个以上转移灶等情况；

（4）存在心、肺、肝、肾等重要脏器功能明显缺陷，严重的低蛋白血症、贫血、营养不良等情况无法耐受手术者。

4. 胃癌淋巴结分组、分站标准（表3-2）

表3-2 胃癌淋巴结分组、分站标准

肿瘤部位	（α）AMC，MAC，MCA，CMA	（β）A，AM，AD	（γ）MA，M，MC	（δ）C，CM
第1站	1贲门右淋巴结 2贲门左淋巴结 3小弯淋巴结 4大弯淋巴结 5幽门上淋巴结 6幽门下淋巴结	3小弯淋巴结 4大弯淋巴结 5幽门上淋巴结 6幽门下淋巴结	1贲门右淋巴结 3小弯淋巴结 4大弯淋巴结 5幽门上淋巴结 6幽门下淋巴结	1贲门右淋巴结 2贲门左淋巴结 3小弯淋巴结 4s大弯淋巴结

续表

肿瘤部位	（α）AMC，MAC，MCA，CMA	（β）A，AM，AD	（γ）MA，M，MC	（δ）C，CM
第2站	7胃左动脉干淋巴结 8a肝总动脉干前上淋巴结 9腹腔动脉周围淋巴结 10脾门淋巴结 11脾动脉干淋巴结	1贲门右淋巴结 7胃左动脉干淋巴结 8a肝总动脉干上淋巴结 9腹腔动脉周围淋巴结	2贲门左淋巴结** 7胃左动脉干淋巴结 8a肝总动脉干前上淋巴结 9腹腔动脉周围淋巴结 10脾门淋巴结** 11脾动脉干淋巴结	4d大弯淋巴结 5幽门上淋巴结* 6幽门下淋巴结* 7胃左动脉干淋巴结 8a肝总动脉干前上淋巴结 9腹腔动脉周围淋巴结 10脾门淋巴结 11脾动脉干淋巴结
第3站	8p肝总动脉干后部淋巴结 12肝十二指肠韧带淋巴结 13胰头后淋巴结 14v肠系膜上静脉旁淋巴结 17胰头前淋巴结* 18胰下淋巴结* 20食管裂孔处淋巴结 胸下食管旁淋巴结 横膈上淋巴结	2贲门左淋巴结 8p肝总动脉干后部淋巴结 10脾门淋巴结 11脾动脉干淋巴结 12肝十二指肠韧带淋巴结 13胰头后淋巴结 14v肠系膜上静脉旁淋巴结 17胰头前淋巴结* 18胰下淋巴结* 8p肝总动脉干后部淋巴结 12肝十二指肠韧带淋巴结 13胰头后淋巴结 14v肠系膜上静脉旁淋巴结 17胰头前淋巴结* 18胰下淋巴结*	8p肝总动脉干后部淋巴结 12肝十二指肠韧带淋巴结 14v肠系膜上静脉旁淋巴结 17胰头前淋巴结* 18胰下淋巴结	8p肝总动脉干后部淋巴结 12肝十二指肠韧带淋巴结 14v肠系膜上静脉旁淋巴结 17胰头前淋巴结* 18胰下淋巴结 19横膈下淋巴结 胸下食管旁淋巴结* 横膈上淋巴结*
第4站	14A肠系膜上动脉旁淋巴结* 15结肠中动脉淋巴结* 16腹主动脉周围淋巴结a1*，a2，b1，b2* 19横膈下淋巴结	14A肠系膜上动脉旁淋巴结* 15结肠中动脉淋巴结* 16腹主动脉周围淋巴结 a1*，a2，b1，b2* 19横膈下淋巴结* 20食管裂孔处淋巴结*	14A肠系膜上动脉旁淋巴结* 15结肠中动脉淋巴结* 16腹主动脉周围淋巴结 a1*，a2，b1，b2* 19横膈下淋巴结* 20食管裂孔处淋巴结*	14A肠系膜上动脉旁淋巴结* 15结肠中动脉淋巴结 16腹主动脉周围淋巴结a1*，a2，b1，b2*

注：A为胃远端1/3，M为中部1/3，C为近端1/3，D为十二指肠，E为食管。

*可不清除也不变更原手术级别，但在这种情况下要加以注明，在统计时记录其例数。

** 在MA及M时未必做清除，但在MC时必须清除，其统计方面的处理同上。

远端胃大部切除时，2组贲门左淋巴结，附近的4sA沿胃短动脉的左大弯淋巴结，可不清除，也不变更原手术级别。

（三）放射治疗

胃癌根治术后局部复发和区域淋巴结转移时导致治疗失败的常见原因之一。局部区域复发多发生于瘤床、吻合口和淋巴结引流区。放疗作为肿瘤治疗的主要方法之一，可作为手术治疗的重要补充。术前放疗还可以使部分肿瘤降期，提高手术切除率，减少瘤床的局部复发率。术后放疗则有可能消除切口残留的癌灶，降低局部复发率，改善患者预后。此外，放疗还可以作为胃癌姑息治疗的重要手段，改善患者的生存质量。

放疗的照射野应包括瘤体或瘤床及相应淋巴结引流区，但由于周边有肝脏、小肠、肾脏等重要组织，且这些脏器对放疗耐受量低，因此，放疗剂量控制在45～50Gy。

胃癌放疗适应证：未分化癌、低分化癌、管状腺癌、乳头状腺癌等；肿瘤局限无远处转移、无梗阻、无明显出血等。

胃癌放疗禁忌证：恶病质；远处转移或腹腔内广泛种植；黏液腺癌和印戒细胞癌对放疗不敏感，如果配合化疗或热疗也有效。

由于传统放射治疗技术放疗副反应大，剂量不均匀，目前多采用三维适形放疗或适形调强放疗。且胃癌放疗通常与化疗相结合，在放疗同时采用5-Fu类药物进行化疗，以增进疗效。

放疗范围：①术前放疗需根据术前上消化道造影、CT等影像学资料，包括胃的原发灶和胃大小弯网膜内淋巴结及幽门部淋巴结；腹腔内转移淋巴结应包括在射野内。②术后放疗需根据上消化道造影，CT等影像学资料或根据术中放置的银夹来确定术后放射治疗的区域，一般包括瘤床吻合口和区域淋巴结（图3-8）。

放疗定位前准备：①空腹或距离上一餐时间为3～4h；②定位前2h口服1000mL水+20%泛影葡胺（留200mL定位前喝）；③定位前饮入剩余的水和泛影葡胺；④每次治疗时重复上述准备，但饮清水即可。

1. 术前放疗

术前放疗的作用：①杀灭肿瘤细胞，使肿瘤缩小，提高手术切除率。②降低癌细胞活力，能杀灭或抑制浆膜面的肿瘤细胞，降低术中播散和种植，提高手术治愈率。③闭塞淋巴管和小血管，降低肿瘤淋巴管和血管中的肿瘤细胞的播散机会，降低远处转移。④杀灭亚临床病灶中的肿瘤细胞。但目前有关胃癌术前放疗或放化疗尚存争议，其疗效有待进一步评价。因此，术前放疗主要用于局部晚期胃癌，估计完全切除困难的患者。

术前放疗剂量通常为20～40Gy，但20Gy / 2w的照射剂量的肿瘤病理反应率程度和总有效率明显低于40Gy剂量组。术前剂量过高，不仅加重局部小肠、横结肠和胃体的急性放射反应，而且射线照射所产生的组织反应及纤维化也会影响到手术进程，增加术后吻合口瘘等并发症的发生率。

术前放疗的适应证：以Borrmann分类的Ⅰ型、Ⅱ型为主，Ⅲ型和Ⅳ型中部分患者可以试行术前放疗。病理组织分类中以未分化腺癌、肿瘤直径6cm以下，肿瘤位于小弯、前壁和幽门，浆膜面有肿瘤浸润的Ⅱ型、Ⅲ期胃癌术前放疗效果最佳。胃癌术前放疗通常采用常规分割剂量放疗，手术日期一般在术前放疗结束后10～14天进行，此时腹腔受照射的正常组织的急性放射反应期已经结束，不会延长术后吻合口的愈合时间，减少吻合口瘘的发生率。放疗14天以后由于组织纤维化逐渐加重，推迟手术时间会因为组织纤维化增加手术难度。间隔时间过长还会因为肿瘤再度增大降低甚至抵消术前放疗效果。

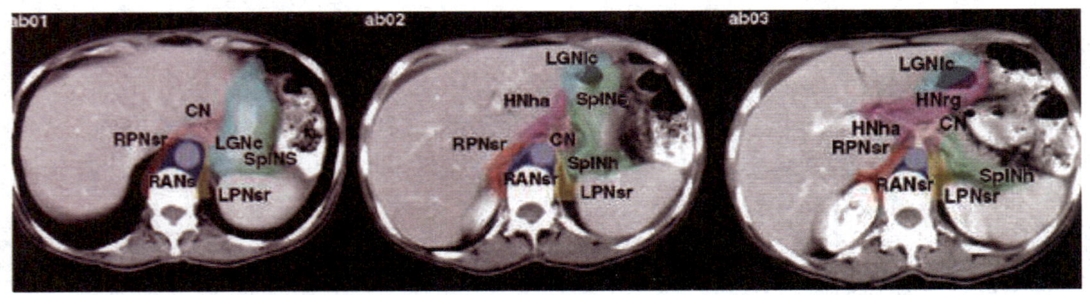

CN：腹腔干淋巴结　　LGNc：胃左淋巴结
RPNsr：腹主动脉右淋巴结　　HNrg：肝胃淋巴结
RANs：腹主动脉后淋巴结　　SplnS：脾门淋巴结
LPNsr：腹主动脉左淋巴结　　RRH：右肾淋巴结

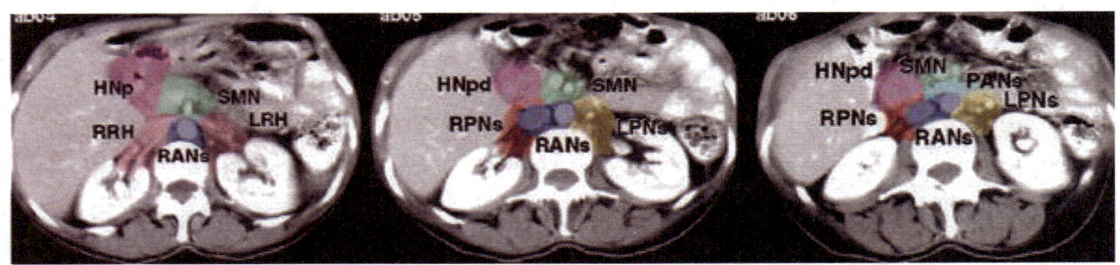

LRH：左肾门淋巴结　　SMN：肠系膜上淋巴结
HNp：幽门上/下淋巴结　　HNpd：胰十二指肠淋巴结

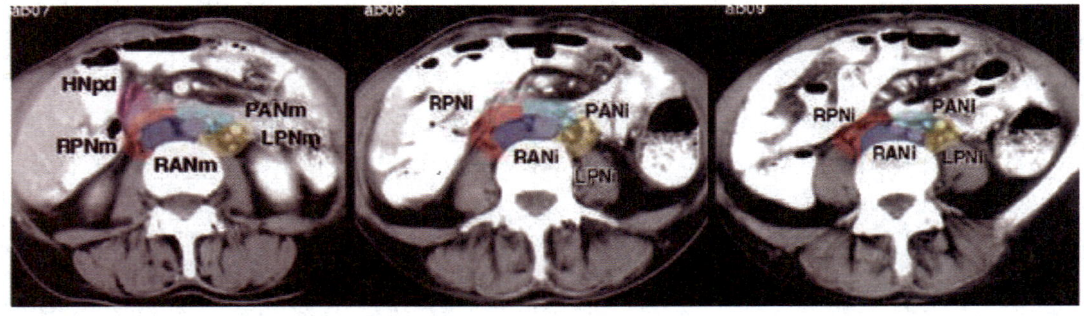

图3-8　胃周淋巴结分组

循证医学证据：

俄国vopr onkol等3项术前放疗研究（vopr onkol 1990；EUR J surg oncol 2000）显示增加切除率和提高生存率。但三者的放疗分割模式不被目前公认。

RTOG 9904（Ⅱ期研究）显示：术前放化疗病理pCR为26%，R0切除率可达77%，D2切除率可达50%，4级毒性为21%，其中研究显示，病理完全缓解的患者生存更长。

美国得克萨斯州安德森肿瘤中心2012年的一项研究显示，胃癌术前IMRT具有较好的耐受性，3级毒性为56%，没有4级毒性的出现，但与3DRT同步化疗相比没有显著差异。

2. 术中放疗

术中放疗是指在外科手术中，通过手术野直视，应用放射线直接对体内深部靶区进行单次大剂量照射的技术。术中放疗具有以下优点：①肿瘤部位到治疗剂量而胃周邻近正常组织可予以充分保护，减少放射性损伤。②术中放射对手术不能切除的腹腔内转移灶可在术中充分暴露并予以一次大剂量进行抑制或杀灭。

术中照射的剂量一般为15～40Gy，推荐剂量为20～30Gy，对于能量和剂量的选择一般认为：肿瘤切缘净，仅照射亚临床区域，采用6～9MeV，照射10～15Gy；肿瘤全切，但是肿瘤已经侵及浆膜，与周围组织粘连，采用9～12MeV，照射12～18Gy；大体肿瘤切除，肉眼可见淋巴结，采用9～16MeV，照射20～25Gy；瘤体未切除，采用12～16MeV，照射20～30Gy。

术中放疗照射野应包括术后瘤床、胃左动脉、肝总动脉、脾门及腹主动脉周围最易出现淋巴结转移的部位。或根据肿瘤浸润区边缘外扩2cm确定照射野。靶区若有正常组织可用铅块进行遮挡。

但是由于术中放疗操作复杂，设备要求高，并未大规模的开展。

循证医学证据：

日本是最早术中放疗可以提高胃癌生存率国家，他们的研究结果是Ⅱ、Ⅲ、Ⅳ胃癌术中放疗5年生存率为84%、62%、15%；而单纯手术治疗为62%、37%、0。

Sindelar WF等研究显示术中放疗可以明显改善局部或区域的控制率。

3. 术后放疗

根治术后放化疗目前已成为标准治疗方案，而且随机分组实验和回顾性研究也显示，术后放化疗能够改善患者生存与预后。

对于手术切缘阳性、淋巴结转移阳性且组织学病理为放疗敏感型的肿瘤宜术后放化疗。

术后放化疗的作用：①杀灭已知的肿瘤残留灶；②杀灭瘤床及淋巴结引流区的亚临床病灶。

放疗剂量NCCN指南推荐放疗剂量为45～50.4Gy（1.8Gy/d）。

术后放疗一般建议在术后2～3周开始，因术后人体恢复需要一定时间，而且过早放疗影响术后切口的愈合。若超过1个月，则残存肿瘤很有可能已经形成癌结节，已经失去术后预防性照射的意义。

4. 靶区设计

胃癌根据原发部位的不同，其需要照射的淋巴结引流区域不同，同一部位的肿瘤TNM分期不同，其需要照射区域亦有区别（表3-3）。

表3–3 不同部位原发肿瘤需要照射的淋巴结区域

肿瘤部位	需要照射的淋巴结区
中段胃癌	贲门旁淋巴结（第1、2组）、小弯和大弯侧淋巴结（第3～6组）、胃动脉（第7组）、脾动脉/脾门区（第10、11组）、胰十二指肠后（第13组）、肝十二指肠韧带（第12组）
贲门癌	食管旁淋巴结、贲门旁淋巴结（第1、2组）、小弯和大弯侧淋巴结（第3、4组）、胃左动脉（第7组）、脾动脉/脾门区（第10、11组）。可不必包括幽门上下组（第5、6组），除非胃周伴广泛淋巴结转移时
胃窦癌	小弯和大弯侧淋巴结（第3～6组）、胃左动脉（第7组）、肝总动脉（第8组）、腹腔动脉（第9组）、胰十二指肠后（第13组）和肝十二指肠韧带（第12组）。不必包括脾动脉/脾门区（第10、11组）和贲门左右（第1、2组）

（1）中科院肿瘤医院胃癌靶区勾画如下：

①近端1/3胃或原发贲门需要照射的淋巴结区域（表3–4）

表3–4 近端1/3胃或原发贲门需要照射的淋巴结区域

TN分期	区域淋巴结
T2（达浆膜）N0	不包括或包括胃周（D1）
T3N0	不包括或包括胃周（D1）；可选：食管周围和腹腔干（D2）
T4N0	受侵器官引流区、胃周、腹腔干、食管周围（D1～D2）
T1～T2N+	食管周围、胃周、腹腔干、脾门/动脉、胰上/胰十二指肠、肝总（D1～D2），腹膜后（a1～a2）
T3～T4N+	同上+腹膜后（a1～a2、b1或b2）

②中1/3胃/胃体原发癌需要照射的淋巴结区域（表3–5）

表3–5 中1/3胃/胃体原发癌需要照射的淋巴结区域

TN分期	区域淋巴结
T2（达浆膜、后壁）N0	不包括或包括胃周（D1）；可选：腹腔干、脾门/动脉、胰上/胰十二指肠、肝总（D1～D2），腹膜后（a1～a2）
T3N0	同上
T4N0	受侵器官引流区、胃周、腹腔干、脾门/动脉、胰上/胰十二指肠、肝总（D1～D2），腹膜后（a1～a2）
T1～T2N+	胃周、腹腔干、脾门/动脉、胰上/胰十二指肠、肝总（D1～D2），腹膜后（a1～a2、b1）
T3～T4N+	同上+腹膜后（a1～a2、b1或b2）

③远端1/3胃/幽门/胃窦原发癌需要照射的淋巴结区域（表3-6）

表3-6 远端1/3胃/幽门/胃窦原发癌需要照射的淋巴结区域

TN分期	区域淋巴结
T2（达浆膜）N0	不包括或包括胃周（D1）；可选：腹腔干、脾门/动脉、胰上/胰十二指肠、肝总（D1～D2），腹膜后（a1～a2）
T3N0	同上
T4N0	受侵器官引流区、胃周、腹腔干、脾门/动脉、胰上/胰十二指肠、肝总（D1～D2），腹膜后（a1～a2）
T1～T2N+	胃周、腹腔干、脾门/动脉、胰上/胰十二指肠、肝总（D1～D2），腹膜后（a1～a2、b1）
T1～T2N+	胃周、腹腔干、脾门/动脉、胰上/胰十二指肠、肝总（D1～D2），腹膜后（a1～a2、b1）

（2）NCCN指南术前靶区勾画与定义

①GTV：影像学上确认的大体肿块范围，包括原发灶和肿大淋巴结。

②CTV：a. 近端1/3/贲门/胃食管结合部原发癌，照射野应包括远端食管3～5cm、左半横膈膜和邻近的胰体部。高危淋巴结区应包括食管周围淋巴结、胃周、胰腺上、腹腔干淋巴结和脾门淋巴结。b. 中1/3/胃体癌应包括胰体部。高危淋巴结区应包括邻近胃周、胰腺上、腹腔干、脾门、肝门和胰十二指肠淋巴结。c. 远端1/3/胃窦/幽门原发癌，如果肿瘤扩展到胃十二指肠结合部，放射野应包括胰头、十二指肠第一和第二段。高危淋巴结区应包括胃周、胰腺上、腹腔干、肝门和胰十二指肠淋巴结。

③PTV：在CTV基础上，上下、腹背外扩1～2cm，左右扩0.5～1.5cm。

（3）NCCN指南术后靶区勾画与定义

①CTV：a. 近端1/3/贲门/胃食管结合部原发癌，照射野应包括远端食管3～5cm、左半横膈膜和邻近的胰体部。高危淋巴结区应包括食管周围淋巴结、胃周、胰腺上、腹腔干淋巴结和脾门淋巴结。b. 中1/3/胃体癌应包括胰体部。高危淋巴结区应包括邻近胃周、胰腺上、腹腔干、脾门、肝门和胰十二指肠淋巴结。c. 远端1/3/胃窦/幽门原发癌如果肿瘤扩展到胃十二指肠结合部，放射野应包括胰头、十二指肠残端3～5cm。高危淋巴结区应包括胃周、胰腺上、腹腔干、肝门和胰十二指肠淋巴结。

②PTV：在CTV基础上，上下、腹背外扩1～2cm，左右扩0.5～1.5cm。

（4）处方剂量

①95%PTV DT45～50.4Gy（1.8～2Gy/d）（术前、术后放疗剂量）。

②最高剂量＜110%～115%处方剂量。

③最低剂量＞93%处方剂量。

④肝脏：60%肝脏＜30Gy；肾脏：至少一侧肾脏的2/3＜20Gy；脊髓：＜45Gy；心

脏：1/3心脏＜50Gy，尽量降低肺和左心室的剂量，并使左心室的剂量降到最低。

循证医学证据：

INT0116研究证实，术后辅助放化疗可耐受，并且显示了较好的生存获益，2012年随访10年的结果仍显示出，术后放化疗能明显改善OS和RFS。

韩国ARTIST试验显示，XP+放疗未明显增加毒性反应。而2012年随访的结果显示，术后放化疗未能增加D2根治术后胃癌患者的生存率。

韩国国家癌症中心2012年的一项Ⅲ期临床试验（No.NCC-1010480）则显示术后放化疗能增加D2根治术后胃癌患者的无局部复发生存时间（LRRFS），而且能够明显延长5年生存率。

NCCN指南亦将T3、T4、淋巴结转移阳性的患者在R0根治术后或R1切除、R2切除的患者术后行放化疗作为Ⅰ类证据推荐。

5. 胃癌同步放化疗药物选择

NCCN推荐使用氟尿嘧啶类或紫杉类为基础的同步放化疗，但是中国专家组不推荐使用紫杉类联合放疗。

循证医学证据：

INT0116 5-Fu 425mg/(m^2·d)，CF 20mg/(m^2·d)，d1~5放疗前28天给1周期，放疗结束后1个月再给2周期。

5-Fu 400mg/(m^2·d)，CF 20mg/(m^2·d）放疗开始的前4天和最后3天。

ARTIST放疗前先给2周期XP方案［卡培他滨1000mg/(m^2·d)，bid，d1~14，顺铂60mg/(m^2·d)，d1，每3周1次］，放疗期间同步应用卡培他滨［825mg/(m^2·d)］，放疗结束后补充XP方案化疗2周期。

美国安德森癌症中心要运用奥沙利铂+5-Fu、多西他赛+5-Fu等同步放化疗。

（四）化学治疗

化学治疗分为姑息化疗、辅助化疗和新辅助化疗，应当严格掌握临床适应证，并在肿瘤内科医生的指导下施行。化疗应当充分考虑患者病期、体力状况、不良反应、生活质量及患者意愿，避免治疗过度或治疗不足。及时评估化疗疗效，密切监测及防治不良反应，并酌情调整药物和（或）剂量。按照疗效评价标准或参照WHO实体瘤疗效评价标准评价疗效。不良反应评价标准参照NCI-CTC标准。

1. 姑息化疗

目的为缓解肿瘤导致的临床症状，改善生活质量及延长生存期。适用于全身状况良好、主要脏器功能基本正常的无法切除、复发或姑息性切除术后的患者。

常用的系统化疗药物包括：氟尿嘧啶（5-Fu）、卡培他滨、替吉奥、顺铂、表阿霉素、多西紫杉醇、紫杉醇、奥沙利铂、依林特肯等。

化疗方案一线两药联合或三药联合方案，两药方案包括：5-Fu/LV+顺铂（FP）、卡培他滨+顺铂、替吉奥+顺铂、卡培他滨+奥沙利铂（XELOX）、FOLFOX、卡培他滨+紫杉醇、FOLFIRI等。三药方案适用于体力状况好的晚期胃癌患者，常用者包括：ECF及其衍生方案（EOX、ECX、EOF），DCF及其改良方案等。对体力状态差、高龄患者，考虑采用口服氟尿嘧啶类药物或紫杉类药物的单药化疗。

对HER-2表达呈阳性（免疫组化染色呈+++，或免疫组化染色呈++且FISH检测呈阳性）的晚期胃癌患者，可考虑在化疗的基础上，联合使用分子靶向治疗药物曲妥珠单抗。

2. 辅助化疗

辅助化疗的对象包括：术后病理分期为Ⅰb期伴淋巴结转移者，术后病理分期为Ⅱ期及以上者。辅助化疗始于患者术后体力状况基本恢复正常，一般在术后3~4周开始，联合化疗在6个月内完成，单药化疗不宜超过1年。辅助化疗方案推荐氟尿嘧啶类药物联合铂类的两药联合方案。对临床病理分期为Ⅰb期、体力状况差、高龄、不耐受两药联合方案者，考虑采用口服氟尿嘧啶类药物的单药化疗。

3. 新辅助化疗

对无远处转移的局部进展期胃癌（T3/4、N+），推荐新辅助化疗，应当采用两药或三药联合的化疗方案，不宜单药应用。胃癌的新辅助化疗推荐ECF及其改良方案。新辅助化疗的时限一般不超过3个月，应当及时评估疗效，并注意判断不良反应，避免增加手术并发症。

术后辅助治疗应当根据术前分期及新辅助化疗疗效，有效者延续原方案或根据患者耐受性酌情调整治疗方案，无效者则更换方案。

NCCN推荐放化疗方案及剂量：

（1）紫杉醇联合卡铂

紫杉醇：50mg/m^2，静脉推注，第1天；卡铂AUC 2，静脉推注第1天，每周1次共5周。

（2）顺铂联合氟尿嘧啶

顺铂：75～100mg/m^2，静脉推注，第1、29天。

5-Fu：750～1000mg/m^2，静脉推注，每天持续注射24h，第1～4天和第29～32天

35天为1周期。

或：顺铂：30mg/m^2，静脉推注，第1天。

卡培他滨：800mg/m^2，口服1天2次，1～5天，每周1次共5周。

21天为1周期，共2周期。

（3）顺铂联合卡培他滨

顺铂：15mg/m^2，静脉推注，每天1次，1～5天。

5-Fu：800mg/m^2，静脉推注，持续注射24h，每天1次，1～5天。

（4）奥沙利铂联合氟尿嘧啶

奥沙利铂：45mg/m²，静脉推注，第1天，每周1次，共5周。

5-Fu：225mg/m²，静脉推注，每天持续注射24h，1～33天。

或：奥沙利铂：85mg/m²，静脉推注，第1、15、29天，共3天剂量。

5-Fu：180mg/m²，静脉推注，每天1次，1～33天。

（5）奥沙利铂联合卡培他滨

奥沙利铂：85mg/m²，静脉推注。第1，15，29天，共3天剂量。

卡培他滨：625mg/m²，口服，1天2次，第1～5天，共5周。

（6）紫杉醇类联合顺铂

紫杉醇：60mg/m²，静脉推注，第 1，8，15，22天。

顺铂：75mg/m²，静脉推注，第1天，共1周期。

（7）卡铂联合5-Fu

卡铂AUC 6：静脉推注，第1和第22天。

5-Fu：200mg/m²，静脉推注，每天1次，1～42天。

（8）依林特肯联合顺铂

依林特肯：65mg/m²，静脉推注，第 1，8，22，29天。

顺铂：30mg/m²，静脉推注第1，8，22，29天。

（9）紫杉醇类联合氟尿嘧啶

紫杉醇：45～50mg/m²，静脉推注，第1天。

卡培他滨：625～825mg/m²，口服，1天2次，1～5天，每周1次，共5周。

（10）多西他赛联合氟尿嘧啶

多西他赛：20mg/m²，静脉推注，第1天。

5-Fu：200～300mg/m²，静脉推注，每天1次，1～5天，每周1次，共5周。

（11）奥沙利铂，多西他赛联合卡培他滨

奥沙利铂：40mg/m²，静脉推注，第1，8，15，22和29天。

多西他赛：20mg/m²，静脉推注，第1，8，15，22和29天。

卡培他滨：1000mg/m²，口服，1天2次，1～7天，15～21天和29～35天。共1周期。

围手术期化疗（包括胃食管结合部癌）

（12）ECF（表柔比星，顺铂联合5-Fu）

表柔比星：50mg/m^2，静脉推注，第1天。

顺铂：60mg/m^2，静脉推注，第1天。

5-Fu：200mg/m^2，静脉推注，持续注射24h，每天1次，1～21天。

21天为1周期，术前共3周期，术后3周期。

（13）ECF改良方案

表柔比星：50mg/m^2，静脉推注，第1天。

奥沙利铂：130mg/m^2，静脉推注，第1天。

5-Fu：200mg/m^2，静脉推注，持续注射24h，每天1次，1～21天。

21天为1周期，术前共3周期，术后3周期。

表柔比星：50mg/m^2，静脉推注，第1天。

顺铂：60mg/m^2，静脉推注，第1天。

卡培他滨：625mg/m^2，口服，1天2次，1～21天。

21天为1周期，术前共3周期，术后3周期。

表柔比星：50mg/m^2，静脉推注，第1天。

奥沙利铂：130mg/m^2，静脉推注，第1天。

卡培他滨：625mg/m^2，口服，1天2次，1～21天。

21天为1周期，术前共3周期，术后3周期。

序贯化疗及放化疗

（14）紫杉醇+顺铂联合放疗

术前紫杉醇：50mg/m^2，静脉推注，第1天。

顺铂：30mg/m^2，静脉推注，第1天。

同期放疗，每周1次，共5周。

术后紫杉醇：75mg/m^2，静脉推注，第1天。

顺铂：75mg/m^2，静脉推注，第1天。

21天为1周期，共3周期。

（15）多西他赛+顺铂联合放疗

术前多西他赛：75mg/m^2，静脉推注，第1天。

顺铂：75mg/m^2，静脉推注，第1天。

21天为1周期，共2周期之后。
多西他赛：20mg/m²，静脉推注，第1，8，15，22，29天。
顺铂：25mg/m²，静脉推注，第1，8，15，22，29天。
共1周期，同期放疗。

（16）顺铂+依林特肯联合放疗
术前顺铂：3mg/m²，静脉推注，第1，8，22，29天。
依林特肯：50mg/m²，静脉推注，第1，8，22，29天。
同期放疗。
术后顺铂：30mg/m²，静脉推注，第1，8天。
依林特肯：65mg/m²，静脉推注，第1，8天。
21天为1周期，共3周期。

术前顺铂：30mg/m²，静脉推注，第1，8天。
依林特肯：65mg/m²，静脉推注，第1，8天。
21天为1周期，共2周期之后。
顺铂：30mg/m²，静脉推注。
依林特肯：65mg/m²，静脉推注。
同时予以放疗，第1，8，15，22，29天或第1，8，22，29天。

（17）顺铂+氟尿嘧啶联合放疗
术前顺铂：20mg/m²，静脉推注，1～5天。
5-Fu：200mg/m²，静脉推注，持续注射24h，每天1次，1～21天。
28天为1周期，共2周期。
之后，紫杉醇：45mg/m²，静脉推注，第1天。
5-Fu：300mg/m²，静脉推注，持续注射24h，每天1次，1～5天。
每周1次，共5周，同期放疗。

术后放化疗（包括胃食管结合部癌）
LV 5-Fu于5-Fu注射前后或卡培他滨（首选）放疗前1周期，放疗后2周期。

（18）四氢叶酸：400mg/m²，静脉推注，第1，15天或第1，2，15，16天。
5-Fu：400mg/m²，静脉推注，第1，15天或第1，2，15，16天。
5-Fu：1200mg/m²，持续泵入，持续注射24h，每天1次，第1，2，15，16天。
28天为1周期。

(19）氟尿嘧啶联合放疗

5-Fu：200~250mg/m²，静脉推注，持续注射24h，每天1次，1~5天或1~7天。

每周1次，共5周。

(20）卡培他滨联合放疗

卡培他滨：625~825mg/m²，口服，1天2次，1~5天或1~7天。

每周1次，共5周。

术后化疗

卡培他滨联合奥沙利铂

(21）卡培他滨联合奥沙利铂

卡培他滨：1000mg/m²，口服，1天2次，1~14天。

奥沙利铂：130mg/m²，静脉推注，第1天。

21天为1周期，共3周期。

（五）支持治疗

目的为缓解症状、减轻痛苦、改善生活质量，应当在选择治疗方案、判断疗效时统筹考虑，包括纠正贫血、改善营养状况、改善食欲、缓解梗阻、镇痛、心理治疗等。具体措施包括支架置入、肠内外营养支持、控制腹水、中医中药治疗等。

十、预后

胃癌的预后与胃癌的临床分期、部位、组织学类型、生物学行为及治疗措施相关。而胃癌的分期对预后的影响最大，早期胃癌的5年生存率明显要高于晚期胃癌。总体而言，胃癌根治术后5年生存率为10%~20%。因此要改善胃癌的预后应积极开展胃癌的筛查工作。同时也应开展多中心的前瞻性研究，不断优化胃癌的治疗方案。

第四章 胰腺癌

一、流行病学

胰腺癌是一种常见的恶性度极高的消化系统肿瘤，其早期症状不明显，发现时多已经是晚期，手术切除率低，预后较差，随着人类生活习惯与饮食结构的改变，胰腺癌的发病率在全球范围内逐年上升。据世界卫生组织的统计资料（GLOBOCAN 2008），2008年全世界新发现胰腺癌病例278 684例，发病率为3.9/10万，占全部恶性肿瘤新发病例的2.2%。居第13位。其中男女比例约为1.1：1，各大洲中又以亚洲为发病率最高，其次是欧洲、北美、南美、非洲、大洋洲。胰腺癌发病率在我国亦是逐年上升，主要危机中老年人，60岁以上者占70%，80～85岁为死亡高峰期，成为我国人口死亡的十大恶性肿瘤之一。

二、病因学

（一）遗传因素

（1）基因突变　胰腺癌的发生可能与多种基因突变引起的遗传易感性提高有关，如BRCA1，BRCA2、MSH2，MSH6、MLH1、PMS、APC、TP53等基因突变能够引发多种遗传综合征，包括遗传性乳腺癌和卵巢癌、遗传性非息肉性结肠癌等。而流行病学统计发现，5%～10%的胰腺癌患者具有家族遗传史。

（2）基因多态性　研究发现，烟草等外源性致癌物质可以造成体内胰腺组织DNA损伤，促进抑癌基因的失活和癌基因的激活。但是胰腺组织外源性致癌物代谢酶的基因多态性可能引起个体胰腺癌遗传易感性的差异还存在争议。

（3）表观遗传　表观遗传是指在研究染色质重塑、DNA甲基化及组蛋白修饰、X染色体失活、非编码RNA调控等过程中发现DNA序列不发生变化，但是基因表达却发生了可遗传的改变，这种现象发生于多种肿瘤的发生过程。

（二）环境因素

研究发现，胰腺癌的发生的各种危险因素当中，吸烟是目前唯一公认的危险因素，危险度为1.75，吸烟者较非吸烟者胰腺癌的发病率要高2.5～3.6倍，并有剂量反应关系。饮酒在胰腺癌发病中的直接作用尚存在争议，但是过量饮酒可以诱发慢性胰腺炎最终导致胰腺癌。此外，高脂饮食、高胆固醇饮食可能增加胰腺癌发病风险。研究还发现，富含维生素C的水果、蔬菜、膳食纤维等食物，饮茶，服用阿司匹林等非甾体抗炎药物是保护因素。

（三）疾病因素

研究发现，慢性胰腺炎是胰腺癌的发病危险因素，相对危险度为14，其发病机制可能与K-ras、PRSS1.2、SPINK1、CFTR等基因突变和染色体的不稳定性有关。

糖尿病是胰腺癌的早期症状，60%～80%的胰腺癌患者表现为糖耐量降低或发生糖尿病，尤其是2型糖尿病及晚发性糖尿病。Everhart研究发现，≥5年糖尿病史的患者患胰腺癌的危险度为2.1。

（四）其他

如职业暴露因素使基因突变，肥胖、工作疲劳等等。

三、病理学

（一）依据胰腺癌发作部位，可分为胰头癌、胰体癌、胰尾癌、小腺体癌及全胰癌。

1. 胰头癌

胰腺癌的头部包括乳头和胆管下端，所以有胰头癌、乳头癌、壶腹部癌和胆管下端癌等名称的差异。据统计，胰腺癌原发于胰头者60%～70%，可压迫胆总管而致进行性阻塞性黄疸，胆囊和肝脏肿大；如肿瘤浸润胆总管或壶腹部发作溃烂，可引起急性和慢性出血；可以由于淤胆而呈现肝脏肿大。大都有进行性黄疸，体重下降，上腹痛或胀满不适，痛苦多坐落上腹部或偏右，可向肩部放射。

2. 胰体、胰尾癌

胰体部、尾部之间的界限不能够清晰地区分，故统称为胰体尾癌。胰腺癌原发于胰体、尾者仅占30%。胰体尾癌可损坏胰岛而引起糖尿病，且可伴有周围静脉血栓，引起脾大、门静脉高压等。胰体、尾癌发生转移较胰头癌为早，多见而广泛，可转移至区域淋巴结、肝、腹膜和肺。

3. 全胰腺癌

全胰腺癌又称胰广泛癌，可由胰头、胰体、胰尾癌进一步发展而来，也可发病初期即为弥漫性。约占胰腺癌的10%。

（二）依据细胞组织学，可分为导管腺癌、特殊类型导管起源的癌、腺泡细胞癌、小腺体癌、大嗜酸性颗粒细胞性癌及小细胞癌。

1. 导管腺癌

导管腺癌占胰腺癌的80%～90%，主要由分化不同程度的导管样结构的腺体构成，伴有丰富的纤维间质。高分化导管腺癌主要由分化较好的导管样结构构成，内衬高柱状上皮细胞，有的为黏液样上皮，有的具有丰富的嗜酸性胞浆。此癌性腺管有时与慢性胰腺炎时残留和增生的导管很难鉴别。中分化者由不同分化程度的导管样结构组成，有的与高分化腺癌相似，有的可出现实性癌巢。低分化者则仅见少许不规则腺腔样结构，大部分为实性癌巢，细胞异型性很大，可从未分化小细胞到瘤巨细胞，甚至多核瘤巨细胞，有时可见到梭形细胞；在有腺腔样分化的区域，可有少量黏液，肿瘤的间质含有丰富的Ⅰ型和Ⅳ型胶原。

2. 特殊类型导管起源的癌

（1）多形性癌：亦称巨细胞癌，可能为导管癌的一种亚型。由奇形怪状的单核或多核瘤巨细胞，甚至梭形细胞构成，有时可类似于破骨细胞的巨细胞或绒癌样细胞。瘤细胞排列成实性巢状或呈肉瘤样排列。

（2）腺鳞癌：偶见于胰腺，可能为胰管上皮鳞化恶变的结果。肿瘤由腺癌和鳞癌成分。纯粹的鳞癌在胰腺相当罕见。

（3）黏液癌：切面可呈胶冻状，极相似于结肠的胶样癌。光镜下，肿瘤含有大量黏液，形成黏液池。细胞可悬浮其中或散在于黏液池的边缘。

（4）黏液表皮样癌和印戒细胞癌：在胰腺中偶可见到。

（5）纤毛细胞癌：形态与一般导管癌相同，其特点是有些细胞有纤毛。

3. 腺泡细胞癌

仅占1%，肿瘤细胞呈多角形、圆形或矮柱形。核圆，常位于基底部。瘤细胞排成腺泡状或条索状，胞浆强嗜酸性颗粒状。电镜和免疫组织化学均显示瘤细胞的腺泡细胞特征，如丰富的粗面内质网和酶原颗粒。腺泡细胞癌主要转移至局部淋巴结、肝、肺或脾。

4. 小腺体癌

为少见类型的胰腺癌。胰头部较为多见。镜下，肿瘤由很多小腺体结构及实性癌巢组成，其间有纤细的纤维间隔。细胞可为立方或柱状，核较为一致，常见小灶性坏死，在小腺体的腔缘可见少量黏液。近来研究表明，此型胰腺癌可能为腺泡细胞和内分泌细胞复合性肿瘤。

5. 大嗜酸性颗粒细胞性癌

此型肿瘤罕见，其肿瘤细胞具有丰富的嗜酸性颗粒性胞浆，核圆形或卵圆形，排列成小巢状。其间有纤维间隔分隔。电镜瘤细胞胞浆内充满肥大的线粒体。

6. 小细胞癌

胰腺的小细胞癌形态上与肺小细胞癌相似，占胰腺癌的1%～3%。由一致的小圆细胞或燕麦样细胞构成，胞浆很少，核分裂很多，常有出血坏死，NSE免疫组化染色阳性，此型预后很差，多在2个月内死亡。其起源尚不清楚。

四、解剖学、血液供应、淋巴回流

（一）大体解剖

胰腺是人体第二大消化腺，位于腹上区和左季肋区，在第1、2腰椎的高处横贴于腹后壁，其位置较深，被十二指肠环绕。胰形态细长，可分为胰头、胰颈、胰体和胰尾4个部分。胰头部位于第2腰椎右侧，是胰腺最宽大的部分，被十二指肠包绕。因其紧贴十二指肠壁，故胰头肿瘤常常可压迫十二指肠引起梗阻，胰头下部向左突出而绕至肠系膜上动、静脉后方的部分称为钩突。胰颈部是胰头与胰体之间狭窄的部分，位于胃幽门部的后下方，其后面有肠系膜上静脉通过，并与脾静脉汇合形成肝门静脉。胰体为胰的中间大部分，位于第1腰椎平面，其前面隔网膜囊与胃后壁相邻，后面有腹主动脉、左肾及脾静脉，上缘与腹腔干、腹腔丛相邻，脾动脉沿此缘左行。胰尾较细，伸向左上，至脾门后下方。胰管位于胰腺实质内与胰的长轴平行。它起自胰尾部，向右行过程中收集胰小叶的导管，最后胰管离开胰头与胆总管合并，共同开口于十二指肠大乳头（图4-1）。

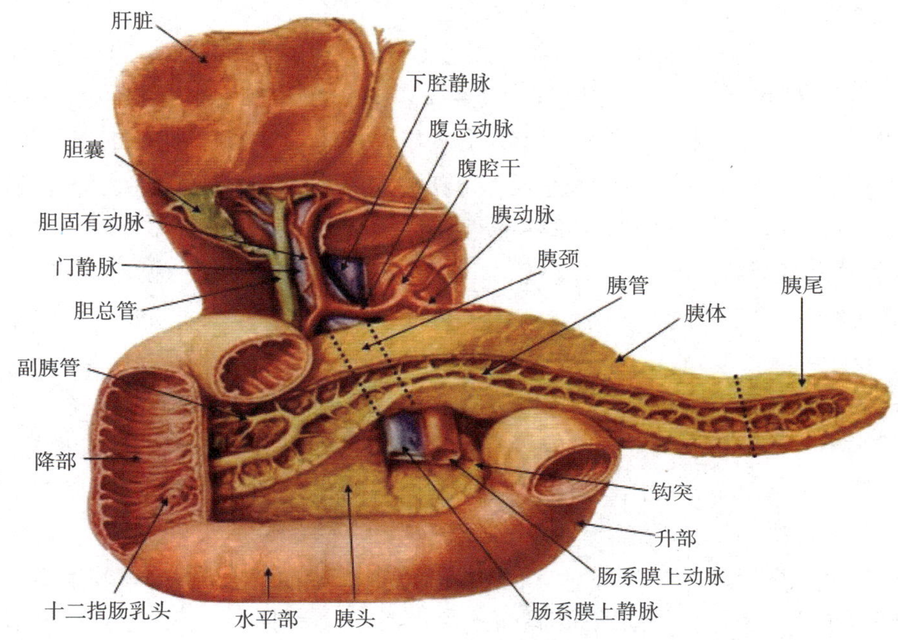

图4-1　胰腺解剖及邻近结构

（二）血液供应

胰腺的动脉（图4-2）主要有胰十二指肠前、后动脉，胰十二指肠下动脉、胰背动脉、胰下（胰横）动脉、脾动脉胰支及胰尾动脉。

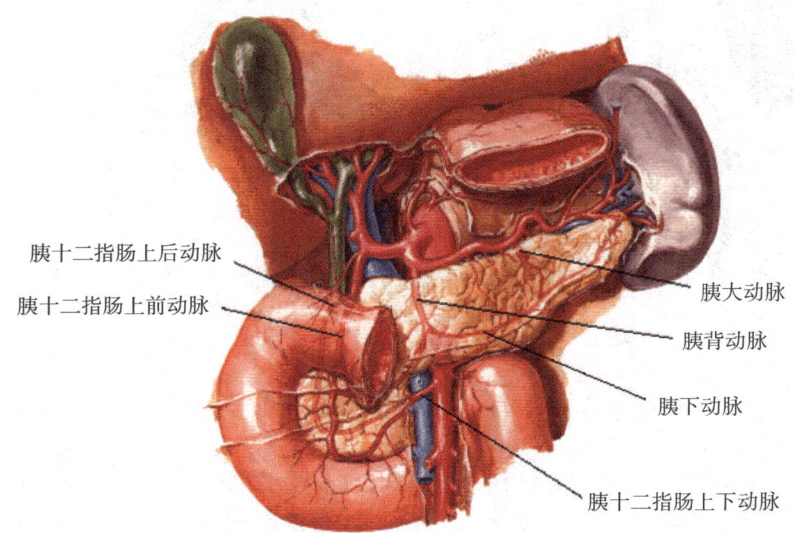

图4-2　胰腺的动脉血供图

（三）淋巴回流

胰腺淋巴起自腺泡周围的毛细淋巴管，在小叶间形成较大的淋巴管，跟血管达到胰腺表面，注入胰腺上下淋巴结及脾淋巴结，最后注入腹腔淋巴结。胰腺各部位淋巴回流的途径有所不同，一般而言，胰腺淋巴回流基本按部位多方向就近回流。解剖学研究常将胰腺分为以下5个部分来描述其淋巴回流的途径。

胰头前表面淋巴结称为胰十二指肠前淋巴结，其淋巴回流有上下两条途径（图4–3）。

向上沿胃十二指肠动脉回流到肝固有动脉周围，再注入腹腔干淋巴结；向下注入肠系膜动静脉周围淋巴结。除以上两条途径外，胰头前表面中部的淋巴结在汇合了幽门下淋巴结的淋巴管后沿胃结肠干可达到肠系膜上静脉前表面淋巴结。

胰头后表面淋巴结称为胰十二指肠后淋巴结，解剖学研究表明，来自胰头后表面的淋巴管向左走行注入腹腔干、肠系膜上动脉根部周围淋巴结，少数可直接注入腹主动脉与下腔静脉淋巴结。

钩突前后表面的淋巴经肠系膜上动脉及其根部周围到达腹主动脉与下腔静脉间淋巴结，少数情况下，钩突后表面的淋巴管可直接注入腹主动脉与下腔静脉间淋巴结。

胰颈部和部分胰体上部发出的淋巴管注入肝固有动脉、胃左动脉及脾动脉起始部周围淋巴结，下半部则注入肠系膜上动脉周围淋巴结。

胰体尾部淋巴回流途径有两条：一条沿着脾动静脉周围淋巴结流向腹腔干周围，另一条沿着胰体尾的下缘、胰下动脉周围淋巴结到达系膜动静脉周围，该处的淋巴结可与结肠中动脉、结肠系膜淋巴结相联系。

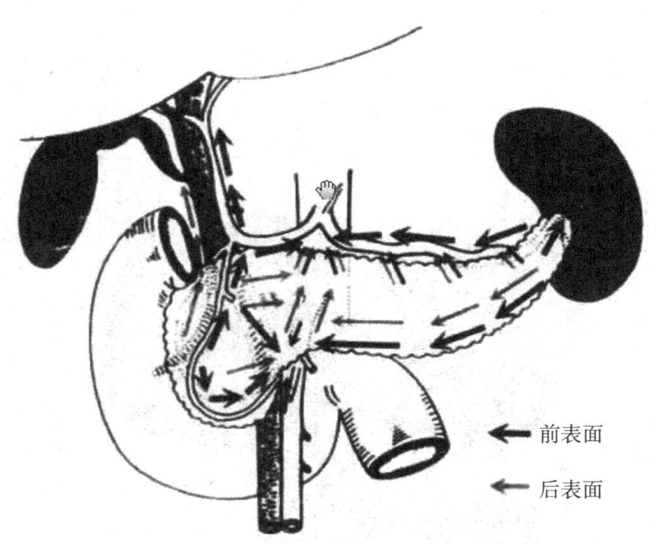

图4–3 胰腺淋巴回流示意图

胰腺癌淋巴转移途径一般遵循淋巴回流途径。目前胰周淋巴结分组分站标准还没有得到统一，较常用的有国际抗癌联盟（UICC）和日本胰腺学会（JPS）的分组标准。UICC（第6版，2002）将胰周区域淋巴结分为12组，包括胰头上（组1）、胰体上（组

2)、胰头下（组3）、胰体下（组4）、胰十二指肠前（组5）、幽门（组6）、肠系膜血管根部（组7）、胰十二指肠后（组8）、胆总管（组9）、脾门（组10）、胰尾（组11）和腹腔干（组12）。日本胰病协会（JPS）将其分为3站20组（见第三章图3-4）。

五、临床表现

（一）初期非特异性表现

（1）上腹部不适或腹部隐痛：一般人为胰头癌的典型表现为无痛性黄疸，实际上无论胰头癌或胰体尾部往往以上腹部不适或隐痛为首发症状。

（2）腹部胀闷、食欲减退：是胰腺癌常见症状。

（3）消瘦乏力：胰腺癌患者常常表现为消瘦乏力，而且休息亦无明显好转。40岁以上患者有下列任何表现的患者需高度怀疑胰腺癌的可能性，如果患者是嗜烟者更应高度重视。

①不明原因的梗阻性黄疸。

②近期出现无法解释的体重下降＞10%。

③近期出现不能解释的上腹或腰背部疼痛。

④近期出现模糊不清又不能解释的消化不良症状，内镜检查正常。

⑤突发糖尿病而又无诱发因素，如家族史、肥胖。

⑥突发无法解释的脂肪泻。

⑦自发性胰腺炎的发作。

（二）晚期症状

（1）黄疸：胰腺癌所致的黄疸多为梗阻性黄疸，是肿瘤压迫胰管造成，其中胰头癌患者中90%会出现黄疸。

（2）疼痛：疼痛时各类型胰腺癌重要的症状，其常常预示晚期。

（3）消瘦、体重减轻：90%患者在病变初期即出现消瘦、体重减轻，疾病后期常形成恶病质状态。

（4）胃肠道症状：严重的腹胀和食欲不振是进展期胰腺癌患者常见症状。对于消化道梗阻的患者，甚至出现消化不良和严重呕吐，部分患者出现腹泻。

（5）发热：胰腺肿块压迫胆道并继发胆道感染时，常表现为高热，经久不退，另外胰腺肿物巨大，中央坏死形成组织吸收热，也是发热的原因之一。

（三）体征

胰腺癌的体征包括黄疸、腹部包块、肝及胆囊肿大、腹水等。黄疸在胰头癌常见，在胰体、尾癌则很少见。腹部包块多为晚期体征，胰头癌的肿块多位于右上腹和中上腹，体、尾癌多位于左上腹。近半数的胰腺癌有肝及胆囊肿大，无痛性梗阻性黄疸伴胆囊肿大的Courvoisier征对胰头癌具有诊断意义。腹水多见于胰腺癌晚期腹腔扩散时。

六、诊断

（一）影像诊断

1. 超声

B超为胰腺癌的常规筛选方法，可发现大于1cm的胰腺癌，探查胰管及胆总管是否扩张，胆囊是否肿大及肝内腹膜后是否有淋巴结转移等，对小于1cm的癌肿则难以发现。B超对胰头癌的阳性诊断率高，约为80%，而对胰体、胰尾癌的阳性诊断率约为70%。①直接征象：胰腺局部不规则肿块、大小及形状不一，边缘不清，浸润性生长者呈蟹足样，边缘凹凸不平。肿瘤多表现为不规则低回声，少数表现为等回声或强回声，肿块较大时可见液化坏死或囊变。②间接征像：癌肿压迫周围脏器时，可出现挤压或推移周围脏器的声像，如胰头癌压迫胆总管时出现4个征象，即肝内外胆管、胆囊及胰管扩张。周围血管可因受压致移位或变形。病变晚期出现肝和周围脏器的转移，血管、淋巴结受侵及腹水等。

2. CT

胰腺癌的CT诊断准确率很高，可达98.8%，故为首选方法。其常常表现为：

（1）腺体的局部增粗或肿块：肿块较难显示，仅表现为正常胰体的分叶状结构模糊或消失，肿瘤平扫时呈等密度或低密度，有出血坏死时表现为高低不等混杂密度。薄层动态增强扫描可以显示肿瘤的大小及外侵的范围，影像表现为正常胰腺早期出现强化且密度均匀，肿瘤相对乏血不强化而呈低密度，常可勾画出肿瘤的边缘。肿块多表现为圆形、椭圆形或不规则形，局部隆起，边缘不规则。

（2）胰周脂肪层，血管及周围脏器受侵：肿瘤较大时常可侵犯周围脏器和血管，表现为胰腺周围脂肪间隙模糊或消失，邻近血管被肿瘤推移，部分或完全包绕，形态不规则，增粗、变形或移位。

（3）胰胆管系统扩张：大多数胰腺癌均可见到不同程度的胰管扩张，表现为胰体尾中部长条状低密度影，管壁较光滑，也可呈串珠状，部分病例在肿瘤远端的胰腺组织内出现继发囊肿。胰头癌侵犯胆总管时可引起肝内外胆管、胆总管、胆囊不同程度的扩张，并在胰头或钩突水平突然截断或变形，胰头内同时出现扩张的胆总管和胰管称“双管征”。

（4）晚期出现周围脏器的转移和腹水。

3. MRI

不作为诊断胰腺癌的首选方法，但当患者对CT增强造影剂过敏时，可采用MR代替CT扫描进行诊断和临床分期；另外，MRCP对胆道有无梗阻及梗阻部位、梗阻原因具有明显优势，且与ERCP、PTC比较，安全性高，对于胰头癌，MR可作为CT扫描的有益补充。胰腺癌MR表现为：

（1）直接征象为胰腺局部的不对称肿大，形态不规则，边缘清楚。T1加权像呈略低信号，T2加权像呈略高信号，部分T2呈低信号，其内有出血坏死时T1、T2均表现为高低不等的混杂信号，部分病例T1、T2均呈等信号，与正常胰腺难以区分。脂肪抑制序列（STIR）可以显示肿瘤的大小、形态和外侵的范围，表现为边缘锐利的较高信号肿瘤与低信号的正常胰腺对比清楚。注入Gd-DTPA行动态扫描，正常胰腺实质部分轻度增强，肿瘤因乏血而表现为低信号，可勾画出肿瘤的大小和范围及外侵的情况。

（2）间接征象为胰管的梗阻和扩张，由于大多数癌肿位于胰头部常导致胆总管和胰管受压，表现为胰胆管系统的变形、移位、梗阻和扩张，这种间接征象的出现甚至早于胰腺轮廓外形的改变，MRCP可以从不同的轴向和不同的角度非常清楚地显示扩张的胰胆管系统。

（二）实验室诊断

胰头癌致梗阻性黄疸时，血清胆红素明显升高，其中以直接胆红素升高最明显。血清碱性磷酸酶亦显著升高。胰腺癌晚期ALT和AST逐步升高。癌胚抗原（CEA）测定，约70%胰腺癌患者可升高，但无特异性。消化道癌相关抗原（CA19-9）被认为是胰腺癌的血清标志物，其诊断正确率达90.0%。

七、鉴别诊断

（一）慢性胰腺炎

慢性胰腺炎一般多由急性经过，可长期迁延不愈，CA19-9大多正常，不伴有进性黄疸、消瘦及顽固性皮肤瘙痒，典型病例可出现五联征，即腹痛、胰腺钙化、胰腺假性囊肿、脂肪泻及糖尿病。B超检查、CT扫描有助于鉴别诊断。

（二）慢性胃炎

慢性胃炎、消化性溃疡均有上腹部不适、胀痛症状，但其定位多较局限，并可自行缓解。胰腺癌的腹痛部位广泛，病情呈持续性、进行性加剧，并伴明显消瘦。

（三）胆囊炎胆石症

胆囊炎胆石症可见右上腹疼痛，常放射至右肩，无明显消瘦。B超检查、CT扫描有助于鉴别诊断。

（四）黄疸型肝炎

黄疸型肝炎一般有接触史，起病急，多为肝细胞性或兼有阻塞性黄疸，经过治疗后日渐消退，无体重下降、谷丙转氨酶和碱性磷酸酶增高。胰腺癌黄疸多为持续性，以阻塞性黄疸为主，体重下降明显，碱性磷酸酶和胆红素成比例升高。

（五）胰腺囊肿

胰腺囊肿影像学检查多表现为边界清楚的单房性低密度病变，而胰腺囊腺癌的特点是多房性。

（六）胰腺囊性肿瘤

胰腺囊性肿瘤多见于40～50岁女性，以良性居多，男性则多为恶性病变。大多位于胰腺体尾部，胰头部少见。B超检查、CT扫描有助于鉴别诊断。

（七）胰岛素瘤

胰岛素瘤的典型症状是空腹或劳累时的发作性低血糖，主要表现为乏力、精神恍惚、嗜睡或运动失调。Whipple三联征对诊断颇有价值，即空腹或体力活动时低血糖发作；发病时血糖低于2.8mmol/L；提高血糖水平可缓解症状。

（八）壶腹癌

壶腹癌发生在胆总管与胰管交汇处。黄疸是最常见症状，肿瘤发生早期即可以出现黄疸。鉴别如下：

（1）因肿瘤坏死脱落，可出现间断性黄疸。

（2）十二指肠低张造影可显示十二指肠乳头部充盈缺损、黏膜破坏、“双边征”。

（3）B超、CT、MRI、ERCP等检查可显示胰管和胆管扩张，胆道梗阻部位较低，“双管征”，壶腹部位占位病变。

八、分期

2010年胰腺癌UICC/AJCC TNM分期系统（表4-1）：

T-原发肿瘤：

Tx：不能测到原发肿瘤

T0：无原发肿瘤的证据

Tis：原位癌

T1：肿瘤局限于胰腺，最大径≤2cm*

T2：肿瘤局限于胰腺，最大径＞2cm*

T3：肿瘤扩展至胰腺外，但未累及腹腔动脉和肠系膜上动脉

T4：肿瘤侵犯腹腔动脉和肠系膜上动脉（不可切除）

N-区域淋巴结：

Nx：不能测到区域淋巴结

N0：无区域淋巴结转移

N1：区域淋巴结转移

M-远处转移：

Mx：不能测到远处转移

M0：无远处转移

M1：远处转移

注：* 经CT测量（最大径）或切除标本经病理学分析分期

表4-1　2010年胰腺癌UICC/AJCC TNM分期系统

期别	T	N	M
0期	Tis	N0	M0
ⅠA期	T1	N0	M0

续表

0期	Tis	N0	M0
ⅠB 期	T2	N0	M0
ⅡA 期	T3	N0	M0
ⅡB 期	T1、T2、T3	N1	M0
Ⅲ期	T4	任何N	M0
Ⅳ期	任何T	任何N	M1

九、治疗

（一）治疗原则

胰腺癌的治疗主要包括手术治疗、放射治疗、化学治疗以及介入治疗等。综合治疗是任何分期胰腺癌治疗的基础，但对每一个病例需采取个体化处理的原则，根据不同患者身体状况、肿瘤部位、侵犯范围、黄疸以及肝肾功能水平，有计划、合理地应用现有的诊疗手段，以其最大幅度的根治，控制肿瘤，减少并发症和改善患者生活质量。对拟行放、化疗的患者，应做Karnofsky或ECOG评分。

（二）手术治疗

1. 手术治疗原则

手术切除是胰腺癌获得最好效果的治疗方法，然而，超过80%的胰腺癌患者因病期较晚而失去手术机会，对这些患者进行手术并不能提高患者的生存率。因此，在对患者进行治疗前，应完成必要的影像学检查及全身情况评估，由以腹部外科为主，包括影像诊断科、化疗科、放疗科等包括多学科的治疗小组判断肿瘤的可切除性和制订具体治疗方案。手术中应遵循以下原则：

（1）无瘤原则：包括肿瘤不接触原则、肿瘤整块切除原则及肿瘤供应血管的阻断等。

（2）足够的切除范围：胰十二指肠切除术的范围包括远端胃的1/3～1/2、胆总管下段和/或胆囊、胰头切缘在肠系膜上静脉左侧/距肿瘤3cm、十二指肠全部、近段15cm的空肠；充分切除胰腺前方的筋膜和胰腺后方的软组织。钩突部与局部淋巴液回流区域的组织、区域内的神经丛。大血管周围的疏松结缔组织等。

（3）安全的切缘：胰头癌行胰十二指肠切除需注意6个切缘，包括胰腺（胰颈）、胆总管（肝总管）、胃、十二指肠、腹膜后、其他的软组织切缘（如胰后）等，其中胰腺的切缘要大于3cm，为保证足够的切缘可于手术中对切缘行冷冻病理检查。

（4）淋巴结的清扫：理想的组织学检查应包括至少10枚淋巴结。如少于10枚，尽管病理检查均为阴性，N分级应定为pN1而非pN0。胰腺周围区域包括腹主动脉周围的淋巴结，腹主动脉旁淋巴结转移是术后复发的原因之一。

2. 术前减黄问题

（1）术前减黄的主要目的是缓解瘙痒、胆管炎等症状，同时改善肝脏功能、降低手术死亡率。

（2）对症状严重，伴有发热、败血症、化脓性胆管炎患者可行术前减黄处理。

（3）减黄可通过引流和/或安放支架，无条件的医院可行胆囊造瘘。

（4）一般于减黄术2周以后，胆红素下降至初始数值一半以上，肝功能恢复，体温、血象正常时再次手术切除肿瘤。

3. 根治性手术切除指征

（1）年龄<75岁，全身状况良好；

（2）临床分期为Ⅱ期以下的胰腺癌；

（3）无肝脏转移，无腹水；

（4）术中探查癌肿局限于胰腺内，未侵犯肠系膜门静脉和肠系膜上静脉等重要血管；

（5）无远处播散和转移。

4. 手术方式

（1）肿瘤位于胰头、胰颈部可行胰十二指肠切除术；

（2）肿瘤位于胰腺体尾部可行胰体尾+脾切除术；

（3）肿瘤较大，范围包括胰头、颈、体时可行全胰切除术。

5. 胰腺切除后残端吻合技术

胰腺切除后残端处理的目的是防止胰漏，胰肠吻合是常用的吻合方式，胰肠吻合有多种吻合方式，可根据外科医生经验选择。无论采取何种吻合方式，保持吻合口血运是减低胰漏发生的关键。奥曲肽的应用没有明显降低胰漏发生的确切证据。

6. 姑息性手术问题

对术前判断不可切除的胰腺癌患者，如同时伴有黄疸、消化道梗阻，全身条件允许的情况下可行姑息性手术，行胆肠、胃肠吻合。

7. 并发症的处理及处理原则

（1）术后出血

术后出血在手术后24h以内为急性出血，超过24h为延时出血。主要包括腹腔出血和消化道出血。

①腹腔出血：主要是由于术中止血不彻底、术中低血压状态下出血点止血的假象或结扎线脱落、电凝痂脱落原因，关腹前检查不够，凝血机制障碍也是出血的原因之一。主要防治方法是手术中严密止血，关腹前仔细检查，重要血管缝扎，术前纠正凝血功能。出现腹腔出血时应十分重视，量少可止血输血观察，量大时在纠正微循环紊乱的同时尽快手术止血。

②消化道出血：应激性溃疡出血，多发生在手术后3天以上。其防治主要是术前纠正患者营养状况，尽量减轻手术和麻醉的打击，治疗主要是保守治疗，应用止血药物，抑酸，胃肠减压，可经胃管注入冰去甲肾上腺素（正肾）盐水洗胃，还可经胃镜止血，血管造影栓塞止血，经保守无效者可手术治疗。

（2）胰瘘

凡术后7天仍引流出含淀粉酶的液体者应考虑胰瘘的可能，Johns Hopkins的标准是腹腔引流液中的胰酶含量大于血清值的3倍，每日引流大于50mL。胰瘘的处理主要是充分引流，营养支持，生长抑素对胰瘘治疗的作用尚有待于进一步研究。

（3）胃瘫

①胃瘫目前尚无统一的标准，常用的诊断标准是经检查证实胃流出道无梗阻；胃液＞800mL/d，超过10天；无明显水电解质及酸碱平衡异常；无导致胃乏力的基础疾病；未使用平滑肌收缩药物。

②诊断主要根据病史、症状、体征、消化道造影、胃镜等检查。

③胃瘫的治疗主要是充分胃肠减压，加强营养心理治疗或心理暗示治疗；应用胃肠道动力药物；治疗基础疾患和营养代谢的紊乱；可试行胃镜检查，反复快速向胃内充气排出，可2～3天重复治疗。

（三）放射治疗

胰腺癌就诊时多属晚期患者，大部分已无法手术切除。而不能手术切除的患者只能通过同步放化疗或化疗进行治疗。胰腺癌手术后，局部复发率也高达50%～80%，5年生存率亦低20%，无法手术切除的胰腺癌中位生存时间小于1年。

1. 治疗原则

（1）采用5-Fu或健择为基础的同步化放疗。

（2）无远处转移的局部晚期不可手术切除胰腺癌，如果患者一般情况允许，应当给予同步化放疗，期望取得可手术切除的机会或延长患者生存时间。

（3）非根治性切除有肿瘤残存患者，应当给予术后同步化放疗。

（4）如果术中发现肿瘤无法手术切除或无法手术切净时，可考虑术中局部照射再配合术后同步化放疗。

（5）胰腺癌根治性切除术后无远处转移患者可以考虑给予术后同步化放疗。

（6）不可手术晚期胰腺癌出现严重腹痛、骨或其他部位转移灶引起疼痛，严重影响患者生活质量时，如果患者身体状况允许，通过同步化放疗或单纯放疗可起到很好的姑息减症作用。

（7）术后同步化放疗在术后4～8周患者身体状况基本恢复后进行。

（8）放疗应采用三维适形或调强适形放疗技术以提高治疗的准确性以及保护胰腺周围的重要的正常组织和器官，骨转移患者姑息减症治疗可考虑使用常规放疗技术。

2. 不可手术切除的胰腺癌的放射治疗

对于胰腺癌患者就诊时，80%的患者已无法手术切除，其中局部晚期、无远处转移的患者是放疗的主要适应证。

对PS评分好的患者建议以氟尿嘧啶（5-Fu）为主的同步放化疗，照射总量50～60Gy，同步放化疗结束后可给予健择为主的维持化疗。健择作为放疗增敏剂用于局部晚期胰腺癌也被广泛研究。且研究结果显示，其有替代氟尿嘧啶（5-Fu）的趋势。同时其他化疗药如卡陪他滨、多西他赛、依林特肯、奥沙利铂等不断涌现，均给胰腺癌的治疗带来了一线希望（表4-2）。

表4-2 循证医学证据

研究方案	病例数	中位生存期（月）	局部失败率（%）	2年生存率（%）	P
Mayo Clinic					
EBRT（35-37.5Gy/4w）	32	6.3	/	/	<0.05
EBRT（35-37.5Gy/4w）+5-Fu	32	10.4	/	/	
GITSG					
EBRT（60Gy/10w）	25	5.7	24	5	<0.01
EBRT（60Gy/6w）+5-Fu	83	9.1	26	10	=0.19
EBRT（60Gy/10w）+5-Fu	86	12.4	27	10	
ECOG					
EBRT（40Gy/4w）+5-Fu	47	8.2	32	6	>0.05
单纯5-Fu	44	8.3	32	13	
GITSG					
EBRT（54Gy/6w） +5-Fu	31	10.5	38	41（1年）	<0.02
单纯SMF	26	8	29	19（1年）	
GISTG					
EBRT（60Gy/10w）+5-Fu	73	8.4	58	12	>0.05
EBRT（40Gy/4w）+5-Fu	73	7.5	51	6	
Taiwan					
EBRT（50.4~61.2Gy）+5-Fu	16	6.7	/	0	=0.027
EBRT（50.4~61.2Gy）+GEM	18	14.5	/	15	
UK					
EBRT（50.4Gy/28f）+卡培他滨	36	15.2	/	79.2（1年）	<0.05
EBRT（50.4Gy/28f）+GEM	38	13.4	/	64.2（1年）	

3. 可手术切除的胰腺癌术前放化疗

（1）术前放疗：术前放化疗的意义：

①不必推迟放射治疗的时间，据报道约有1/4的患者因需术后恢复，术后放疗推迟了近10周，甚至因术后恢复差放弃了放疗；

②术前放疗期间出现远处转移的患者避免了不必要的剖腹探查术；

③术前放化疗可降低局部肿瘤分期，提高肿瘤切除率；

④术前放化疗能降低肿瘤细胞活性，降低了术中操作造成的腹腔内种植转移。

术前新辅助治疗的早期研究曾尝试术前单纯放疗，由于传统放疗剂量的限制，未能取得良好的疗效。同时研究发现，将放疗与化疗结合的同步放化疗方案，在不增加放疗剂量的同时，取得了较好疗效。如今同步放化疗成为胰腺癌术前新辅助治疗的研究热点。目前常用的同步放化疗药物主要有吉西他滨和氟尿嘧啶类的药物。Gillen等在2010年对近30年有关胰腺癌新辅助治疗的111篇文献进行了系统回顾和Meta分析，其中104篇文献均以术前CRT作为新辅助治疗方案，分析显示，对于可切除病例，术前新辅助治疗与术后辅助治疗相比，无论在手术切除率和术后中位生存期等方面均无统计学差异，但术前新辅助治疗可能会延误手术时机，而成为了临床医生在选择该方案的主要顾虑之一。然而对术前评估不可切术的病例，约1/3在新辅助CRT后实现根治性切除，并获得了与术前评估为可切除病例相当的术后生存期（表4–3）。

表4–3 循证医学证据

作者	时间（年）	例数	治疗	结果
Evans	2008	86	吉西他滨+RT	85%行手术探查，74%行根治切除，PFS28个月，中位生存期，行根治术的患者为34个月，未行根治术者为7个月
Talamonti	2006	20	吉西他滨+RT	19例完成新辅助治疗，20例进行了手术探查 17例切除肿瘤，16例切缘阴性，中位生存时间26个月，2年生存率61%
Small Jr	2009	39	吉西他滨+RT	病情控制率为84.6%，术前评估可切除（16例）、可能切除（9例）、不可切除（14例）的手术切除率分别达81%、33%、7%。1年生存率分别为94%、76%、47%
Safra	2001	14	紫杉醇+RT	4例切除，1例达病理CR，9例肝转移

（2）术后放疗：PCMG在2005年对5项有关胰腺癌术后化疗和CRT的随机研究进行了Meta分析，结果显示胰腺癌术后化疗可以减少25%的病死率，而术后CRT对病死率没有显著影响，由于数据多来源于ESPAC，因为结论受其影响较大。后续的进一步分层分析显示，不同切缘情况对术后CRT和术后化疗的反应截然不同。术后CRT可将R1术后患者的病死率降低28%，对R0术后患者可增加19%，术后单纯化疗将R0患者的病死率降低35%，而对R1术后患者有害无益。而北美的研究显示，胰腺癌术后无论手术切缘情况、原发灶大小、淋巴结阳性与否，肿瘤分化程度等，均能从术后放疗中获益。多数文献提示术后放化疗较单纯化疗提高了总生存率，含有吉西他滨的放化疗方案提高了无瘤生存期，推荐含有吉西他滨的放化疗方案作为手术切除的患者辅助治疗模式（表4–4）。

表4–4 循证医学证据

研究方案	病例数	照射剂量（Gy）	化疗	中位生存期（月）	2年生存率	局部复发率（%）
GITSC						
单纯手术	22	/	/	10.9	18	33
术后放化疗	22	40	5–Fu	21	43	47

续表

研究方案	病例数	照射剂量（Gy）	化疗	中位生存期（月）	2年生存率	局部复发率（%）
EORTC40891						
单纯手术	103	/	/	19	41	/
术后放化疗	104	40	5-Fu	24.5	51	/
ESPAC-1						
单纯手术	178	/	/	16.1	20	/
术后放化疗	175	40	5-Fu	15.5	10	/
Whittington						
单纯手术	29	/	/	15	35	85
术后放化疗	19	>45	5-Fu	15	30	55
Herman						
手术+CRT	134	50.4	5-Fu	21.2	43.9	/
单纯手术	345	/		4.4	31.9	/
Hsu						
手术+CRT	583	50.4Gy	5-Fu	21.1	44.7	
单纯手术	509	/		15.5	34.6	

（3）术中放疗：术中放射治疗由日本医师Abe首先应用，随后广泛应用于临床，胰腺癌术中放射治疗主要应用于胰十二指肠切除术+术中放射治疗和不可手术的胰腺癌探查术后放射治疗。Zerbi回顾比较了单纯胰十二指肠切除术和胰十二指肠切除加术中放疗的疗效，发现术中放疗可降低局部复发率（27%对比56%，$P<0.01$），但没有提高总生存率。Reni分析了不同分期对术中放疗的反应率，发现对于Ⅰ期、Ⅱ期患者，术后可以显著降低局部复发率、延长术后局部复发时间，提高5年生存率。对于Ⅲ期、Ⅳ期患者则只能降低局部复发率。不可切术胰腺癌探查术加术中放疗因研究病例有限，报道的结果也各不相同。部分研究者认为，术中放疗可以提高局部晚期胰腺癌的局部控制率和中位生存期，但也有相反意见，认为术中放疗不能提高局部生存期，且副作用显著。

4. RTOG胰腺癌推荐靶区勾画（图4-4～图4-6）

GTV：影像学可见肿块，胰腺癌根治术后无须勾画GTV。

CTV：主要包括高危区和亚临床病灶，主要包括瘤床、吻合口和高危淋巴结引流区（胰周淋巴结、肠系膜动静脉淋巴结、肝门静脉淋巴结、主动脉旁淋巴结）。

具体包括腹腔干、门静脉、胰空肠吻合区、肠系膜上动脉外扩1cm，主动脉向右扩2.5～3cm，向左扩1cm，前扩2～2.5cm，后扩0.2cm。

PTV：CTV外扩0.5cm。

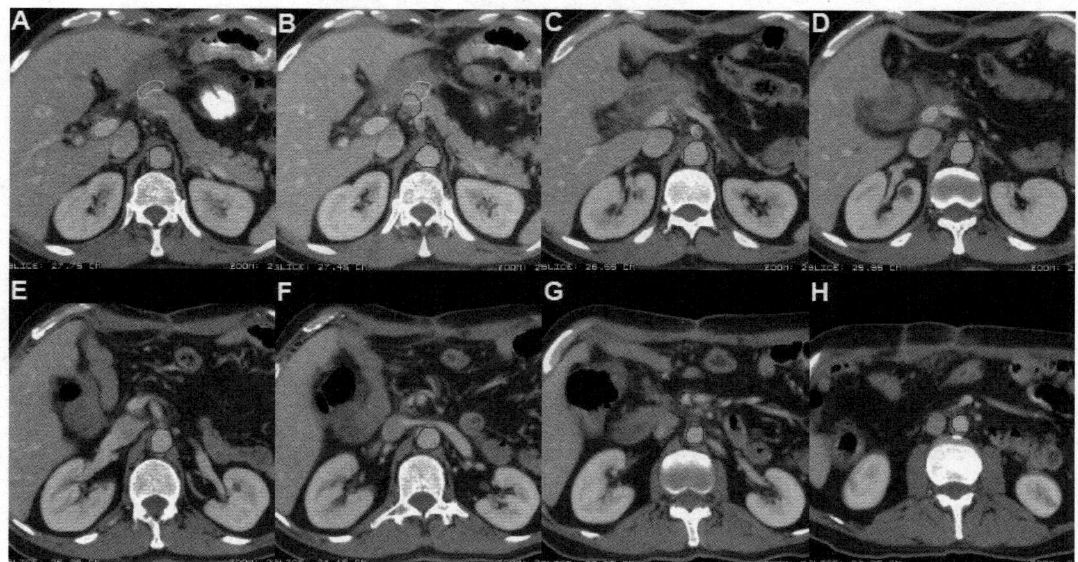

图4–4　RTOG胰腺癌靶区勾画示例图

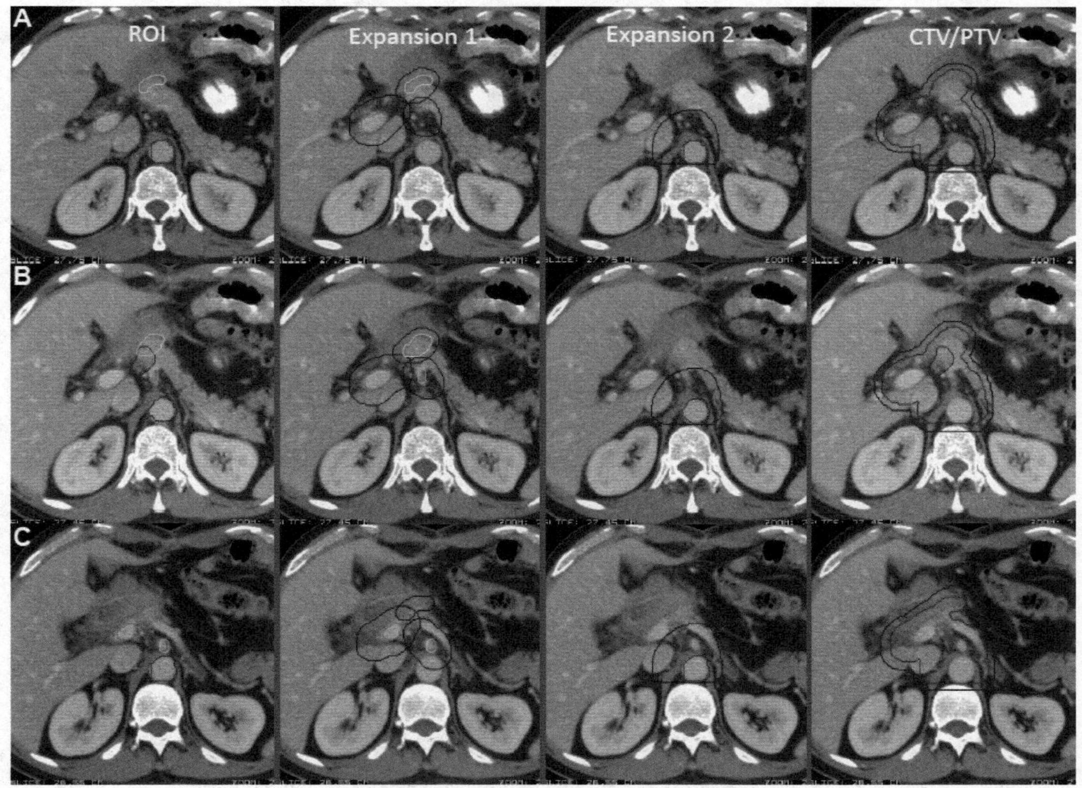

图4–5　RTOG胰腺癌靶区勾画示例图

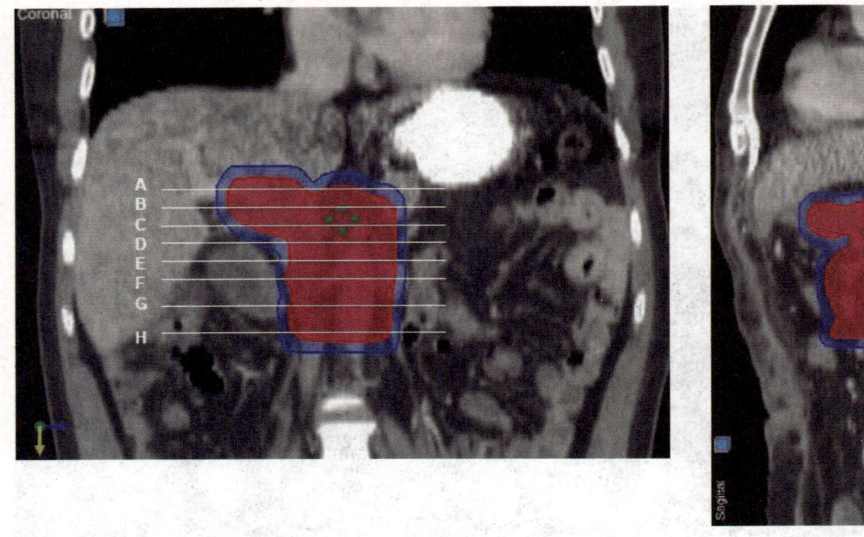

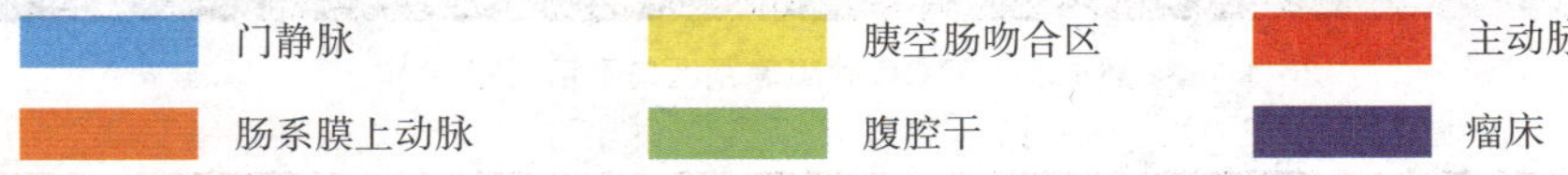

图4-6 RTOG胰腺癌靶区勾画示例图

5. 处方剂量

（1）处方剂量：95%PTV DT45～54Gy/1.8～2.0Gy/f（术后放疗）或DT50～60Gy/1.8～2.0Gy/f（不可手术切除的胰腺癌）或大分割治疗（DT30Gy/10f/2w）。

（2）最高剂量<110%～115%的处方剂量。

（3）最低剂量>93%处方剂量。

（4）正常组织限量。

①60%肝脏接受的最大剂量≤30Gy；②双肾D33%≤15～25Gy，平均剂量≤15Gy；③小肠 D50%≤20～30Gy，D_{max}≤45～50Gy；十二指肠D_{max}≤45～50Gy。

同步放化疗药物选择：

卡培他滨：800mg/m^2，bid，d1～14，d22～36。

或吉西他滨：300mg/m^2，每周1次。

（四）化疗

对于转移性胰腺癌患者，若其体能状态良好，首选临床试验。基于PRODIGE 4/ACCORD 11和AIO-PK 0104临床研究结果，FOLFIRINOX（依林特肯+奥沙利铂+氟尿嘧啶/CF）化疗方案作为1类推荐，卡培他滨作为2B类推荐。虽然基于（ESPAC）-3研究，美国FDA早已批准厄洛替尼联合吉西他滨一线治疗局部晚期和转移性胰腺癌患者，但由于临床获益有限，当时《指南》未做推荐，但2012版《指南》开始将其作为体能状态良好患者的一种选择，这可能也是近年来靶向治疗在胰腺癌中接连失败的一种无奈选择。

由于欧洲胰腺癌研究组（ESPAC）-3试验显示，对于局部晚期和转移性胰腺癌，吉西他滨和氟尿嘧啶可互为一线、二线治疗方案，序贯使用这两种方案，可使患者获得较长的生存期。因此新版指南对于挽救治疗（二线治疗）方案，增加了以下建议：若既往接受过基于吉西他滨的化疗，可选用基于氟尿嘧啶的化疗方案；若既往接受过基于氟尿嘧啶的化疗，可选用基于吉西他滨的化疗方案。在挽救治疗失败后，新增参加临床试验的选择。对于胰腺癌术后发生远处转移的患者，如果距辅助治疗结束的时间大于6个月，除选择原方案化疗外，可选择替代性化疗方案作为一个治疗选择。

吉西他滨1000mg/m²，30min给药，每周1次，持续3周，每28天重复1次，是目前转移性胰腺癌的标准治疗方案。

吉西他滨为基础的两药联合方案适用于经过选择的患者。

意大利研究者报告的一项含37项研究纳入10 371例患者的荟萃分析表明，吉西他滨为基础的两药联合化疗与单药吉西他滨相比，联合化疗较单药有微小获益［风险比（HR）=0.92，$P<0.001$］，但毒性反应明显增加。回顾2007年ASCO会议中的一项荟萃分析，其结果也提示，卡氏体能状态（KPS）评分好者可采用联合方案，而对KPS评分稍差者建议用吉西他滨单药治疗。因此，联合化疗应该用于经过选择者。

替吉奥逐步确立在胰腺癌治疗中的地位。

2011年ASCO年会上，GEST研究对比了替吉奥与吉西他滨单药治疗的非劣效性，以及吉西他滨联合替吉奥（GS）与吉西他滨单药的优效性。在今年ASCO会议上，GEST研究的更新结果显示，吉西他滨组中位OS期为8.8个月，替吉奥组为9.7个月，非劣效性比较结果（HR=0.96，$P<0.001$）与去年报道的结果（HR=0.96，$P<0.001$）一致。GS组的中位OS期为9.9个月，与吉西他滨组的优效性相比，HR为0.91（$P=0.28$）。由于该试验主要在日本完成，因此，今后要在其他人群中进一步验证，目前国内相关Ⅲ期临床研究也正在开展。而GS方案有待进一步研究，可能在经过选择的患者中有一定价值。

（五）胰腺癌分期治疗模式

（1）可手术切除胰腺癌，术后辅助放疗目前没有定论，可以考虑术后4～8周辅以同步化放疗。

（2）可手术胰腺癌术后有肿瘤残存，建议术后4～8周同步化放疗。

（3）如果术中发现肿瘤无法手术切除或无法彻底手术时，可考虑术中局部照射再配合术后同步化放疗。

（4）不可手术切除局部晚期胰腺癌，无黄疸和肝功能明显异常，患者身体状况较好，建议穿刺活检，再给予同步化放疗。

（5）局部晚期不可手术病例，存在黄疸和肝功能明显异常者，胆管内置支架或手术解除黄疸梗阻，改善肝功能后，如果身体状况允许，有病理证实，建议（氟尿嘧啶/吉西他滨）同步化放疗/单纯化疗/参与临床研究。

（6）术后局部复发病例，无黄疸和肝功能明显异常，身体状况较好，经穿刺病理证实，建议（氟尿嘧啶/吉西他滨）同步化放疗/参与临床研究，存在胆道梗阻和肝功能异常者，先解除胆道梗阻，改善肝功能再考虑治疗。

（7）不可手术晚期胰腺癌出现严重腹痛、骨或其他部位转移灶引起疼痛，严重影响患者生活质量时，如果患者身体状况允许，可考虑同步化放疗或单纯放疗以减轻患者症状，改善生活质量。

十、预后

胰腺癌预后与肿瘤的分期、可切除性、病理分级、脉管瘤栓、神经侵犯、手术根治性、是否合并有黄疸有关。

第五章 肝 癌

一、流行病学

原发性肝癌是世界常见恶性肿瘤，发病率在恶性肿瘤中居第五位，死亡率位于第三位。我国是肝癌的高发地区之一，其发生率约为30.3/10万，每年约有14万人死于原发性肝癌，占全球肝癌死亡人数的46%左右，严重地威胁人们的健康。

就全球而言，肝癌多发于东南亚、西太平洋地区和撒哈拉沙漠以南的某些非洲国家，这些高发区肝癌的发病率一般在30/10万以上，而澳洲、欧洲、北美等地区肝癌的发病率在5/10万以下。

二、病因学

（一）酗酒

长期每天饮用50～70g酒精人群是肝癌的高危人群，虽然酗酒与肝硬化有紧密联系，然而现在还没有证据显示酗酒具有直接的致癌作用，但是很多报道认为酗酒与HBV或HCV有协同作用，促进肝硬化，增加了肝癌发病的可能性。

（二）吸烟

国内很多学者研究吸烟与肝癌的关系，有报道认为吸烟与肝癌之间有联系。也有报道称它们之间没有关系，国外也有学者报道了女性吸烟者的发病率比男性高。因相关研究多是与饮酒一起进行，故不能证实吸烟能单独导致肝癌。

（三）饮食因素

良好的饮食习惯有利于健康，但因是饮食引起肝癌的机制尚不明确。Talamini等报道大量食用牛奶、酸奶、禽肉、鸡蛋、水果可以降低肝癌的危险性。

（四）病毒感染

HBV病毒感染是中国肝癌发生的最主要的因素。HBV与肝癌的发生有密切关系，两者的相关率达到80%，HBV感染者患肝癌的相对危险性为HCV感染者的4倍，HBV与HCV有联合效应，合并感染者相对危险性高于两者的单独危险性。HCV感染是肝癌发生的另一重要因素，在我国肝癌患者的抗HCV阳性仅10%，而在欧美、日本等国HCV在肝癌患者中的检出率相当高，从35%至75%不等。

（五）黄曲霉毒素

黄曲霉毒素是一种由霉属真菌所产生的有毒化合物，大量研究调查发现，黄曲霉毒素B_1（AFB_1）污染分布图与肝癌发生区地理分布几乎一致，黄曲霉毒素与肝癌发病率有关，研究发现AFB_1与肝炎病毒有协同致肝癌作用。

（六）疾病因素

研究发现，某些疾病增加肝癌的危险性，如肥胖症、糖尿病、脂肪肝、肝硬化等。研究发现肝硬化与肝癌之间存在密切关系，据统计，一般需经7年左右肝硬化可发展为肝癌，其中以坏死性肝硬变为最多，肝炎后硬变次之，门脉性肝硬化最少。

（七）其他

如饮水污染、遗传等因素均是肝癌的相关危险因素。

三、病理学

（一）大体分型

（1）块状型：癌块直径在5cm以上，超过10cm者为巨块型。此型又可区分为单块、多块和融合块状3个亚型。肿块边缘可有小或散在的卫星结节。

（2）结节型：癌结节最大直径不超过5cm。此型又可区分为单结、多结节和融合结节3个亚型。有时结节旁有细小的癌结节。

（3）弥漫型：癌结节较小，弥漫地分布于整个肝脏而与肝硬化不易区别。

（4）小癌型：单结节肿瘤直径<3cm，或相邻两个癌结节直径之和<3cm。患者无临床症状，但血清AFP阳性，肿瘤切除后降至正常。胆管细胞性肝癌的癌肿大多为单个肿块，因有较多结缔组织间质，色泽灰白，质坚实，且趋向于向四周不规则浸润。

（二）组织学分型

（1）肝细胞型：最常见的类型。癌细胞呈多角形，核大，核仁明显，胞质丰富。癌细胞排列成巢状或索状，癌巢之间有丰富的血窦。癌细胞有向血窦内生长趋势。肿瘤分化程度按Edmonsn标准分4级，以Ⅱ级、Ⅲ级为多，但同一病例可呈现不同的分化程度。纤维板层样癌是新近注意的一类肝细胞癌，包绕癌巢有板层状纤维，手术切除率高，年轻人多，预后较普通型癌为好。

（2）胆管细胞型：细胞呈立方形或柱状，排列成腺体。癌细胞多来自胆管上皮，也有来自大胆管的。

（3）混合型：部分组织形态似肝细胞，部分似胆管细胞，有些癌细胞呈过渡形态。早期肝癌的病理特点：肿瘤分化程度和肿瘤大小多呈正相关。微小肝癌多分化良好，Edmonson Ⅰ级占75%，随肿瘤增大，癌细胞DNA水平从二倍体向异倍体方向发展。

电镜下，分化较好的肝细胞肝癌的癌细胞结构与肝细胞相似，胞质中有较多线粒体，粗面内质网和核糖体颗粒增多，尚可见糖原颗粒和毛细血管。细胞核体积增大，核质比例增大，核膜丧失滑性，皱褶增多至陷窝形成，核质不均匀，核仁增大不规则。分化较差者膜上绒毛和毛细胆管减少或消失，线粒体数减少，可出现平行的长嵴，内质网也少，糖原颗粒消失，核明显不规则，反映细胞未分化状态。

四、解剖学、血液供应、淋巴引流、转移

（一）大体解剖

肝（liver）大部分位于右季肋区和腹上区，小部分位于左季肋区。肝膈面左、右肋弓间的部分与腹前壁相贴。右半部借膈面与右肋膈隐窝、右肺底相邻，左半部借膈和心膈面为邻，后缘近左纵沟处与食管相接触。肝的脏面毗邻复杂，除胆囊窝容纳胆囊、下腔静脉肝后段行经腔静脉沟以外，还与右肾上腺、右肾、十二指肠上部、幽门、胃前面小弯侧及结肠右曲紧邻。

肝的体表投影可用三点做标志：第一点为右锁骨中线与第5肋相交处；第二点位于右腋中线与第10肋1.5cm的相交处；第三点为左第6肋软骨距前正中线左侧5cm处。第一点与第三点的连线为肝的上界。第一点与第二点的连线为肝的右缘。第二点与第三点的连线相当于肝下缘，该线的右份相当于右肋弓下缘，中份相当于右第9肋与左第8肋前端的连线，此线为临床触诊肝下缘的部位，在剑突下2～3cm。

（二）肝脏的血供

1. 肝内门静脉、肝静脉的分布情况：

（1）门静脉：分2支，进入8个肝段。①门静脉左支进入左半肝以后有一特殊的部分——脐部，它骑跨于左内叶和左外叶之间，位置大致在圆韧带之下。左外叶的上、下两段分别由门静脉脐部的左外叶上支、下支供应，左内叶由成对的分支供应，即左内叶上支和下支。②门静脉的右支分支较左支简单，进入右叶以后分别进入右前叶和右后叶，分出右前叶上支和下支、右后叶上支和下支。

（2）肝静脉：肝静脉在肝叶、肝段之间走行。肝右静脉位于右半肝前后两叶之间的裂隙内，主要收集右后叶和部分前叶血液。肝左静脉主要收集左外叶血。肝中静脉位于左内叶和右前叶之间，收集左内叶和部分右前叶血。有时，肝中静脉和肝左静脉汇合以后共同汇入下腔静脉。行肝叶切除时，需保护肝中静脉，以保证肝段血液的回流。

2. 肝动脉：肝固有动脉分左、右两支入肝，分布比较简单。左支入左半肝以后分出左内叶上支和下支及左外叶上支和下支。右支入右半肝以后分出右前叶上支和下支及右后叶上支和下支），分别供应右前叶和右后叶。

（三）淋巴引流

肝的淋巴系统源于肝小叶间的组织间隙，淋巴管同小叶间动、静脉和小叶间胆管并行，淋巴集合管分为浅、深两系。两系之间的交通充分。肝的浅淋巴管位于肝被膜结缔组织内，形成淋巴管网，引流至胸骨旁淋巴结、贲门旁淋巴结和腹腔淋巴结；肝深淋巴管联合成上行干和下行干，上行干伴随肝静脉各级属支走行，沿下腔静脉继续上行，通过下腔静脉孔，汇入下腔静脉终末段周围的膈淋巴结中组；下行干伴随门静脉支走行，出第一肝门，汇入肝淋巴结，一小部分则经小网膜内行向左侧，至胃左淋巴结。

（四）转移

1. 直接浸润

邻近肝被膜的癌结节可侵犯邻近器官和组织，如胃、膈、结肠、胸腔等。

2. 血道转移

肝癌血道转移有两条途径：

（1）肝门静脉途径：癌细胞常沿肝门静脉播散，在肝内蔓延和转移，形成转移癌结节，这是原发性肝癌肝内扩散的最主要形式。

（2）肝静脉途径：原发性肝癌晚期可通过肝静脉途径转移到肺、肾上腺、骨、肾及脑等处。

3. 淋巴转移

由于肝脏的淋巴引流管常伴行于腹部大血管旁，原发性肝癌最主要的淋巴转移途径为肝内深、浅淋巴结→肝门淋巴结→门腔间隙淋巴结→腹腔动脉旁淋巴结→腹主动脉旁淋巴结，并常表现为多组、跳跃式淋巴结转移。

4. 其他转移途径

如胆管转移途径、种植转移途径。

五、临床表现

（一）症状

肝癌的亚临床前期是指从病变开始至诊断亚临床肝癌之前，患者没有临床症状与体征，临床上难以发现，通常大约10个月时间。在肝癌亚临床期（早期），瘤体3～5cm，大多数患者仍无典型症状，诊断仍较困难，多为血清AFP普查发现，平均8个月左右，期间少数患者可以有上腹闷胀、腹痛、乏力和食欲不振等慢性基础肝病的相关症状。因此，对于具备高危因素发生上述情况者，应该警惕肝癌的可能性。一旦出现典型症状，往往已达中、晚期肝癌，此时，病情发展迅速，共3～6个月，其主要表现：

（1）肝区疼痛：右上腹疼痛最常见，为本病的重要症状，常为间歇性或持续性隐痛、钝痛或胀痛，随着病情发展加剧。疼痛部位与病变部位密切相关，病变位于肝右叶为右季肋区疼痛，位于肝左叶则为剑突下区疼痛；如肿瘤侵犯膈肌，疼痛可放散至右肩或右背；向右后生长的肿瘤可引起右侧腰部疼痛。疼痛原因主要是肿瘤生长使肝包膜绷紧所致。突然发生的剧烈腹痛和腹膜刺激征，可能是肝包膜下癌结节破裂出血引起腹膜刺激。

（2）食欲减退：饭后上腹饱胀、消化不良、恶心、呕吐和腹泻等症状，因缺乏特异性，容易被忽视。

（3）消瘦，乏力：全身衰弱，少数晚期患者可呈现恶病质状况。

（4）发热：比较常见，多为持续性低热，37.5～38℃，也可呈不规则或间歇性、持续性或者弛张型高热，表现类似肝脓肿，但是发热前无寒战，抗生素治疗无效。发热多为癌性热，与肿瘤坏死物的吸收有关；有时可因癌肿压迫或侵犯胆管而致胆管炎，或因抵抗力减低合并其他感染而发热。

(5) 肝外转移灶症状：如肺部转移可引起咳嗽、咯血；胸膜转移可以引起胸痛和血性胸腔积液；骨转移可以引起骨痛或病理性骨折等。

(6) 晚期患者常出现黄疸、出血倾向（牙龈、鼻出血及皮下淤斑等）、上消化道出血、肝性脑病以及肝肾衰竭等。

(7) 伴癌综合征（paraneoplastic syndrome），即肝癌组织本身代谢异常或癌组织对机体产生的多种影响引起的内分泌或代谢紊乱的综合征。临床表现多样且缺乏特异性，常见的有自发性低血糖症、红细胞增多症；其他有高脂血症、高钙血症、性早熟、促性腺激素分泌综合征、皮肤卟啉症、异常纤维蛋白原血症和类癌综合征等，但比较少见。

（二）体征

在肝癌早期多数患者没有明显相关的阳性体征，仅有少数患者体检可以发现轻度的肝肿大、黄疸和皮肤瘙痒，应是基础肝病的非特异性表现。中晚期肝癌，常见黄疸、肝脏肿大（质地硬，表面不平，伴有或不伴结节，血管杂音）和腹腔积液等。如果原有肝炎、肝硬化的背景，可以发现肝掌、蜘蛛痣、红痣、腹壁静脉曲张及脾脏肿大等。

(1) 肝脏肿大：往往呈进行性肿大，质地坚硬、表面凹凸不平，有大小不等的结节甚至巨块，边缘清楚，常有程度不等的触压痛。肝癌突出至右肋弓下或剑突下时，相应部位可见局部饱满隆起；如癌肿位于肝脏的横膈面，则主要表现横膈局限性抬高而肝脏下缘可不肿大；位于肝脏表面接近下缘的癌结节最易触及。

(2) 血管杂音：由于肝癌血管丰富而迂曲，动脉可突然变细或因癌块压迫肝动脉及腹主动脉，约半数患者可在相应部位听诊到吹风样血管杂音；此体征具有重要的诊断价值，但对早期诊断意义不大。

(3) 黄疸：皮肤巩膜黄染，常在晚期出现，多数是由于肿块及肿大的淋巴结压迫胆管引起胆道梗阻所致，亦可因为肝细胞损害而引起。

(4) 门静脉高压征象：肝癌患者多有肝硬化背景，故常有门脉高压和脾脏肿大。腹腔积液为晚期表现，一般为漏出液，血性积液多为癌肿向腹腔破溃所致，亦可因腹膜转移而引起；门静脉和肝静脉癌栓，可以加速腹腔积液的生长。肝性脑病：占死因1/3。

（三）常见并发症

(1) 上消化道出血：肝癌常有肝炎、肝硬化背景伴有门静脉高压，而门静脉和肝静脉癌栓可以进一步加重门脉高压，故常引起食管中下段或胃底静脉曲张裂破出血。若癌细胞侵犯胆管可致胆道出血，呕血和黑便。有的患者可因胃肠黏膜糜烂，溃疡和凝血功能障碍而广泛出血，大出血可以导致休克和肝性脑病。

(2) 肝病性肾病和肝性脑病（肝昏迷）：肝癌晚期尤其弥漫性肝癌，可以发生肝功能不全甚至衰竭，引起肝肾综合征（hepatorenal syndrome，HRS），即功能性急性肾衰竭（functional acute renal failure，FARF），主要表现为显著少尿，血压降低，伴有低钠血症、低血钾和氮质血症，往往呈进行性发展。肝性脑病（hepatic encephalopathy，HE）即肝昏迷，往往是肝癌终末期的表现，常因消化道出血、大量利尿剂、电解质紊乱以及继发感染等诱发。

（3）肝癌结节破裂出血：为肝癌最紧急而严重的并发症。癌灶晚期坏死液化可以发生自发破裂，也可因外力而破裂，故临床体检触诊时宜手法轻柔，切不可用力触压。癌结节破裂可以局限于肝包膜下，引起急骤疼痛，肝脏迅速增大，局部可触及软包块，若破溃入腹腔则引起急性腹痛和腹膜刺激征。少量出血可表现为血性腹腔积液，大量出血则可导致休克甚至迅速死亡。

（4）继发感染：肝癌患者因长期消耗和卧床，抵抗力减退，尤其在化疗或放疗之后白细胞降低时容易并发多种感染，如肺炎、肠道感染、真菌感染和败血症等。

六、诊断

（一）血液生化检查

肝癌可以出现门冬氨酸氨基转移酶（谷草转氨酶，AST或GOT）和谷氨酸氨基转移酶（谷丙转氨酶，ALT或GPT）、血清碱性磷酸酶（AKP）、乳酸脱氢酶（LDH）或胆红素的升高，而白蛋白降低等肝功能异常，以及淋巴细胞亚群等免疫指标的改变。乙肝表面抗原（HBsAg）阳性或“二对半”五项定量检查（包括HBsAg、HBeAg、HBeAb和抗-HBc）阳性和/或丙肝抗体阳性（抗HCVIgG、抗HCVst、抗HCVns和抗HCVIgM），都是肝炎病毒感染的重要标志；而HBV DNA和HCV mRNA可以反映肝炎病毒载量。

（二）肿瘤标志物检查

血清AFP及其异质体是诊断肝癌的重要指标和特异性最强的肿瘤标志物，国内常用于肝癌的普查、早期诊断、术后监测和随访。对于AFP≥400μg/L超过1个月，或≥200μg/L持续2个月，排除妊娠、生殖腺胚胎癌和活动性肝病，应该高度怀疑肝癌；关键是同期进行影像学检查（CT/MRI）是否具有肝癌特征性占位。尚有30%～40%的肝癌患者AFP检测呈阴性，包括ICC、高分化和低分化HCC，或HCC已坏死液化者，AFP均可不增高。因此，仅靠AFP不能诊断所有的肝癌，AFP对肝癌诊断的阳性率一般为60%～70%，有时差异较大，强调需要定期检测和动态观察，并且要借助于影像学检查或B超导引下的穿刺活检等手段来明确诊断。

其他可用于HCC辅助诊断的标志物还有多种血清酶，包括γ-谷氨酰转肽酶（GGT）及其同工酶、α-L-岩藻苷酶（AFU）、异常凝血酶原（DCP）、高尔基体蛋白73（GP73），5-核苷酸磷酸二酯酶（5′NPD）同工酶、醛缩酶同工酶A（ALD-A）和胎盘型谷胱甘肽S-转移酶（GST）等，还有异常凝血酶原（DCP）、铁蛋白（FT）和酸性铁蛋白（AIF）等。部分HCC患者，可有癌胚抗原（CEA）和糖类抗原CA19-9等异常增高。

（三）影像学检查

（1）腹部超声（US）检查：因操作简便、直观、无创性和价廉，US检查已成为肝脏检查最常用的重要方法。该方法可以确定肝内有无占位性病变，提示其性质，鉴别是液性或实质性占位，明确癌灶在肝内的具体位置及其与肝内重要血管的关系，以用于指导治疗方法的选择及手术的进行；有助于了解肝癌在肝内以及邻近组织器官的播散与浸润。对于肝癌与肝囊肿、肝血管瘤等疾病的鉴别诊断具有较大参考价值，但因仪器设备、解剖部位、操作者的手法和经验等因素的限制，使其检出的敏感性和定性的准确性受到一定影响。实时US造影（超声造影CEUS）可以动态观察病灶的血流动力学情况，有助于提高定性诊断，但是对于ICC患者可呈假阳性，应该注意；而术中US直接从开腹后的肝脏表面探查，能够避免超声衰减和腹壁、肋骨的干扰，可发现术前影像学检查未发现的肝内小病灶。

（2）电子计算机断层成像（CT）：目前是肝癌诊断和鉴别诊断最重要的影像检查方法，用来观察肝癌形态及血供状况、肝癌的检出、定性、分期以及肝癌治疗后复查。CT的分辨率高，特别是多排螺旋CT，扫描速度极快，数秒内即可完成全肝扫描，避免了呼吸运动伪影；能够进行多期动态增强扫描，最小扫描层厚为0.5mm，显著提高了肝癌小病灶的检出率和定性准确性。通常在平扫下肝癌多为低密度占位，边缘有清晰或模糊的不同表现，部分有晕圈征，大肝癌常有中央坏死液化；可以提示病变性质和了解肝周围组织器官是否有癌灶，有助于放疗的定位；增强扫描除可以清晰显示病灶的数目、大小、形态和强化特征外，还可明确病灶和重要血管之间的关系、肝门及腹腔有无淋巴结肿大以及邻近器官有无侵犯，为临床上准确分期提供可靠的依据，且有助于鉴别肝血管瘤。HCC的影像学典型表现为在动脉期呈显著强化，在静脉期其强化不及周边肝组织，而在延迟期则造影剂持续消退，因此具有高度特异性。

（3）磁共振（MRI或MR）：无放射性辐射，组织分辨率高，可以多方位、多序列成像，对肝癌病灶内部的组织结构变化如出血坏死、脂肪变性以及包膜的显示和分辨率均优于CT和US。对良、恶性肝内占位，尤其与血管瘤的鉴别，可能优于CT；同时，无须增强即能显示门静脉和肝静脉的分支；对于小肝癌MRI优于CT，目前证据较多。特别是高场强MR设备的不断普及和发展，使MR扫描速度大大加快，可以和CT一样完成薄层、多期相动态增强扫描，充分显示病灶的强化特征，提高病灶的检出率和定性准确率。另外，MR功能成像技术（如弥散加权成像、灌注加权成像和波谱分析）以及肝细胞特异性对比剂的应用，均可为病灶的检出和定性提供有价值的补充信息，有助于进一步提高肝癌的检出敏感率和定性准确率以及全面、准确地评估多种局部治疗的疗效。

上述3种重要的影像学检查技术，各有特点，优势互补，应该强调综合检查，全面评估。

（4）选择性肝动脉造影（DSA）：目前多采用数字减影血管造影，可以明确显示肝脏小病灶及其血供情况，同时可进行化疗和碘油栓塞等治疗。肝癌在DSA的主要表现为：

①肿瘤血管，出现于早期动脉相；

②肿瘤染色，出现于实质相；

③较大肿瘤可见肝内动脉移位、拉直、扭曲等；

④肝内动脉受肝瘤侵犯可呈锯齿状、串珠状或僵硬状态；

⑤动静脉瘘；“池状”或“湖状”造影剂充盈区等。

DSA检查意义不仅在于诊断和鉴别诊断，在术前或治疗前可用于估计病变范围，特别是了解肝内播散的子结节情况；也可为血管解剖变异和重要血管的解剖关系以及门静脉浸润提供正确客观的信息，对于判断手术切除的可能性和彻底性以及决定合理的治疗方案有重要价值。DSA是一种侵入性创伤性检查，可用于其他检查后仍未能确诊的患者。此外，对于可切除的肝癌，即使影像学上表现为局限性可切除肝癌，也有学者提倡进行术前DSA，有可能发现其他影像学手段无法发现的病灶和明确有无血管侵犯。

（5）正电子发射计算机断层成像（PET-CT）：PET-CT是将PET与CT融为一体而成的功能分子影像成像系统，既可由PET功能显像反映肝脏占位的生化代谢信息，又可通过CT形态显像进行病灶的精确解剖定位，并且同时全身扫描可以了解整体状况和评估转移情况，达到早期发现病灶的目的，同时可了解肿瘤治疗前后的大小和代谢变化。但是，PET-CT肝癌临床诊断的敏感性和特异性还需进一步提高，且在我国大多数医院尚未普及应用，不推荐其作为肝癌诊断的常规检查方法，可以作为其他手段的补充。

（6）发射单光子计算机断层扫描仪（ECT）：ECT全身骨显像有助于肝癌骨转移的诊断，可较X线和CT检查提前3～6个月发现骨转移癌。

（四）肝穿刺活检

在超声引导下经皮肝穿刺空芯针活检（core biopsy）或细针穿刺（fine needle aspiration，FNA）进行组织学或细胞学检查，可以获得肝癌的病理学诊断依据以及了解分子标志物等情况，对于明确诊断病理类型、判断病情、指导治疗以及评估预后都非常重要，近年来被越来越多地采用，但是也有一定的局限性和危险性。肝穿刺活检时，应注意防止肝脏出血和针道癌细胞种植；禁忌证是有明显出血倾向，患有严重心、肺、脑、肾疾患和全身衰竭的患者。

（五）肝癌的诊断标准

1. 病理学诊断标准

肝脏占位病灶或者肝外转移灶活检或手术切除组织标本，经病理组织学和/或细胞学检查诊断为HCC，此为金标准。

2. 临床诊断标准

在所有的实体瘤中，唯有HCC可采用临床诊断标准，国内外都认可，非侵袭性、简易方便和可操作强，一般认为主要取决于三大因素，即慢性肝病背景、影像学检查结果以及血清AFP水平；但是学术界的认识和具体要求各有不同，常有变化，实际应用时也有误差，因此，结合我国的国情、既往的国内标准和临床实际，专家组提议宜从严掌握和联合分析，要求在同时满足以下条件中的（1）+（2）a两项或者（1）+（2）b+（3）三项时，可以确立HCC的临床诊断：

（1）具有肝硬化以及HBV和/或HCV感染（HBV和/或HCV抗原阳性）的证据；

（2）典型的HCC影像学特征：同期多排CT扫描和/或动态对比增强MRI检查显示肝脏占位在动脉期快速不均质血管强化（arterial hypervascularity），而静脉期或延迟期快速洗脱（venous or delayed phase washout）。

①如果肝脏占位直径≥2cm，CT和MRI两项影像学检查中有一项显示肝脏占位具有上述肝癌的特征，即可诊断HCC；

②如果肝脏占位直径为1～2cm，则需要CT和MRI两项影像学检查都显示肝脏占位具有上述肝癌的特征，方可诊断HCC，以加强诊断的特异性。

（3）血清AFP≥400μg/L持续1个月或≥200μg/L持续2个月，并能排除其他原因引起的AFP升高，包括妊娠、生殖系胚胎源性肿瘤、活动性肝病及继发性肝癌等。

3. 注意事项和说明

（1）国外的多项指南（包括AASLD，EASL和NCCN的CPGs）都强调对于肝脏占位进行多排CT扫描和/或动态对比增强MRI检查，并且应该在富有经验的影像学中心进行；同时，认为确切的HCC影像学诊断，需要进行平扫期、动脉期、静脉期和延迟期4期扫描检查，病灶局部应5mm薄扫，并且高度重视影像学检查动脉期强化的重要作用。HCC的特点是动脉早期病灶即可明显强化，密度高于正常肝组织；静脉期强化迅速消失，密度低于周围正常肝组织。如果肝脏占位影像学特征不典型，或CT和MRI两项检查显像不一致，应进行肝穿刺活检，但即使阴性结果并不能完全排除，仍然需要随访观察。

（2）近年来，国内外临床观察和研究结果均提示，血清AFP在部分ICC和胃肠癌肝转移患者中也可升高，并且ICC也多伴有肝硬化。尽管ICC的发病率远低于HCC，但两者均常见于肝硬化患者，因此，肝占位性病变伴AFP升高并不一定就是HCC，需要仔细地加以鉴别。在我国和亚太区大部分国家，AFP明显升高患者多为HCC，与ICC相比仍有鉴别价值，故在此沿用作为HCC的诊断指标。

（3）对于血清AFP≥400μg/L，而B超检查未发现肝脏占位者，应注意排除妊娠、生殖系胚胎源性肿瘤、活动性肝病及胃肠道肝样腺癌等；如果能够排除，必须及时进行多排CT和/或动态对比增强MRI扫描。如呈现典型的HCC影像学特征（动脉期血管丰富，而在门静脉期或延迟期消退），则即可诊断HCC。如检查结果或血管影像并不典型，应采用其他的影像模式进行对比增强检查，或对病灶进行肝活检。单纯的动脉期强化而无静脉期的消退对于诊断HCC证据不充分。如果AFP升高，但未达到诊断水平，除了应该排除上述可能引起AFP增高的情况外，还必须严密观察和追踪AFP的变化，将B超检查间隔缩短至1～2个月，需要时进行CT和/或MRI动态观察。如果高度怀疑肝癌，建议进一步做选择性肝动脉造影（DSA）检查，必要时可酌情进行肝穿刺活检。

（4）对于有肝脏占位性病变，但是血清AFP无升高，且影像学检查无肝癌影像学特征者，如果直径＜1cm，可以严密观察。如果肝脏占位在动态显像中未见血管增强，则恶性的可能性不大。如果占位逐渐增大，或达到直径≥2cm，应进行B超引导下肝穿刺活检等进一步检查。即使肝活检结果阴性，也不宜轻易否定，要追踪随访；应每间隔6个月进行影像学随访，直至该病灶消失、增大或呈现HCC诊断特征；如病灶增大，但仍无典型的HCC改变，可以考虑重复进行肝活检。

（5）需要指出的是：我国的HCC中，5%～20%的患者并没有肝硬化背景，约10%的患者无HBV/HCV感染的证据，约30%的患者血清AFP始终＜200μg/L；同时，影像学上HCC大多数具有富血管性特征，但是确有少数表现为乏血管性。另外，在欧美国家，非酒精性脂肪性肝炎（NASH）患者可发展为肝硬化，进而发生HCC（NASH相关HCC），已有较多报道，而我国尚缺乏有关数据。

七、鉴别诊断

（1）继发性肝癌：①肝外有原发肿瘤；②AFP阴性（少数阳性）。确诊关键是找到肝外原发癌的证据。

（2）肝硬化：两者可同时存在。反复检测AFP，密切观察病情，可以正确诊断。

（3）活动性肝病（急、慢性肝炎，肝硬化活动期）：动态观察AFP和ALT，如果AFP和ALT平行或同步升高，或ALT高出正常数倍，提示活动性肝病。如果二者曲线分离，即AFP升高而ALT正常或降低，则多考虑原发性肝癌。

（4）肝脓肿：一般有炎症临床表现，肝脏肿大，压痛明显，质软，白细胞计数高，B超可探得肝内液平段，穿刺抽出脓液，抗病原体治疗有效。

（5）肝局部脂肪浸润：肝硬化早期；糖尿病，肝动脉造影和肝穿刺活检有助鉴别。

（6）邻近肝区的肝外肿瘤：肾、肾上腺、胰、结肠肿瘤，AFP阴性。

（7）肝内其他良、恶性占位性病变：肝血管病、多囊肝、包虫病、肝腺瘤、局灶性结节性增生、炎性假瘤等。

八、分期

对于HCC的分期，在AASLD、ACS和NCCN的指南中并不统一，侧重点也不尽相同。

TNM 分期（UICC/AJCC，2010年）：

T–原发病灶：

Tx：原发肿瘤不能测定

T0：无原发肿瘤的证据

T1：孤立肿瘤没有血管受侵

T2：孤立肿瘤，有血管受侵或多发肿瘤直径≤5cm

T3a：多发肿瘤直径＞5cm

T3b：孤立肿瘤或多发肿瘤侵及门静脉或肝静脉主要分支

T4：肿瘤直接侵及周围组织或致胆囊或脏器穿孔

N–区域淋巴结：

Nx：区域内淋巴结不能测定

N0：无淋巴结转移

N1：区域淋巴结转移

M-远处转移：

Mx：远处转移不能测定

M0：无远处转移

M1：有远处转移

分期：

Ⅰ期：T1N0M0

Ⅱ期：T2N0M0

ⅢA期：T3aN0M0

ⅢB期：T3bN0M0

ⅢC期：T4，N0M0

ⅣA期：任何T，N1M

ⅣB期：任何T，任何N，M1

NCCN采用的TNM分期方式在国际上最为规范，但被认可程度却较低，原因在于：①对于HCC的治疗和预后至关重要的血管侵犯，在治疗前（特别是手术前）难以准确判断；②治疗HCC非常强调肝功能代偿，而TNM分期并没有说明患者肝功能状况；③各版TNM分期的变化较大，难以比较和评价。

AASLD采用的是巴塞罗那临床肝癌（BCLC）分期（表5-1）与治疗策略，比较全面地考虑了肿瘤、肝功能和全身情况，并且具有循证医学高级别证据的支持，目前全球范围比较公认而广泛采用。但是，亚洲（不包括日本和印度尼西亚）与西方国家的HCC具有高度异质性，在病因学、分期、生物学恶性行为、诊治（治疗观念和临床实践指南）以及预后等方面都存在明显差异；同时，我国有许多外科医生认为BCLC分期与治疗策略对于手术指征控制过严，不太适合中国的国情和临床实际，仅作为重要参考。

表5-1 BCLC分期（巴塞罗那临床肝癌分期，2010）

期别	PS评分	肿瘤状态		肝功能状态
		肿瘤数目	肿瘤大小	
0期：极早期	0	单个	＜2cm	没有门脉高压
A期：早期	0	单个	任何	Child-Pugh A~B
		3个以内	＜3cm	Child-Pugh A~B
B期：中期	0	多结节肿瘤	任何	Child-Pugh A~B
C期：进展期	1～2	门脉侵犯或 N1、 M1	任何	Child-Pugh A~B
D期：终末期	3～4	任何	任何	Child-Pugh C

肝脏储备功能评估：

通常采用Child–Pugh分级（表5–2）和吲哚氰绿（ICG）清除试验等综合评价肝实质功能。肝脏体积可作为反映肝脏储备功能的一项重要指标，能够客观反映肝脏的大小和肝实质的容量，间接反映肝脏的血流灌注和代谢能力，客观评估患者肝脏对手术的承受能力，有助于指导选择合适的手术方式。对于肿瘤直径＞3cm的肝癌，可以采用CT和/或MRI扫描，计算预期切除后剩余肝脏的体积。标准残肝体积则是评估肝切除术患者肝脏储备功能的有效且简便的方法，对预测患者术后发生肝功能损害的程度及避免患者术后发生肝功能衰竭有重要的临床指导作用。已有研究表明，采用CT扫描测定国人的标准残肝体积（standard remnant liver volume，SRLV）＜416mL/m^2者，肝癌切除术后中、重度肝功能代偿不全发生率比较高。

表5–2 肝功能Child–Pugh分级

	评分		
	1	2	3
总胆红素（μmol/L）	＜34	34～51	＞51
血清白蛋白（g/L）	＞35	28～35	＜28
凝血酶原时间延长	1～3s	4～6s	＞6s
腹水	无	轻度	中等量
肝性脑病（级）	无	1～2	3～4

注：按积分法，5～6分为A级，7～9分为B级，10～15分为C级。

ICG清除试验主要是反映肝细胞摄取能力（有功能的肝细胞量）及肝血流量，重复性较好。一次静脉注射0.5mg/kg体重，测定15min时ICG在血中的潴留率（ICG–R15），正常值＜12%，或通过清除曲线可测定肝血流量。

九、治疗

（一）手术切除

肝癌的手术治疗主要包括肝切除术和肝移植术。

1. 肝切除术

（1）肝切除术的基本原则

①彻底性，最大限度地完整切除肿瘤，使切缘无残留肿瘤。

②安全性，最大限度地保留正常肝组织，降低手术死亡率及手术并发症。术前的选择和评估、手术细节的改进及术后复发转移的防治等是中晚期肝癌手术治疗的关键点。在术前应对肝功能储备进行全面评价，通常采用Child–Pugh分级和ICG清除试验等综合评价肝实质功能，采用CT和/或MRI去计算余肝的体积。

中晚期HCC多为直径＞10cm的单发肿瘤、多发肿瘤、伴门静脉或肝静脉癌栓或伴胆管癌栓。因为仅在患者一般情况好，且肝储备功能满意时才考虑肝切除手术，故无论采用何种分期，只有小部分中晚期HCC适于手术。肝功能（Child-Pugh）评分和吲哚氰绿15min潴留率（ICG15）是常用的肝储备功能评估方法。BCLC学组还提倡使用肝静脉压力梯度（HVPG）评估门静脉高压程度。对于中晚期HCC，一般Child-Pugh为A级、HVPG＜12mmHg且ICG15＜20%代表肝储备功能良好且门静脉高压在可接受范围。在此基础上，再利用影像学技术估算预期切除后的余肝体积，余肝体积须占标准肝体积的40%以上，才可保证手术安全。可手术切除的中晚期HCC患者术后长期生存率显著高于非手术或姑息治疗者。

（2）肝切除术方法分类

肝切除术包括根治性切除和姑息性切除。一般认为，根据手术完善程度，可将肝癌根治切除标准分为3级。

Ⅰ级标准：完整切除肉眼所见肿瘤，切缘无残癌。

Ⅱ级标准：在Ⅰ级标准基础上增加4项条件：

①肿瘤数目≤2个；

②无门脉主干及一级分支、总肝管及一级分支、肝静脉主干及下腔静脉癌栓；

③无肝门淋巴结转移；

④无肝外转移。

Ⅲ级标准：在Ⅱ级标准基础上，增加术后随访结果的阴性条件，即术前血清AFP增高者，术后2个月内AFP应降至正常和影像学检查未见肿瘤残存。

（3）肝切除术的适应证

①患者的基本条件：主要是全身状况可以耐受手术；肝脏病灶可以切除；预留肝脏功能可以充分代偿。具体包括：一般情况良好，无明显心、肺、肾等重要脏器器质性病变；肝功能正常，或仅有轻度损害（Child-Pugh A级），或肝功能分级属B级，经短期护肝治疗后恢复到A级；肝储备功能（如ICGR15）基本在正常范围以内；无不可切除的肝外转移性肿瘤。一般认为ICG15＜14%，可作为安全进行肝大块切除术而肝功衰竭发生概率低的界限。

②根治性肝切除的局部病变，必须满足下列条件：a. 单发肝癌，表面较光滑，周围界限较清楚或有假包膜形成，受肿瘤破坏的肝组织＜30%；或受肿瘤破坏的肝组织＞30%，但是无瘤侧肝脏明显代偿性增大，达到标准肝体积的50%以上；b. 多发性肿瘤，结节＜3个，且局限在肝脏的一段或一叶内。对于多发性肝癌，相关研究均显示，在满足手术条件下，肿瘤数目＜3个的多发性肝癌患者可从手术显著获益；若肿瘤数目＞3个，即使已手术切除，其疗效也并不优于肝动脉介入栓塞等非手术治疗。

③腹腔镜肝切除术：目前腹腔镜肝癌切除术开展日趋增多，其主要适应证为孤立性癌灶，＜5cm，位于2～6肝段；具有创伤小、失血量和手术死亡率低的优点。故有学者认为对于位置较好的肝癌，尤其是早期肝癌者，腹腔镜肝切除术表现较好；但是仍然需要与传统的开腹手术进行前瞻性的比较研究。

④姑息性肝切除的局部病变，必须符合下列条件：a. 3~5个多发性肿瘤，超越半肝范围者，行多处局限性切除；b. 肿瘤局限于相邻的2~3个肝段或半肝内，无瘤肝组织明显代偿性增大，达到标准肝体积的50%以上；c. 肝中央区（中叶或Ⅳ、Ⅴ、Ⅷ段）肝癌，无瘤肝组织明显代偿性增大，达到标准肝体积的50%以上；d. 肝门部有淋巴结转移者，切除肿瘤的同时行淋巴结清扫或术后治疗；e. 周围脏器受侵犯者一并切除。

（4）手术禁忌证

①心肺功能差或合并其他重要器官系统严重疾病，不能耐受手术者；

②肝硬化严重，肝功能差Child-Pugh C级；

③已经存在肝外转移。

2. 肝移植术

（1）肝移植术的选择标准

目前，在我国对于肝癌进行肝移植手术多是作为补充治疗，用于无法手术切除、不能进行或微波消融和TACE治疗以及肝功能不能耐受的患者。选择合适的适应证是提高肝癌肝移植疗效，保证极为宝贵的供肝资源得到公平有效利用的关键。关于肝移植适应证，国际上主要采用米兰（Milan）标准，还有美国加州大学旧金山分校（UCSF）标准和匹兹堡（Pittsburgh）改良TNM标准。

①米兰（Milan）标准：1996年，由意大利Mazzaferro等提出。具体标准：单个肿瘤直径不超过5cm；多发肿瘤数目≤3个、最大直径≤3cm；不伴有血管及淋巴结的侵犯。1998年，美国器官分配网（UNOS）开始采用Milan标准（加MELD/PELD评分，又称UNOS标准）作为筛选肝癌肝移植受体的主要依据，Milan标准逐渐成为世界上应用最广泛的肝癌肝移植筛选标准。其优点是疗效肯定，5年生存率≥75%，复发率<10%，仅需考虑肿瘤的大小和数量，便于临床操作。但是，Milan标准过于严格，使许多有可能通过肝移植得到良好疗效的肝癌患者被拒之门外。由于供体的紧缺，原来符合Milan标准的肝癌患者很容易在等待供肝的过程中由于肿瘤生长超出标准而被剔除。其次，符合Milan标准的小肝癌行肝移植与肝切除相比，总体生存率无明显差异，只是前者的无瘤生存率明显高于后者，考虑到供体的缺乏和高昂的费用等因素，对于符合该标准的可耐受肝切除的肝癌是否直接行肝移植治疗广受争议，特别是在一些发展中国家受到质疑。此外，Milan标准很难适用于活体供肝肝移植以及中晚期肝癌降期后进行肝移植受体的筛选。

②加州大学旧金山分校（UCSF）标准：2001年，由美国Yao等提出，在米兰标准的基础上对肝移植适应证进行了一定程度的扩大，包括：单个肿瘤直径不超过6.5cm；多发肿瘤数目≤3个、最大直径≤4.5cm、总的肿瘤直径≤8cm；不伴有血管及淋巴结的侵犯。UCSF标准同样扩大了Milan标准的适应证范围，但又不明显降低术后生存率；因此，近年来，支持应用UCSF标准来筛选肝癌肝移植受体的文献有所增多，也存在争议，比如该标准提出的淋巴结转移、肿瘤血管侵犯（特别是微血管侵犯）的情况在术前

难以确诊。经专家组充分讨论，本指南倾向于推荐采用UCSF标准。

③匹兹堡（Pittsburgh）改良TNM标准：2000年，美国Marsh等提出，只将有大血管侵犯、淋巴结受累或远处转移这3项中出现任1项作为肝移植禁忌证，而不将肿瘤的大小、个数及分布作为排除的标准，由此显著扩大了肝癌肝移植的适用范围，并可能有近50%患者可以获得长期生存，近年来，支持UCSF标准的研究报告越来越多。但是，该标准也存在明显的缺陷。比如，在术前很难对微血管或肝段分支血管侵犯情况做出准确评估，且许多有肝炎背景的肝癌患者，其肝门等处的淋巴结肿大可能是炎性的，需要行术中冷冻切片才能明确诊断。其次，由于肝脏供需矛盾的日益加深，虽然扩大了的肝癌肝移植指征可使一些中晚期肝癌患者个人可能由此受益，但其总体生存率却显著降低，并由此减少了可能获得长期生存的良性肝病患者获得供肝的机会。

④国内标准：现在我国尚无统一标准，已有多家单位和学者陆续提出了不同的标准，包括杭州标准、上海复旦标准、华西标准和三亚共识等。各家标准对于无大血管侵犯、淋巴结转移及肝外转移的要求都比较一致，但是对于肿瘤的大小和数目的要求不尽相同。上述国内的标准扩大了肝癌肝移植的适应证范围，可使更多的肝癌患者因肝移植手术受益，并未明显降低术后累积生存率和无瘤生存率，可能更为符合我国国情和患者的实际情况。但有待于规范的多中心协作研究以支持和证明，从而获得高级别的循证医学证据达到公认和统一。

（2）肝移植和肝切除的选择

外科治疗手段主要是肝切除和肝移植手术，应该如何选择，目前尚无统一的标准。一般认为，对于局限性肝癌，如果患者不伴有肝硬化，则应首选肝切除术；如果合并肝硬化，肝功能失代偿（Child-Pugh C级），且符合移植条件，应该首选肝移植术。但是，对于可切除的局限性肝癌且肝功能代偿良好（Child-Pugh A级），是否进行肝移植，目前争议较大。如欧洲的专家支持首选肝移植，理由是肝切除的复发率高，符合Milan标准肝移植患者的长期生存率和无瘤生存率显著优于肝切除患者。本指南对于肝脏功能较好，能够耐受肝切除手术的患者暂不列入肝移植适应证中。就某一患者而言，强调根据具体情况，综合评价分析，制订手术方案。

尽管外科手术是肝癌的首选治疗方法，但是在确诊时大部分患者已达中晚期，往往失去了手术机会，据统计仅约20%的患者适合手术。因此，需要积极采用非手术治疗，可能使相当一部分患者的症状减轻、生活质量改善和生存期延长。

（二）放射治疗

放疗是恶性肿瘤的基本治疗手段之一，但在20世纪90年代以前，由于放疗的效果较差，且对肝脏损伤较大，因此对HCC患者较少进行放疗。20世纪90年代中期之后，现代精确放疗技术发展迅速，包括三维适形放疗（3-dimensional conformal radiation therapy，3D-CRT）、调强适形放疗（intensity modulated radiation therapy，IMRT）和立体定向放疗（stereotactic radiotherapy，SBRT）等日益成熟和广泛应用，为采用放疗手段治疗肝癌提供了新的机会。国内外学者已经陆续报告采用现代精确放疗技术治疗不能手术切除的HCC的临床实践和研究，对于经过选择的HCC患者，放疗后3年生存率可达25%～30%。一般认为对于下述肝癌患者可考虑放疗：肿瘤局限，因肝功能不佳不能进行手术切除；或肿瘤位于重要解剖结构，在技术上无法切除；或患者拒绝手术。另外，对已发生远处转移的患者有时可行姑息治疗，以控制疼痛或缓解压迫等。

1. 肝癌放疗指征

（1）主要适用于：

①一般情况好，如KPS≥70分，肝功能Child–Pugh A级，单个病灶；

②手术后有残留病灶者；

③需要肝脏局部肿瘤处理，否则会产生严重的并发症，如肝门的梗阻，门静脉和肝静脉的瘤栓；

④远处转移灶的姑息治疗，如淋巴结转移、肾上腺转移以及骨转移时，可以减轻患者的症状，改善生活质量。

（2）作为肝癌的综合治疗的重要手段，放疗的适应证：

①局限于肝内HCC：放疗联合肝动脉介入治疗，可以显著提高有效率和生存率；

②HCC伴癌栓：放疗可针对外科或介入治疗后出现的癌栓以及原发灶的癌栓（包括下腔静脉癌栓），可以延长患者生存期C级；

③HCC伴淋巴结转移：放疗可显著改善淋巴结转移的HCC患者的生存期；

④HCC肾上腺转移：放疗可缓解肾上腺转移灶出现的症状，但尚无证据说明放疗可以延长生存期；

⑤HCC骨转移：放射治疗的目标为缓解症状从而提高患者生存质量，但无证据说明能够延长患者生存期；

⑥ICC：放疗可延长切除术后切缘阳性和不能切除的ICC患者的生存期。上述对肝癌的放疗，大多是属于姑息性手段，疗效较差，即使能延长生存期，也比较短，尚不能取代肝癌的传统治疗；但是针对上述临床情况的其他疗法，也未能显示有更好的疗效和更强的循证医学证据，因此，目前放疗仍然是可供选择的重要治疗方法之一，特别是针对肝外的转移病灶。

2. 肝癌放疗基础

肝癌放射治疗基础：肝脏的放射耐受性：正常肝脏是放射敏感器官，其放射敏感性仅次于骨髓、淋巴组织和肾脏。研究表明常规剂量分割：全肝为30～35Gy，2/3肝为45～47Gy，1/3肝可高达70～90Gy是相对安全的。

不同组织学类型的肝癌对放射线敏感性不一样，肝细胞肝癌与低分化鳞癌对射线敏感性的差别在于，低分化鳞癌经过6～7周的放疗后，肿瘤大部分缩小，而肝细胞癌大部分不缩小，需要放疗结束后2～3个月才明显缩小或消失。出现这样的变化是因为肝细胞癌受射线的损伤，会明显出现G2期阻滞，即细胞不进入分裂周期，肿瘤细胞也不因分裂导致分裂性死亡。

放疗后肝脏的组织学变化表现为：肝组织接受40～50Gy的常规放射，放射后3个月内。放疗后的肝脏中央静脉栓子阻塞，肝组织表现为充血，光镜下为扭曲的肝窦内充满红细胞，肝素或肝细胞明显减少。电子显微镜下的超微结构，见到新生的肝细胞，表现为肝细胞内存有丰富的高尔基体、内织网，内皮细胞出现，肝窦正在形成。受到放射损伤的肝脏可以通过再生和修复，重新行使其功能。

肝癌放疗有效率存在明显剂量依赖性。Park等分析158例原发性肝细胞癌患者接受三维适形放疗（3-dimensional conformal radiation therapy，3D-CRT）后的剂量—效应关系，结果显示靶区照射剂量＜40Gy、40～50Gy、＞50Gy的有效率分别为29.2%、68.6%和77.1%，随着剂量增加。有效率明显提高，而肝脏毒性反应发生率分别为2%～4%、5.9%和8.4%，胃肠道并发症发生率分别为4.2%、9.9%和13.2%，证实平均剂量大于（50.1±6.6）Gy时治疗有效，而平均剂量＜（44.3±9）Gy时疗效很差，提示患者的近期疗效随照射剂量的增加而改善，同时放射性肝损伤和胃肠道反应的发生率亦随放疗剂量的加大而增高。但均在可耐受范围之内。由此可见，随着放疗剂量增加，肿瘤反应率亦有所增加。同时随着照射剂量的增加。肝脏和其他系统的并发症也随之增加，但均在耐受范围之内。多变量分析表明，照射剂量是影响有效率的主要因素，肝癌的放疗剂量与局控率、生存率呈显著正相关。

3. 肝癌放射治疗方式

历经半个世纪，PLC外照射经历了全肝大野照射、全肝移动条野照射、局部超分割照射、3D-CRT和立体定向放射治疗（stereotactic radiation therapy）、调强放疗（IMRT）、图像引导放疗（IGRT）等的演变。因肿瘤组织对放射治疗不敏感。低剂量前后对穿照射对大块型肝癌无效，且大剂量全肝照射易导致严重放射性肝炎，故全肝大野放疗已经弃之不用；全肝移动条野照射虽然较大野放疗提高了肝脏的放射耐受量，但其疗程过长，有些患者在未达到有效剂量时病情已恶化或在治疗过程中出现远处转移，同时全肝移动条野照射在操作方面较麻烦。易造成差错，再加上不能手术的肝癌或肝转移癌患者有多程化疗的病史，一般情况欠佳，故常规移动条野放疗难以达到控制肿瘤的目的。故也在临床上弃用了。下面重点介绍3D-CRT、立体定向放疗、IMRT和IGRT。

3D-CRT：3D-CRT是随着计算机技术的发展而产生的，其精确定位可使靶区获得高适形度的剂量分布，从而提高靶区剂量，减少正常组织的照射剂量和不良反应发生。可以说3D-CRT是肿瘤放疗技术的重大进步。Park等分析了158例原发性肝癌患者接受3D-CRT后的剂量—效应关系，常规分割，放射剂量为25～59Gy，结果显示中位生存期为10个月，2年生存率为19.9%，提示3D-CRT可用于PLC的治疗。照射剂量有望进一步提高。郭守芳等对114例PLC患者行3D-CRT，常规分割，总放射剂量为50～66Gy，1年、2年和3年的生存率分别为52.2%、35.1%和28.2%，认为3D-CRT可使肝组织较好耐受较小体积的高剂量放射治疗，能提高PLC患者的生存期，是有效、无创的治疗手段。居小萍等对65例PLC患者行3D-CRT，单次放射剂量为3.54～7Gy，总放射剂量为38.8～54.8Gy，1年、2年、3年生存率分别为67.2%、19.1%和10.3%，提示3D-CRT对肝癌有良好的治疗效果，不良反应少。滑波等利用半肝交替三维立体定向适形放射治疗原发性弥漫性肝癌和广泛转移性肝癌，提示其能明显提高局部控制率，可作为原发性弥漫性肝癌和广泛转移性肝癌姑息治疗的有效选择之一。但由于相关报道较少，其肯定疗效尚需进一步研究。总之，大量文献报道，常规分割和大剂量低分割照射治疗肝癌同样有效，且不良反应均在可接受范围内，不良反应发生率和严重程度无明显差异。但因3D-CRT可能会加重肝硬化程度，对有严重肝硬化的患者，选用3D-CRT时应慎重。

立体定向放射治疗：立体定向放射治疗为3D-CRT的特殊类型，分单次分割立体定向放射外科（stereotactic radiation surgery，SRS）和多次分割照射的立体定向放射治疗，其以定位高精确、靶区高剂量、周围正常组织低剂量的优点而应用于头部、体部各种肿瘤的治疗，并被证实用于肝脏肿瘤治疗也是一种安全有效的方法。体部伽马刀是一种新型的立体定向放射治疗方式，其可使肿瘤计划靶体积（planning target volume，PTV）获得选择性高剂量分布，同时使PTV周围正常组织受照剂量骤减。使患者在接受治疗的同时避免受照范围过大，更好保护正常组织。邢辉等利用全身伽马刀治疗早期PLC患者提示高分次剂量、短疗程方案立体定向放射治疗可使肝癌组织放射生物学效应明显提高，对不能手术的早期PLC，总剂量在40~50Gy之间是安全有效的。提示立体定向放射治疗是肝癌安全、有效、无创的治疗手段。

调强放疗（intensity modulated radiation therapy，IMRT）：IMRT与传统放疗和3D-CRT区别在两个方面，一是将照射野分成若干可单独调节剂量强度的小野或笔形、束形，呈不同强度混合剂量分布，而不是给予一个大野均匀的照射剂量；二是IMRT计划应用逆向治疗计划，通过限定所期望得到的最优剂量分布。由计划系统产生最佳剂量分布计划。IMRT可提高10Gy的剂量而不增加不良反应的发生率。Thomas等的研究显示，IMRT在增加肿瘤受照剂量的同时可降低正常组织并发症概率（normal tissue complication probability，NTCP）。Cheng等对3D-CRT和IMRT治疗PLC的疗效进行比较。认为IMRT可使脊髓的受照剂量明显降低。同时也可最大限度减少肾脏和胃的受照剂量，从而显著降低正常组织并发症，除此之外，还可提高平均剂量。提示IMRT具有较好的靶区剂量分布。能较好地避免正常肝组织受到照射。但目前IMRT的临床应用尚少，需进行大量临床研究。

图像引导放疗（image guided radiotherapy，IGRT）：IGRT是继3D-CRT和IMRT之后又一新的放疗技术，其作用在于解决运动靶区的准确适形治疗问题。肝脏肿瘤在3D-CRT过程中存在靶区运动和摆位误差等不确定因素：①分次治疗的摆位误差。②放疗分次间的靶区移位和变形：包括消化系统和呼吸系统器官的充盈程度，放疗过程中患者体重减轻、患者自身意识状态、配合程度、肿瘤增大或放疗诱导的肿瘤缩小等均可导致靶区位置和体表标志的改变。③放疗同一分次内的靶区运动：主要由呼吸运动引起。呼吸可引起肝脏位置改变，从而影响靶区精确性。减少这些不确定因素能潜在提高给予放疗剂量的5%甚至更多，同时不增加肝脏NTCP。IGRT的发展为克服上述靶区不确定因素提供了契机，其时间因素的引进可在患者治疗前、治疗中利用各种先进的影像设备对肿瘤及其危及器官进行实时监控，并根据器官位置和形状变化调整治疗条件以使肿瘤完全在计算机放疗计划系统（therapy plan system，TPS）所设计的剂量范围内。IGRT可减少器官运动和摆位误差，使放疗靶区和危及器官靶区个体化、适行性放疗。IGRT在肝脏肿瘤临床应用中初步取得了令人鼓舞的结果。但仍需大量前瞻性随机分组研究证明。

主动呼吸控制（active breathing control，ABC）技术：肝脏随呼吸运动位移较大，呼吸运动可使肝肿瘤在头尾方向上运动达0.8～2.5cm，靶区运动会导致靶区剂量不充足或漏靶。应用呼吸控制技术能减少放疗靶区外放范围，减少正常组织照射，从而提高放疗剂量。赵建东等研究了ABC技术用于PLC放疗的可行性，且与自由呼吸（free breath，FB）的放疗计划进行剂量学参数比较。结果显示，应用ABC技术后，PTV由（757±475）cm^3减至（444±297）cm^3，未受肝癌累及的正常肝脏的平均剂量由24.6Gy降至15.9Gy，放射性肝病的发生率由21%降至11%。ABC技术使摆位精确，重复性好，能减少正常肝组织照射体积，降低平均剂量，从而减少放射性肝病的发生率，同时不增加治疗时间，故ABC技术用于PLC放疗是可行的，但还需进一步证实。

术中放疗（intraoperative radiation therapy，IORT）：目前IORT在原发性肝癌的治疗中应用较少。但在其他腹部肿瘤的治疗中多被采用，且疗效乐观。多数学者认为IORT与常规外照射比较有以下优点：①对原发肿瘤外侵区、淋巴结引流区进行直接、精确照射；②将敏感的邻近正常组织推出照射野之外或用特制的铅块遮挡。有效保护了不需照射的组织和器官；③对瘤灶区给予高剂量照射，容积效应较外照射小，全身反应和骨髓抑制较轻：④缩短了放疗疗程，提高了局部控制率和生存率，但不增加手术并发症和死亡率。相信随着对原发性肝癌放射生物学认识的加深，IORT会得到广泛应用。

4. 放射治疗技术

（1）放疗剂量的分割：已有的临床经验表明，大分割照射，如每次5Gy，每周照射3次，总剂量50Gy，对肿瘤的杀灭效应强，但是对正常肝脏的放射损伤也大。常规分割放射，如2Gy/次，每日1次，每周照射5次，总剂量50～62Gy，正常肝脏的耐受性好，对肿瘤也有明显的抑制。究竟哪种分割方法更好，还需进一步的临床实践和研究比较；但是对需要在短期缓解临床症状的患者，更适用于大分割放疗，因为肿瘤的退缩较快，症状改善明显。曾昭冲认为大肝癌；伴有癌栓、淋巴结转移等，这些患者不仅肿瘤大且多发，肝功能贮备不好，对这部分患者的放疗目标，基本上是姑息性，其放疗剂量在40～60Gy的常规分割比较合理。

（2）放射计划

①放疗技术：剂量学比较的结果显示，与3D-CRT比较，IMRT放疗的靶区剂量适形性更好，且正常肝脏的受照剂量减小。因此一般先用3D-CRT技术；如果达不到剂量学的要求，则用IMRT技术。IMRT更适用于下述患者：肝癌体积较大以致正常肝受到较大剂量照射时，或患者的肝硬化严重，不能耐受大剂量照射时。

②呼吸的控制：建议使用呼吸控制技术，如主动呼吸控制调节器（active breath coordinator，ABC）以限制肿瘤在放疗中的运动，从而减少对正常肝脏的放射剂量。

③靶区定位：建议采用CT和MRI图像融合技术，结合TACE后的碘油沉积来确定肝癌大体肿瘤的范围（GTV）。临床肿瘤体积（CTV）：因原发性肝癌镜下存在一定的侵袭范围，侵袭范围95%在2～3mm之内。一般在肉眼肿瘤或影像学肿瘤外放5～10mm作为CTV。对包膜不完整CT检查示边缘不清或欠清及病灶较小的肝癌患者，由于其可能存在较大外侵范围，放疗时可能需要扩大其外放范围。计划肿瘤体积（PTV）：于金明等认为PTV上下、前后方向上各外放8mm，左右方向上5mm。PTV确定的原则如下：对于肿瘤直径＜5cm，GTV外扩1.5～2.0cm为PTV；肿瘤直径5～10cm，GTV外扩0.5～1.5cm为PTV；肿瘤直径＞10cm，GTV则外扩0.1～0.5cm为PTV或去掉安全边界，以减少正常肝脏受照的体积。无须淋巴结预防照射（仅有7%的概率发生淋巴结转移）。

目前，有些学者主张在实施放疗前先进行2次TACE，间歇3～6周后，再重新评估是否需要进一步放射治疗。这种方案可能具有以下好处：①可发现和治疗小的肝癌病灶；②有利于肿瘤靶区的认定；③有利于完成放疗计划实施前的验证；④有可能推迟肝内的局部播散，延缓肝内出现播散的时间。

（三）放疗的并发症

放疗的并发症包括急性期（放疗期间）毒副反应及放疗后期（4个月内）的肝损伤。

1. 急性期（放疗期间）毒副反应：①厌食、恶心、呕吐，较严重的有上消化道出血，特别是放射野累及较大体积的十二指肠、空肠和胃的患者；②急性肝功能损害：表现为胆红素上升，血清ALT上升；③骨髓抑制，特别是在大体积的肝脏受照的患者，或伴脾功能亢进的患者。

2. 放疗后期的肝损伤：主要是放射诱导的肝损伤（radiation induced liver disease，RILD），其临床表现和诊断标准：①已接受过肝脏高剂量的放疗；②在放疗结束后发生；③临床表现有两种：典型的RILD：发病快，患者在短期内迅速出现大量腹水和肝脏肿大，伴AKP升高，大于正常值的2倍，或ALT上升，大于正常值的5倍；非典型RILD：仅有肝脏功能的损伤：AKP＞正常值2倍，或ALT上升，大于正常值的5倍，没有肝脏的肿大和腹水；④能排除肝肿瘤发展造成的临床症状和肝功能损害。

RILD是一种严重的放射并发症，一旦发生，70%以上的患者可在短期内死于肝衰竭；主要是对症治疗，包括使用肾上腺糖皮质激素和利尿剂，同时给予积极的保护肝脏的药物和支持疗法。避免RILD发生关键的是在设计放疗计划时，把正常肝脏受照剂量限制在能够耐受的范围内。我国肝癌患者肝脏的放射耐受剂量显著低于国外的报告，因为我国的肝癌多数具有肝硬化的基础。根据国内的资料，肝脏的耐受剂量（全肝平均剂量）是：Chlild-Pugh A级患者为23Gy，Chlild-Pugh B级患者可能是6Gy。对于容易发生RILD的患者更应小心，包括原有的肝脏功能差，如肝脏功能为Child-Pugh B级；正常肝脏的受照体积大，剂量高；患者同时伴发血管的癌栓，如门静脉和下腔静脉的癌栓。如果同时使用TACE，则TACE和肝脏放疗的间隔时间短于1个月。另外，在放疗期间出现急性肝功能损坏的患者，如≥RTOG Ⅱ级肝损伤，如继续放疗，则以后发生

RILD的概率可高达60%。因此，对此类患者应停止放疗，以避免治疗后RILD的出现。

总之，急性肝损伤往往可逆、易修复；而后期肝损伤常常不可逆，是严重的放射性损伤，一旦发生，死亡率高达80%。主要诱因包括肝脏基础病变重（Child B级或C级）、正常肝组织照射体积过大、剂量过大等。预防是关键，照射剂量限制在耐受范围内（一般认为，国人为22Gy）。

（四）局部消融治疗

局部消融治疗是借助医学影像技术的引导对肿瘤靶向定位，局部采用物理或化学的方法直接杀灭肿瘤组织一类治疗手段。主要包括射频消融（RFA）、微波消融（MWA）、冷冻治疗（cryoablation）、高功率超声聚焦消融（HIFU）以及无水乙醇注射治疗（PEI）；具有微创、安全、简便和易于多次施行的特点。而影像引导技术包括US、CT和MRI，而治疗途径有经皮、经腹腔镜手术和经开腹手术3种。

1. 适应证

通常适用于单发肿瘤，最大直径≤5cm；或肿瘤数目≤3个，且最大直径≤3cm。无血管、胆管和邻近器官侵犯以及远处转移。肝功能分级为Child-Pugh A级或B级，或经内科护肝治疗达到该标准。有时，对于不能手术切除的直径>5cm的单发肿瘤，或最大直径>3cm的多发肿瘤，局部消融可以作为姑息性综合治疗的一部分，但是需要严格掌握。

2. 禁忌证

（1）肿瘤巨大或弥漫型肝癌；

（2）合并门脉主干至二级分支癌栓或肝静脉癌栓、邻近器官侵犯或远处转移；

（3）位于肝脏脏面，其中1/3以上外裸的肿瘤；

（4）肝功能分级为Child-Pugh C级，经护肝治疗无法改善者；

（5）治疗前1个月内有食管胃底静脉曲张破裂出血；

（6）不可纠正的凝血功能障碍和明显的血象异常，具有明显出血倾向者；

（7）顽固性大量腹水，恶病质；

（8）合并活动性感染，尤其是胆管系统炎症等；

（9）肝、肾、心、肺和脑等重要脏器功能衰竭；

（10）意识障碍或不能配合治疗的患者。

同时，第一肝门区肿瘤应为相对禁忌证；肿瘤紧贴胆囊、胃肠、膈肌或突出于肝包膜为经皮穿刺路径的相对禁忌证；伴有肝外转移的肝内病灶不应视为绝对禁忌，有时仍可考虑采用局部消融治疗控制局部病灶发展。

（五）肝动脉介入治疗

1. 基本原则

（1）要求在数字减影血管造影机下进行；

（2）必须严格掌握临床适应证；

（3）必须强调治疗的规范化和个体化。

2. 适用人群

（1）不能手术切除的中晚期原发性肝癌患者；

（2）可以手术切除，但由于其他原因（如高龄、严重肝硬化等）不能或不愿接受手术的患者。对于上述患者，介入治疗可以作为非手术治疗中的首选方法。

国内的临床经验表明，肝动脉介入治疗对于包膜比较完整的巨块型肝癌和大肝癌具有一定的效果，但是对于可以手术切除的肝癌，优先选择外科切除。介入治疗的主要影响因素有：血清AFP水平、肿瘤病灶是否包膜完整、边界清楚和门静脉有无癌栓。

3. 适应证

（1）TACE的主要适应证为不能手术切除的中晚期HCC，无肝肾功能严重障碍，包括：①巨块型肝癌：肿瘤占整个肝脏的比例<70%；②多发结节型肝癌；③门静脉主干未完全阻塞，或虽完全阻塞但肝动脉与门静脉间代偿性侧支血管形成；④外科手术失败或术后复发者；⑤肝功能分级（Child-Pugh）A级或B级，ECOG评分0～2分；⑥肝肿瘤破裂出血及肝动脉-门脉静分流造成门静脉高压出血。

（2）肝肿瘤切除术前应用，可使肿瘤缩小，有利于二期切除，同时能明确病灶数目。

（3）小肝癌，但不适合或者不愿意进行手术、局部射频或微波消融治疗者。

（4）控制局部疼痛、出血以及栓堵动静脉瘘。

（5）肝癌切除术后，预防复发。

4. 禁忌证

（1）肝功能严重障碍（Child-Pugh C级）；

（2）凝血功能严重减退，且无法纠正；

（3）门静脉主干完全被癌栓栓塞，且侧支血管形成少；

（4）合并活动性感染且不能同时治疗者；

（5）肿瘤远处广泛转移，估计生存期<3个月者；

（6）恶病质或多器官功能衰竭者；

（7）肿瘤占全肝比例≥70%癌灶；如果肝功能基本正常，可考虑采用少量碘油乳剂分次栓塞；

（8）外周血白细胞和血小板显著减少，白细胞<3.0×10^9/L（非绝对禁忌，如脾功能亢进者，与化疗性白细胞减少有所不同），血小板<60×10^9/L。

（六）系统化疗（全身化疗）

系统化疗（systemic chemotherapy，全身化疗）是指主要通过口服、肌肉或静脉途径给药进行化疗的方式。早在20世纪50年代起，系统化疗就开始用于治疗肝癌，是临床常用的姑息性治疗手段。多数传统的细胞毒性药物，包括ADM/EADM、5-Fu、PDD和MMC等，都曾试用于肝癌，但单药有效率都比较低（一般<10%），缺乏高级别的循证医学证据表明具有生存获益；仅个别研究提示，与BSC相比，含ADM的系统化疗可能延长晚期HCC患者总的生存时间；同时，可重复性差，毒副反应明显，严重影响了其临床应用和疗效。因此，多年来有关研究较少，水平低下，停滞不前。

1. 亚砷酸注射液

三氧化二砷（As_2O_3，亚砷酸）是中药砒霜的主要成分，我国学者首创应用其注射液（亚砷酸注射液）治疗早幼粒细胞白血病，取得了重大突破。2004年，国内多中心协作临床研究的结果表明，采用亚砷酸注射液治疗中晚期原发性肝癌具有一定的姑息治疗作用，可以控制病情进展，改善患者生活质量、减轻癌痛和延长生存期，同时不良反应较轻，患者的耐受性较好；因此，亚砷酸注射液已经获得国家食品药品监督管理局（SFDA）批准增加晚期肝癌的适应证，成为第一个通过多中心临床研究证明有效而获得批准治疗肝癌的系统化疗药物。在临床应用时，应注意选择适当的患者，注意积极防治不良反应，特别是肝肾毒性。

2. FOLFOX方案

近年来，奥沙利铂（OXA）等新一代的化疗药物相继问世和应用，使得胃肠癌化疗进步明显，预后显著改善，推动和启发了肝癌化疗的研究，使肝癌不适合系统化疗的传统观念受到挑战和质疑。国内外已进行了一系列的临床观察和Ⅱ期研究，均提示含OXA的方案治疗肝癌有效，客观有效率有所提高，能够控制病情发展，减轻症状，可能延长生存，因而广受重视。2010年FOLFOX 4方案与单药ADM对照用于不适于手术或局部治疗的晚期肝癌患者姑息性化疗的国际多中心Ⅲ期临床研究（EACH研究）结果已经公布，已证明含OXA的联合化疗可以为晚期HCC患者带来较好的客观疗效、控制病情和生存获益，且安全性好。该项研究得到了国际国内学术界的高度重视，改变了晚期HCC系统化疗长期缺乏标准方案的现状，引起肝癌治疗观念的重大变革。

目前认为，HCC是对含OXA等新型化疗方案具有一定敏感性的肿瘤。对于没有禁忌证的晚期HCC患者，系统化疗明显优于一般性支持治疗，不失为一种可以选择的治疗方法，其主要适应证：

（1）合并有肝外转移的晚期患者；

（2）虽为局部病变，但不适合手术治疗和肝动脉介入栓塞化疗者，如肝脏弥漫性病变或肝血管变异；

（3）合并门静脉主干或下腔静脉瘤栓者；

（4）多次肝动脉栓塞化疗（TACE）后肝血管阻塞以及或介入治疗后复发的患者。

当然，系统化疗应当严格掌握临床适应证，及时评估疗效，密切监测和防治不良反应。原则上，对于具有以下情况之一的患者不宜进行系统化疗：①ECOG>2分，Child-Pugh>7分；②白细胞<3.0×10^9/L或中性粒细胞<1.5×10^9/L，血小板<60×10^9/L，血红蛋白<90g/L；③肝、肾功能明显异常，氨基转移酶（AST或ALT）>5倍正常值和/或胆红素显著升高>2倍正常值，血清白蛋白<28g/L，肌酐（Cr）≥正常值上限，肌酐清除率（CCr）≥50mL/min；④具有感染发热、出血倾向、中量大量腹腔积液和肝性脑病。

3. 其他药物

由于多项国际随机临床研究（RCT）都没有证明具有生存获益，不推荐应用三苯氧胺、抗雄性激素药物或奥曲肽作为抗肝癌的系统治疗。但是，奥曲肽可用于控制肝癌合并消化道出血和缓解肠梗阻除外。

（七）分子靶向药物治疗

已知肝癌的发病机制十分复杂，其发生、发展和转移与多种基因的突变、细胞信号传导通路和新生血管增生异常等密切相关，其中存在着多个关键性环节，正是进行分子靶向治疗的理论基础和重要的潜在靶点。分子靶向药物治疗在控制HCC的肿瘤增殖、预防和延缓复发转移以及提高患者的生活质量等方面具有独特的优势。近年来，应用分子靶向药物治疗HCC已成为新的研究热点，受到高度的关注和重视。

索拉非尼是一种口服的多靶点、多激酶抑制剂，既可通过抑制血管内皮生长因子受体（VEGFR）和血小板源性生长因子受体（PDGFR）阻断肿瘤血管生成，又可通过阻断Raf/MEK/ERK信号传导通路抑制肿瘤细胞增殖，从而发挥双重抑制、多靶点阻断的抗HCC作用。多项国际多中心Ⅲ期临床研究证明，索拉非尼能够延缓HCC的进展，明显延长晚期患者生存期，且安全性较好；同时，不同的地域、不同的基线水平和不同的预后因素的HCC患者应用索拉非尼治疗都有临床获益，疗效相似。目前，索拉非尼已相继获得欧洲EMEA、美国FDA和我国SFDA等批准，用于治疗不能手术切除和远处转移的HCC。其常规用法为400mg，po，bid；应用时需注意对肝功能的影响，要求患者肝功能为Child-Pugh A级或相对较好的B级；肝功能情况良好、分期较早、及早用药者的获益更大。索拉非尼与肝动脉介入治疗或系统化疗联合应用，可使患者更多地获益，已有一些临床观察和研究证实；至于与其他治疗方法（手术、射频消融和放疗等）联合应用，正在进行研究。其他新的分子靶向药物，采用单药或是联合手术、介入治疗和系统化疗等手段治疗肝癌的临床试验也正在陆续开展。

（八）肝癌多学科综合治疗模式的建议

由于HCC的特殊性，多发生在有慢性肝病或者肝硬化疾病的基础上，高度恶性和复杂难治，特别强调多学科规范化的综合治疗；并且在此基础上，提倡针对不同的患者或者同一患者的不同阶段实施个体化治疗。国内有学者提出，可以依据肝癌患者的体力状况和ECOG评分系统，ECOG分为0～2分和3～4分两大类采取不同的治疗策略。

（1）对于ECOG 3～4分的患者，由于一般健康状况太差，往往无法承受强烈的抗肿瘤治疗，主要是给予支持对症治疗和中医药治疗。

（2）对于ECOG 0～2分的患者，则可以依据Child-Pugh评分系统，分为Child-Pugh A级/B级和Child-Pugh C级两组：

①Child-Pugh C级患者的治疗基本同上。对于其中由于终末期肝病致肝功能失代偿的患者，如果符合肝癌肝移植适应证标准，建议进行肝移植治疗。目前，Milan标准是全球应用最广泛的肝癌肝移植适应证标准。然而，Milan标准过于严格，使一些有可能通过肝移植获得良好疗效的肝癌患者失去手术机会。适当扩大或改良标准，国外有UCSF标准等；而国内有多种标准，尚无统一，对于无大血管侵犯、淋巴结转移及肝外转移的要求比较一致，但对肿瘤大小、肿瘤数目等要求不尽相同。经专家组充分讨论，推荐采用UCSF标准，即单个肿瘤直径≤6.5cm，或多发肿瘤数目≤3个且每个肿瘤直径均

≤4.5cm、所有肿瘤直径总和≤8cm。

②对于Child-Pugh A级或B级患者，依据UICC-TNM评分系统，分为无肝外转移（包括远处及淋巴结转移）的患者（N0M0）和有肝外转移的患者（N1或M1）。对于无肝外转移的患者，再以血管受侵情况分为伴有门脉主要分支癌栓或下腔静脉癌栓和无大血管侵犯两组。门脉主要分支定义为门脉主干和1、2级分支，一般为影像学可见的癌栓；此处未采用微血管癌栓作为区分指标，一方向由于门脉肉眼可见癌栓可用于术前治疗决策的制定，另一方面，门脉肉眼可见癌栓对患者预后的影响强于微血管癌栓。对于已有肝外转移的患者，建议采用系统治疗为主，包括分子靶向药物治疗（索拉非尼）、系统化疗（FOLFOX 4方案或亚砷酸注射液）、生物治疗和中医药等；同时可以酌情采用姑息性放疗（控制骨转移疼痛）等。

③对于伴有门脉主要分支癌栓（门脉主干和1/2级分支），如果预计无法完整切除肿瘤及肉眼癌栓，建议进行放疗和/或门脉支架置入和TACE；当肿瘤和癌栓可被整块切除的患者，建议“肝癌手术切除、门静脉取栓、化疗泵置入+术后门静脉肝素冲洗、持续灌注化疗+TACE”等以外科为主的综合治疗，可以明显提高肝癌合并门静脉癌栓患者的生存率，降低术后转移复发率。对于下腔静脉癌栓患者，如果是肿瘤增大压迫引起，且患者无症状，可以不放置支架，仅采用TACE治疗，并观察肿瘤能否缩小。如果癌栓是肿瘤侵犯下腔静脉引起，建议在TACE的同时放置下腔静脉支架或先放置支架，并可联合放射治疗。这些患者，若能耐受，均建议联合或序贯应用系统治疗（如索拉非尼、FOLFOX 4方案化疗、应用亚砷酸注射液和中医药等）。

④对于无血管受侵的患者，再依据肿瘤数目、肿瘤最大直径（均依据术前影像学结果判断）进一步分层。对于肿瘤数目4个以上的患者，建议TACE控制肝脏肿瘤，一般不宜首先考虑手术切除治疗。上述治疗也可与消融治疗联合应用。

⑤对于肿瘤数目2~3个，肿瘤最大直径>3cm或单个肿瘤>5cm的患者，手术切除的生存率高于TACE，但应注意到部分患者因为肝功能储备问题或包膜不完整而不能手术切除，建议对于这部分患者可以采用TACE。需要从肝切除技术和肝功能储备两方面判断是否选择手术。一般认为，手术切除的患者Child-Pugh分级的分值应≤7分。对于不能耐受或不适宜其他抗癌治疗措施的患者，若符合UCSF标准，也可以可考虑肝移植治疗。迄今为止，没有TACE能减少术后复发、延长生存时间的证据，且TACE可能带来并发症：如严重粘连、胆囊坏疽、胆管坏死以及肝脓肿等，会增加肝切除术的难度；因此，对可手术切除的肝癌，原则上术前不主张进行TACE。

⑥对于单个肿瘤直径<5cm或肿瘤数目2~3个、肿瘤最大直径≤3cm的患者，首先建议手术切除治疗。依据现有的循证医学证据，对于其中肿瘤最大直径≤3cm的患者，也可考虑消融治疗。手术切除的优势是转移复发率低、无瘤生存率高；而经皮消融并发症发生率低、恢复快和住院时间短。对于拒绝手术的患者，或伴发心脏、肺等重要脏器疾病或麻醉禁忌证等不适合手术的患者人也可考虑进行放射治疗。对于不能耐受或不适宜其他抗癌治疗措施的患者，若符合UCSF标准，则可考虑进行肝移植治疗。

十、预后

影响原发性肝癌的预后转归因素有以下几个方面：

（一）HCC的预后最主要取决于病期的早晚

如切除2cm无器官侵犯的小HCC，5年存活率可达60%～100%，而已有症状的手术后5年存活率低于20%。因此关键是早期发现HCC。

（二）治疗与预后

早期手术治疗是根本的方法。目前早期对小肝癌行肝叶切除，可有根治的希望。根据肿瘤部位和大小，选择手术方式也是保证手术成功的重要环节。一般术后复发率40%～60%，因此术后需要配合化疗，才可能达到根治的目的。原发性肝癌早期不易被发现，因此70%的患者发现肝癌时已失去手术机会。目前非手术治疗5年存活率为20%。治疗方案的选择对预后有很大影响，单用抗癌药物疗效较差，采用联合或序贯方案治疗可望得到较好的疗效。对于失去手术机会的患者宜实行肝动脉化疗栓塞。如与放疗方法结合应用，3年存活率可达60%。-196℃液氮冷冻治疗，简便有效，应用于小肝癌，5年存活率可达50%。另外，肝移植术后应用环孢素A抑制免疫排斥反应，在无淋巴系统转移的患者，5年存活率可达60%，但有转移者仅为15%。

（三）机体的免疫功能

细胞免疫功如T细胞、淋巴因子激活细胞（LAK）、自然杀伤细胞（NK）等，它们的活性和肿瘤周围淋巴细胞浸润的程度是人体抗肿瘤的防御屏障。免疫功能正常，则预后较好。癌前期细胞的恶化转化所产生的转肽酶（γ-GT）和碱性磷酸酶（ALP）明显升高者，术后复发率高。胎甲球（AFP）1000μg/L者，1年存活率为100%；AFP＜5000μg/L者，1年存活率为75%；AFP＞5000μg/L，1年存活率为51.3%。

（四）发现肝癌时肝功能的状态决定预后

据国内综合不同地区的统计资料，肝细胞癌患者中有70%～80%合并肝炎后肝硬化，另有10%～30%肝癌患者仅伴慢活肝。因此，肝功能状态对治疗及预后很重要。在224例患者调查中发现：血清胆红素＞17.1μmol/L者，2年存活率为5%；胆红素＞34.2μmol/L者，无1例生存1年。伴失代偿期肝硬化时，肝癌早期即可能死于肝功能衰竭。因此，发现肝癌时原有肝病越重，治疗效果越差，病死率越高。

（五）肝癌病理与预后

一般认为，癌肿小者，生存率高。癌的面积＞10cm，1年生存率为37.5%；癌的面积＜10cm，1年生存率为63.2%。癌的分化程度低者，恶性程度高，容易发生转移现象，导致短期内死亡。单一小肝癌较多发癌结节者5年存活率高10倍。生长速度快，门静脉内已有癌栓形成者，5年存活率为4.8%，无癌栓形成者存活率为50%。肿瘤生长不规则，外无包膜者均提示预后不良，即使手术效果也不会很好。病理上肿瘤为透明细胞癌、纤维板层型癌生长较慢，癌包膜完整，或癌纤维组织量多，在一定程度上限制了癌转移和扩散，预后好。

第六章 结肠癌

一、流行病学

结肠癌是最常见的消化道肿瘤之一，其发病情况有显著的地区性差异，高发区主要集中在北美等发达国家，我国尚处于低发区。但是近几年来，随着经济的发展，人们的生活方式尤其是饮食结构的变化，结肠癌已经成为我国发病率上升最快的恶性肿瘤之一，严重威胁着国人的生命和健康。

近20～30年间，在世界范围内，结肠癌的发病倾向有如下特点：①世界大多数国家或地区发病率呈上升趋势，尤以发病率低的国家上升更为明显，发达国家的上升趋势减缓并到达一个相对稳定的水平；②极个别的地区结肠癌的发病率有所下降。Eilstein等应用出生队列数据Possion模型分析对法国的结肠癌发病预测表明，到2005—2009年25～89岁年龄组段男女结肠癌发病率将分别达到41.5/10万和104.9/10万。预计到2020年全世界结肠癌年发病例将超过90万。每个活到70岁以上的人均有30%的概率发生结肠肿瘤，每个人一生中有3.6%的机会患结肠癌。目前结肠癌在我国大多数地区已经成为发病率上升最快的恶性肿瘤之一。

二、病因学

（一）高脂肪、高蛋白饮食

一般认为高脂肪、高蛋白饮食是患结肠癌的危险因素。但是有一些研究结果认为，总脂肪摄取与结肠癌的危险性没有明显的相关性，高脂肪饮食的相对危险度取决于体力活动的量和性别。某些队列研究也报道红肉中的脂肪比总脂肪更重要。因此，有些研究者支持结肠癌的危险性与红肉，而不是与总脂肪、动物脂肪或饱和脂肪呈正相关。蛋白质本身无致癌性，但有证据表明某些潜在的致癌物来源于饮食蛋白。Le Marehand等在美国夏威夷进行的一项大样本多种族的病例对照研究显示，多食蛋类会增加结肠癌发生的危险，赵宁等的研究也提示富含脂肪蛋白食物是结肠癌的危险因素。上述研究的结论多伴随高脂肪、高胆固醇的摄入，故蛋白饮食与结肠癌的关系尚需进一步论证。

（二）蔬菜、水果、谷类与纤维素

大多数已发表的研究显示，大量摄入蔬菜和水果与结肠癌的低危险性有关，或认为蔬菜和水果在结肠癌发生过程中起保护剂作用。化学家已从蔬菜和水果中提取分离出100余种可抑制性抗突变、抗癌发生的有机物。主要包括大蒜、豆类等。谷类中的全麦小麦富含植物化学物、糠、纤维、矿物质和维生素，目前有研究证实小麦中的抗氧化剂和膳食纤维是小麦具有预防结肠癌功能的关键原因。对此还存在一些争议，有待进一步探讨。纤维素存在于蔬菜、水果和谷类中，可以使粪量增加，稀释结肠内致癌剂，不利于癌细胞生长。美国有60项研究支持高纤维素膳食饮食有保护免患结肠癌的假说。但是，Fuchs等也发现纤维在对抗结肠癌和结肠腺瘤方面没有保护作用。

（三）微量元素和维生素

钙和硒是大肠癌中研究较多的两种微量元素。钙离子可与脂质结合形成不溶性钙皂，抑制脂肪酸和胆酸，对肠道上皮起保护作用。硒可改变癌原代谢，抑制细胞增殖。近期有研究表明，高镁摄入可能降低女性结肠癌发病危险。Aaron R.Folsom等对美国爱荷华州的35 196名女性进行了食物问卷调查以评估镁的摄入情况，结果发现高镁的摄入对于直肠癌没有明显的保护作用，但是明显降低结肠癌发病风险（P=0.04）。高镁摄入的女性比低镁摄入的女性患结肠癌的比率减少23%。维生素A、维生素C、维生素E可使腺瘤患者的结肠上皮过度增生转为正常。美国对32 000多名年龄为30～55岁的妇女进行了研究，结果显示，血液中维生素B_6含量最高的女性，其患结肠癌的危险比含量最低的女性低44%；从食物或补充剂中获取最多维生素B_6的女性中，发展成结肠癌的可能性不到49%。

（四）饮食习惯

英国科学家最新的研究成果显示，橄榄油可以有效地预防结肠癌，实验证实从轻榨优质橄榄油中提取的酚类化合物能够有效地防止结肠癌的发生。同时，牛奶等乳制品也有很好的防治结肠癌的功效。而另有研究表明，从饮食中摄入的有机氯农药可以增加结肠癌风险。近年还有研究表明，大肠癌发生与食物的烹调方法有关，常吃油炸、烟熏、腌晒及盐渍食品发生结肠癌的相对危险度（OR）高，为危险因素。油炸、烟熏食品中含有多种杂环类化合物，腌晒及盐渍食品中含有较多的亚硝胺类，它们对结肠黏膜有特殊作用，可诱发畸变陷窝的形成，后者系结肠癌的癌前病变。而使用冰箱可降低结肠癌的危险性，其原因是冰箱的使用能使食品得以保鲜，减少了食品变质霉变以及对盐腌食品的依赖，从而减少了胃肠道受致癌物的作用。

（五）疾病因素

1. 下消化道疾病史

肠息肉、慢性结肠炎与结肠癌关系密切。绝大多数肠息肉是腺癌，而结肠癌大多是在腺瘤的基础上恶变而成，故肠息肉是结肠癌的危险因素。美国犹他州资料表明，有结肠息肉病史者发生结肠癌的危险性增加。慢性结肠炎与结肠癌关系密切，患广泛溃疡性结肠炎超过10年者发生结肠癌危险性较一般人群高数倍，有严重不典型增生的溃疡性结肠炎患者演变为结肠癌的概率为50%。由此可见慢性结肠炎是结肠癌的危险因素。

2. 胆囊切除术

Sandinavia的两项大型队列研究和两项Meta分析认为胆囊切除术后15年以上者右半结肠癌的危险性升高10%～30%。

3. 阑尾炎

研究者发现，有一些急性阑尾炎患者，在术中或术后发现结肠癌。目前存在3种观点：一是两者互不相干，仅是并存关系；二是阑尾炎是结肠癌的一种早期表现，结肠癌是基本病变，阑尾炎只是一种症状；三是先有阑尾炎，在阑尾切除后由于免疫功能降低然后再发生结肠癌。阑尾炎与结肠癌的关系还有待于进一步研究。

4. 感染

姜可伟的研究发现，人乳头瘤病毒与结肠癌的发生、恶性潜能和生物学行为有关。但明确其作用机制尚需在人乳头瘤病毒癌基因诱导结肠癌细胞恶性转化等方面开展进一步研究。

5. 乳腺癌

日本研究者在对乳腺癌的诊断、治疗和可能的预防措施的研究过程中，发现在乳腺癌与结肠癌的遗传基因方面存在相关性。主要是发现在腺瘤结肠息肉病患者中有超过半数的患者有APC基因变异，不能正常发挥作用。而同样这一基因在超过1/3的乳腺癌患者中也存在同样的基因变异。

6. 高甘油三酯血症

日本研究者所做的一项大规模的回顾性研究证实，高甘油三酯血症对于患有结肠腺瘤的男性患者是一个独立的危险因素。

（六）生活方式及其他

1. 肥胖与体力劳动

肥胖是大肠癌的危险因素。美国癌症协会的一项大规模研究发现，严重超重的男子结肠癌的发生率较高。体力活动则是结肠癌的保护因素。有资料表明，静息工作和体育锻炼少者发生结肠癌的可能性比活动性较强和经常参加体育锻炼者高4倍。而在另外的一项大型的前瞻性研究中的结果表明，高强度的体力活动并不能够保护妇女不患结肠癌。

2. 便秘

美国研究者对424名结肠癌患者和414名非结肠癌患者进行了研究。结果发现，有便秘者的结肠癌发病率是正常人的4倍多。他们认为，经常性便秘可能是中老年人患结肠癌的主要因素。原因是由于便秘使排泄物在结肠内停留的时间长，结肠过多地吸收排泄物中的致癌物质。

3. 激素和身高

激素或生殖因素可能影响结肠癌的危险性。雌激素降低血浆胆固醇，增加胆汁酸产生，而孕激素、妊娠及口服大剂量避孕药可降低血浆高密度脂蛋白，减少胆固醇的产生。妊娠激素还直接作用于结肠黏膜导致患结肠癌危险性的下降，多产次和早年怀第1胎可对抗结肠癌。绝经后用雌激素可使患结肠癌的危险性下降。另外，日本的研究小组发现，身高1.68m以上的高个男子患结肠癌的风险是矮个男子的2倍多。这种情况可能与儿童到青春发育期人体内性激素的变化有关，但确切原因目前尚不清楚。

4. 药物

有关研究表明，强力霉素和6-去甲基-6-脱氧-4-去二甲基氨基四环素（COL-3）等四环素类似物能够通过线粒体介导的凋亡机制破坏结肠癌细胞。同时，阿司匹林、消炎痛、布洛芬等药物也有明显的抗肿瘤作用。

5. 其他

遗传因素至少在20%的结肠癌中起重要作用。在结肠癌患者家族成员中，结肠癌发病率比一般人群高3~4倍，结肠癌家族史是结肠癌的高危因素。心理精神因素对结肠癌的发生、发展也有重大影响。有资料报道，肿瘤的发生与精神心理因素有关。不能自我调节情绪、不适应环境、人际关系差、工作失意、婚姻不和谐、失去亲人、精神长期受压抑等，可能通过影响机体免疫功能而与多数肿瘤发病有关，而非特异性增加结肠癌的患病危险。

三、病理学

（一）大体形态分型

1. 肿块型（菜花型、软癌）结肠癌

肿瘤向肠腔内生长、瘤体较大，呈半球状或球状隆起，易溃烂出血并继发感染、坏死。该型多数分化较高，浸润性小，生长较慢，好发于右半结肠。

2. 浸润型（缩窄型、硬癌）结肠癌

肿瘤环绕肠壁浸润，有显著的纤维组织反应，沿黏膜下生长，质地较硬，易引起肠腔狭窄和梗阻。该型细胞分化程度较低，恶性程度高，出现转移早。好发右半结肠以远的大肠。

3. 溃疡型结肠癌

肿瘤向肠壁深层生长并向肠壁外浸润，早期即可出现溃疡，边缘隆起，底部深陷，易发生出血、感染，并易穿透肠壁。细胞分化程度低，转移早。是结肠癌中最常见的类型，好发于左半结肠、直肠。

（二）组织学分型

1. 乳头状腺癌

癌细胞呈粗细不等的乳头状结。根据其生长方式分为两种类型，一为腺癌组织向黏膜表面生长，呈绒毛状，另一则为肿瘤深部腺腔扩大，呈囊状，囊内呈乳头状增生。乳头状腺癌预后较好，故从一般腺癌中划分出来。

2. 管状腺癌

大多数结肠癌是腺癌，约占3/4，腺癌细胞可辨认，排列成腺管状或腺泡状，按其分化程度可分为3级。

（1）高分化腺癌　癌组织由大小不一的腺管构成。癌细胞分化好，柱排列为单层，核多位于基底部，胞质内常有较多黏液，可出现散在的杯状细胞。

（2）中分化腺癌　癌细胞分化较差，大小不甚一致，呈假复层，细胞核大，排列不整齐，常直达胞质顶端。细胞质少，细胞质内缺乏或仅有少量黏液。癌细胞构成大小不等、形态不规则的腺管。有时部分肿瘤细胞（约1/3）呈实性条索状或团块状结构。

（3）低分化腺癌　癌组织中腺管结构部明显，仅有小部分（小于1/3）可呈腺管状结构。癌细胞分化更差，异型性更明显。

3. 黏液癌

癌细胞分泌黏液，在细胞内可将细胞核挤到一边（状似戒指，又称作印戒细胞癌），在细胞外可见间质内有黏液以及纤维组织反应，癌细胞在片状黏液中似小岛状。分化低，预后较腺癌差。

4. 未分化癌

癌细胞小，形状与排列不规则，易侵入小血管及淋巴管，浸润明显。分化很低，愈后最差。

5. 印戒细胞癌

由弥漫的印戒细胞构成，不形成腺管结构。

6. 腺鳞癌

肿瘤中含有腺癌和鳞癌两种成分，两种成分混杂，有时可见移行过度。

7. 鳞癌

肿瘤全部或绝大部分由鳞状细胞组成，诊断此型癌瘤应见到明确的细胞间桥及角化。

四、解剖学、淋巴引流、转移

（一）解剖学

1. 大体解剖

结肠是介于盲肠和直肠之间的一段大肠，整体呈“M”形，包绕于空肠、回肠周围，结肠分为升结肠、横结肠、降结肠和乙状结肠4部分，其中乙状结肠末端是结肠腔最狭窄的部分，直径约2.5cm。

升结肠约15cm，在右髂窝处，起自盲肠末端，沿腰方肌和右肾前面上升至肝右叶下方，转折向左前下方移行于横结肠，转折处的弯曲称为结肠右曲（或称肝曲），升结肠为腹膜间位器官，无系膜，后面借结缔组织贴附于腹后壁，活动度甚小。

横结肠长约50cm，起自结肠右曲，先行向左前下方，后略转向左后上方，形成一个略向下垂的弓形弯曲，至左季肋区，在脾脏下分处，折转成结肠左曲（或称脾曲），向下移行为降结。横结肠为腹膜内位器官，由横结肠系膜连于腹后壁，活动度大，其中间部分可下垂至脐或脐以下。

降结肠长约25cm，起自结肠左曲，沿左肾外侧缘及腰方肌前面下降，至左髂嵴处延伸为乙状结肠。降结肠属于系膜间位器官，无系膜，借结缔组织直接贴于腹后壁，活动度小。乙状结肠长约40cm，沿左髂窝转入盆腔内，全长呈“乙”字形弯曲，至第3骶椎水平续于直肠。乙状结肠属腹膜内器官，有乙状结肠系膜连于盆腔左右后壁，活动度大。

2. 结肠的血供（图6-1）

结肠的血液供应主要来自肠系膜上动脉与肠系膜下动脉。其中右半结肠的动脉主要由肠系膜上动脉而来，有结肠中动脉，结肠右动脉，回结肠动脉。结肠中动脉分布于横结肠右1/3；结肠右动脉于升结肠附近分为上、下两支，升支多与结肠中动脉吻合，降支多与回结肠动脉吻合，供给升结肠和肝曲血液；回结肠动脉在十二指肠横部下方腹膜后，向下向右分成升、降两支，供给回肠末端、盲肠与升结肠下段血液。左半结肠的动脉由肠系膜细动脉而来，主要有结肠左动脉和乙状结肠动脉，结肠左动脉分成升、降两支，升支分布于脾曲、横结肠末端，降支分布于脾曲和降结肠；乙状结肠动脉进入乙状结肠系膜内分为升、降两支，升支与结肠动脉吻合，降支与直肠上动脉吻合，供给乙状结肠血液。

结肠的静脉与同名动脉伴行，其中肠系膜下静脉与脾静脉汇合，肠系膜上静脉与脾静脉汇合形成肝门静脉。

（二）淋巴引流（图6-1）

结肠的淋巴组织以回盲部最多，乙状结肠次之，肝区和脾区较少，降结肠最少，结肠淋巴结分成以下几组：（1）壁内淋巴结：结肠的淋巴管存在于固有膜深层或黏膜肌层附近，肠壁内小淋巴管将淋巴液汇流入结肠上淋巴结；（2）结肠上淋巴结：离肠壁最近，位于结肠壁浆膜下，亦有人认为存在肠脂垂内，淋巴结体积很小；（3）结肠旁淋巴结：收集结肠上淋巴结的淋巴液，位于边缘动脉附近及动脉与肠壁之间，是结肠癌转移的第一站；（4）中间淋巴结：右结肠动脉、回结肠动脉周围，沿各结肠动脉分支排列，亦称右回结肠淋巴结，该淋巴结的淋巴液汇入各主结肠淋巴结；（5）主淋巴结肠淋巴结：位于各结肠动脉根部和肠系膜上、下动脉根部。肠壁的淋巴经过上述淋巴结群引流，右半结肠的大部分淋巴汇集于肠系膜上淋巴结；左半结肠淋巴汇集于肠系膜下淋巴结。肠系膜上、下淋巴结与腹腔淋巴结的输出管共同组成肠干，汇入乳糜池。

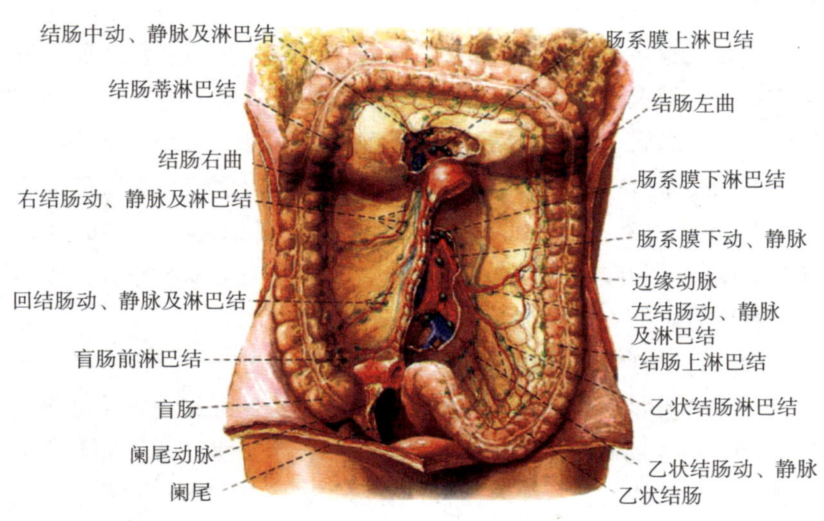

图6-1 结肠动、静脉及淋巴引流

（三）转移

1. 大肠癌扩散的特点

一般沿肠管横轴呈环状浸润，并向肠壁深层发展，沿纵轴上下扩散较慢，且累及肠段一般不超过10cm。癌侵及浆膜后，常与周围组织、邻近脏器及腹膜粘连。

2. 结肠癌的淋巴转移

淋巴转移一般依下列顺序由近而远扩散，但也有不依顺序的跨越转移。

（1）结肠淋巴结：位于肠壁脂肪垂内。

（2）结肠旁淋巴结：位于邻近结肠壁的系膜内。

（3）系膜血管淋巴结：位于结肠系膜中部的血管旁，也叫中间淋巴结组。

（4）系膜根部淋巴结：位于结肠系膜根部。

癌肿侵入肠壁肌层后淋巴转移的概率增多，如浆膜下淋巴管受侵，则淋巴转移机会更大。

3. 浸润与种植

癌肿可直接浸润周围组织与脏器。癌细胞脱落在肠腔内，可种植到别处黏膜上，脱落在腹腔内，可种植在腹膜上，转移灶呈结节状或粟粒状，白色或灰白色，质硬。播散全腹腔者，可引起癌性腹膜炎，出现腹水等。

4. 血行转移

一般癌细胞或癌栓子沿门静脉系统先达肝脏，后到肺、脑、骨等其他组织脏器。血行转移一般是癌肿侵犯至毛细血管小静脉内，但也有由于体检时按压瘤块、手术时挤压瘤体所致，甚至梗阻时的强烈蠕动皆可促使癌细胞进入血行。

五、临床表现

（一）早期症状

最早期可有腹胀、不适、消化不良症状，其中右半结肠癌时，多为腹痛不适或隐痛。早期结肠癌的症状开始时可为间歇性，后转为持续性。大便习惯的改变，也是属于早期结肠癌的症状表现之一。右半结肠癌时表现为早期粪便稀薄，有脓血，排便次数增多，当结肠癌的癌肿继续增大影响到粪便的通过时还可交替出现腹泻与便秘症状，而左半结肠癌则多表现为排便困难，并随结肠癌的病情发展而不断加重。

（二）腹部包块

为瘤体或与网膜、周围组织浸润的肿块，质硬，形体不规则，有的可随肠管有一定的活动度，晚期时肿瘤浸润严重，肿块可固定。

（三）肠梗阻表现

为不全性或完全性低位肠梗阻症状，如腹胀、腹痛、便秘或便闭。结肠肿瘤的常见症状是体检可见腹隆、肠型、局部有压痛，并可闻及亢进的肠鸣音。左半结肠肠腔相对狭小，粪便至此已黏稠成形，且该部多为浸润型癌，肠腔环状狭窄，因此较早出现肠梗阻症状。

（四）中毒症状

也是属于结肠癌的临床表现之一，由于结肠癌的肿瘤溃烂失血和毒素吸收，常可导致结肠癌患者出现贫血、低热、乏力、消瘦、水肿等症状，其中尤以贫血、消瘦为主。右半结肠血运及淋巴丰富，吸收能力强，癌肿多为软癌，易溃烂、坏死致出血感染，因此以中毒症状为主。

（五）晚期症状

有黄疸、腹水、水肿等肝转移征象，以及恶病质、直肠前凹肿块、锁骨上淋巴结肿大等肿瘤远处扩散转移的表现。

六、诊断

（一）纤维结肠镜检查

是诊断结肠癌最有效、最安全、最可靠的检查方法。纤维结肠镜检查可直接观察病灶，同时采取活体组织做病理诊断。取活检时需注意取材部位，做多点取材。如果活检阴性临床考虑为肿瘤患者，应重复取材以免漏诊。

（二）X线检查

气钡双重对比造影X线摄片检查是诊断结肠癌常用而有效的方法。它能够提供结肠癌病变部位、大小、形态及类型。结肠癌的钡灌肠表现与癌的大体形态有关，主要表现为病变区结肠袋消失，充盈缺损，管腔狭窄，黏膜紊乱及破坏，溃疡形成，肠壁僵硬，病变多局限，与正常肠管分界清楚。隆起型多见于盲肠，主要表现为充盈缺损及软组织肿块，分叶状或菜花状表面不规则。溃疡型表现为不规则充盈缺损及腔内龛影，周围黏膜皱襞紊乱，不规则破坏。浸润型癌多见于左侧结肠，肠管呈向心性或偏心性狭窄，肠壁增厚，由于肿瘤生长不平衡，狭窄而高低不平。

（三）B型超声波检查

结肠癌时腹部B型超声扫描对判断肝脏有无转移有一定价值，故应列为术前常规检查的内容之一。

（四）CT扫描检查

腹盆腔CT检查应为常规检查项目，对于术前了解肝内有无转移，腹主动脉旁淋巴结是否肿大，癌肿对周围结构或器官有无浸润，判断手术切除的可能性和危险性等为术前选择合理的治疗方案提供较可靠依据。

（五）实验室检查

（1）大便潜血检查：此种方法简便易行，可作为结肠癌普查初筛方法和诊断的辅助检查，应连续3次检查为宜，对于阳性可疑患者进一步做纤维结肠镜检查。

（2）血清肿瘤标志物：血清CEA水平与病变范围呈正相关，有一定的假阳性及假阴性，不适合作为普查及早期诊断，但对估计预后，监测疗效及复发有一定的帮助。

七、鉴别诊断

（1）结肠良性肿瘤：病程较长，症状较轻，X线表现为局部充盈缺损，形态规则，表面光滑，边缘锐利，肠腔不狭窄，未受累结肠袋完整。

（2）结肠炎性疾患：肠道炎症性病变病史方面各有其特点，大便镜检时有特殊发现，如虫卵、吞噬细胞等，痢疾可培养出致病菌。X线检查病变受累肠管较长。

（3）其他：结肠痉挛：X线检查为小段肠腔狭窄，为可复性。阑尾脓肿：有腹部包块，但X线检查包块位于盲肠外，患者有阑尾炎病史。

八、分期

结肠癌UICC/AJCC（第七版）TNM分期系统（表6-1）：

原发肿瘤（T）：

Tx：原发肿瘤无法评价

T0：无原发肿瘤证据

Tis：原位癌：局限于上皮内或侵犯黏膜固有层

T1：肿瘤侵犯黏膜下层

T2：肿瘤侵犯固有肌层

T3：肿瘤穿透固有肌层到达浆膜下层，或侵犯无腹膜覆盖的结直肠旁组织

T4a：肿瘤穿透腹膜脏层

T4b：肿瘤直接侵犯或粘连于其他器官或结构

区域淋巴结（N）：

Nx：区域淋巴结无法评价

N0：无区域淋巴结转移

N1：有1～3枚区域淋巴结转移

N1a：有1枚区域淋巴结转移

N1b：有2～3枚区域淋巴结转移

N1c：浆膜下、肠系膜、无腹膜覆盖结肠/直肠周围组织内有肿瘤种植（tumor deposit，TD），无区域淋巴结转移

N2：有4枚以上区域淋巴结转移

N2a：有4～6枚区域淋巴结转移

N2c：有7枚及更多区域淋巴结转移

远处转移（M）：

Mx：远处转移，无法评价

M0：无远处转移

M1：有远处转移

M1a：远处转移局限于单个器官或部位（如肝，肺，卵巢，非区域淋巴结）

M1b：远处转移分布于一个以上的器官/部位或腹膜转移

表6-1 结肠癌UICC/AJCC（第七版）TNM分期

期别	T	N	M
0	Tis	N0	M0
Ⅰ	T1	N0	M0
	T2	N0	M0
ⅡA	T3	N0	M0
ⅡB	T4a	N0	M0
ⅡC	T4b	N0	M0
ⅢA	T1～T2	N1/N1c	M0
	T1	N2a	M0
ⅢB	T3～T4a	N1/N1c	M0
	T2～T3	N2a	M0
	T1～T2	N2b	M0
ⅢC	T4a	N2a	M0
	T3～T4a	N2b	M0
	T4b	N1～N2	M0
ⅣA	任何T	任何N	M1a
ⅣB	任何T	任何N	M1b

九、治疗

（一）治疗原则

临床上一般应采取以手术为主的综合治疗原则。根据患者的全身状况和各个脏器功能状况、肿瘤的位置、肿瘤的临床分期、病理类型及生物学行为等决定治疗措施。要合理地应用现有的治疗手段，以期最大限度地根治肿瘤、最大限度地保护脏器功能和改善患者的生活质量。结肠癌的治疗主要有手术治疗、放射治疗和化学治疗及靶向治疗。

（二）手术治疗

1. 手术治疗适应证

（1）全身状态和各脏器功能可耐受手术。

（2）肿瘤局限于肠壁或侵犯周围脏器，但可以整块切除，区域淋巴结能完整清扫。

（3）已有远处转移，如肝转移、卵巢转移、肺转移等，但可全部切除，可酌情同期或分期切除转移灶。

（4）广泛侵袭或远处转移，但伴有梗阻、大出血、穿孔等症状应选择姑息性手术。

2. 手术治疗禁忌证

（1）全身状态和各脏器功能不能耐受手术和麻醉。

（2）广泛远处转移和外侵，无法完整切除，无梗阻、穿孔、大出血等严重并发症。

3. 外科治疗方法的选择

（1）结肠癌根治性手术应将原发性病灶与所属引流区淋巴结做整块切除。为了减少及防止肿瘤复发：①手术切缘应保证足够的无肿瘤侵犯安全范围，切除肿瘤两侧包括足够的正常肠段。如果肿瘤侵犯周围组织或器官，需要一并切除，还要保证切缘足够而且同时清除所属区域淋巴结。切除肿瘤两侧5~10cm正常肠管已足够，然而为了清除可能转移的区域肠壁上、结肠旁淋巴结，以及清除系膜根部引流区域淋巴结需结扎主干血管，切除肠段范围亦根据结扎血管后的血流而定；②完全清除引流区域淋巴结；③避免挤压肿瘤；④防止肠腔内播散。

（2）梗阻性结肠癌的手术处理原则：①右侧结肠癌并发急性梗阻时应尽量争取做右半结肠一期吻合术；②对右侧结肠癌局部确已无法切除时，可选做末端回肠与横结肠侧侧吻合术（内转流术）；③左侧结肠癌引起的急性梗阻在条件许可时应尽量一期切除；④对肿瘤无法切除的左侧结肠癌可选做内转流术或横结肠造口术。直肠癌的治疗原则：手术切除是直肠癌的主要治疗方法，术前同步放化疗可降低肿瘤分期，在一定程度上降低局部复发率和提高保肛率。

（三）放射治疗

对于可手术切除结肠癌，术前术后辅助放疗无意义。且手术后主要治疗失败方式是远处转移，因此放疗用于结肠癌仅限于以下情况：

（1）局部肿瘤外侵固定无法手术；

（2）术中局部肿瘤外侵明显，手术无法切净，予以银夹标记；

（3）晚期结肠癌骨或其他部位转移引起疼痛时，姑息止痛治疗；

（4）如果术中发现肿瘤无法手术切除或无法手术切净时，也可考虑术中局部照射再配合术后放疗；

（5）除晚期结肠癌姑息止痛治疗之外，结肠癌的放疗应当基于氟尿嘧啶之上的同步化放疗。

（四）内科化疗

1. 辅助化疗

辅助化疗的适应证：

非转移性结肠癌患者术后辅助治疗的选择应根据分期而定：

Ⅰ期患者不需要任何辅助治疗。

低危Ⅱ期患者可参加临床试验、不化疗单纯观察或考虑使用卡培他滨或氟尿嘧啶/LV辅助化疗。根据MOSAIC试验及使用奥沙利铂后可能的远期后遗症，专家组认为FOLFOX方案不适合用于无高危因素的Ⅱ期患者辅助治疗。

高危Ⅱ期患者，定义为预后较差者，包括：T4（ⅡB、ⅡC期）、组织学分化差（3/4级，不包括MSI-H者）、脉管浸润、神经浸润、肠梗阻、肿瘤部位穿孔、切缘阳性或情况不明、切缘安全距离不足、送检淋巴结不足12枚。此类患者应考虑按照Ⅲ期进行辅助治疗，方案详见下述。

推荐Ⅲ期患者（T1～T4，N1～N2，M0）术后进行6个月的辅助化疗。方案可选用：奥沙利铂/5-Fu/LV作为标准治疗（mFOLFOX6，1级证据）；奥沙利铂/5-Fu推注/LV（FLOX，1级证据）；卡培他滨/奥沙利铂（CapeOX，1级证据）。对不能使用奥沙利铂的患者可选单药卡培他滨或5-Fu/LV。

不推荐除临床试验外使用贝伐单抗、西妥昔单抗、帕尼单抗和依林特肯辅助治疗非转移性结肠癌。

在辅助化疗方面，并无证据表明FOLFIRI（5-Fu灌注/LV/依林特肯）优于5-Fu/LV。因此，研究数据并不支持在Ⅱ期或Ⅲ期结肠癌的辅助化疗中使用含有依林特肯的方案。

2. 转移性结直肠癌的全身化疗

化疗可以延长转移性结直肠癌患者的生存时间，提高生活质量，并可使部分无法手术切除的转移灶转变为可手术切除。

建议对于绝大多数拟行肝或肺转移瘤切除的患者，可以考虑术前给予一定疗程的化疗，方案可以选用晚期肠癌的有效方案，围手术期化疗的总疗程大约6个月。这样做的目的希望增加根除微小转移病灶的可能性。术前和术后治疗中化疗方案的选择取决于多个影响因素，包括化疗方案的有效率以及安全性和毒性。推荐使用相同的方案用于新辅助和辅助化疗。

对于适于手术治疗，而且觉得转移瘤可以切除，推荐如下处理方法：

（1）结肠切除，同期或分期肝（肺）切除；然后进行辅助化疗（参照Ⅲ期疾病的辅助化疗；首选FOLFOX）。

（2）先行2～3个月的新辅助化疗［即：FOLFIRI或FOLFOX，或CapeOX±贝伐单抗，或FOLFIRI或FOLFOX+帕尼单抗；或FOLFIRI+西妥昔单抗（仅用于KRAS野生型）］，然后同期或分期切除结肠及肝/肺转移瘤。

（3）先行结肠切除，然后新辅助化疗（同上），随后分期切除转移瘤。总体来说，新辅助和辅助化疗的总疗程不超过6个月。

对于适合接受高强度治疗的不可切除转移性患者（即对该方案能够良好耐受并获得的高治疗反应性可能具有潜在的临床获益），NCCN指南推荐5个化疗方案作为治疗的选择：FOLFOX（即mFOLFOX6），FOLFIRI，CapeOX，输注5-Fu/LV或卡培他滨，或FOLFOXIRI。初始治疗中除了FOLFOXIRI仅是2B类推荐外，NCCN指南对其他几个化疗方案（即FOLFOX，CapeOX，FOLFIRI）并没认为其中哪一个更好。可用于初始治疗的生物制剂包括贝伐单抗、西妥昔单抗和帕尼单抗。

3. 常用化疗方案

（1）FOLFOX

mFOLFOX6

奥沙利铂：85mg/m^2，静脉输注2h，第1天。

LV*：400mg/m^2，静脉输注2h，第1天。

5-Fu：400mg/m^2，静脉推注，第1天，然后1200mg/（m^2·d）×2天持续静脉输注。（总量2400mg/m^2，输注46～48h）

每2周重复。

（2）mFOLFOX6+贝伐单抗

奥沙利铂：85mg/m^2，静脉输注2h，第1天。

LV*：400mg/m^2，静脉输注2h，第1天。

5-Fu：400mg/m^2，静脉推注，第1天，然后1200mg/（m^2·d）×2天持续静脉输注。（总量2400mg/m^2，输注46～48h）

贝伐单抗5mg/kg，静脉输注，第1天。

每2周重复。

（3）mFOLFOX6+帕尼单抗

奥沙利铂：85mg/m^2，静脉输注2h，第1天。

LV*：400mg/m^2，静脉输注2h，第1天。

5-Fu：400mg/m^2，静脉推注，第1天，然后1200mg/（m^2·d）×2天持续静脉输注。（总量2400mg/m^2，输注46～48h）

帕尼单抗：6mg/kg，静脉输注，大于60min，第1天。

每2周重复。

（4）CapeOX

奥沙利铂：130mg/m^2，静脉输注，大于2h，第1天。

卡培他滨：800～1000mg/m^2，每天2次口服，第1～14天，随后休息7天。

每3周重复。

（5）CapeOX+贝伐单抗

奥沙利铂：130mg/m^2，静脉输注，大于2h，第1天。

卡培他滨：800～1000mg/m^2，每天2次口服，第1～14天，随后休息7天。

贝伐单抗：7.5mg/kg，静脉输注，第1天。

每3周重复。

（6）FOLFIRI

依林特肯：180mg/m^2，静脉输注大于30～90min，第1天。

LV*：400mg/m^2，静脉输注2h，配合依林特肯注射时间，第1天。

5-Fu：400mg/m^2，静脉推注，第1天，然后1200mg/（m^2·d）×2天持续静脉输注。（总量2400mg/m^2，输注46～48h）

每2周重复。

（7）FOLFIRI +贝伐单抗

依林特肯：180mg/m²，静脉输注大于30～90min，第1天。

LV*：400mg/m²，静脉输注2h，配合依林特肯注射时间，第1天。

5-Fu：400mg/m²，静脉推注，第1天，然后1200mg/（m²·d）×2天持续静脉输注。

（总量2400mg/m²，输注46～48h）

贝伐单抗：5mg/kg，静注，第1天。

每2周重复。

（8）FOLFIRI+西妥昔单抗

依林特肯：180mg/m²，静脉输注大于30～90min，第1天。

LV*：400mg/m²，静脉输注2h，配合依林特肯注射时间，第1天。

5-Fu：400mg/m²，静脉推注，第1天，然后1200mg/（m²·d）×2天持续静脉输注（总量2400mg/m²，输注46～48h）

（9）FOLFIRI+帕尼单抗

依林特肯：180mg/m²，静脉输注大于30～90min，第1天。

LV*：400mg/m²，静脉输注2h，配合依林特肯注射时间，第1天。

5-Fu：400mg/m²，静脉推注，第1天，然后1200mg/（m²·d）×2天持续静脉输注。

（总量2400mg/m²，输注46～48h）

帕尼单抗：6mg/kg，静脉输注，大于60min，第1天。

每2周重复。

（10）FOLFIRI+ ziv-aflibercept

依林特肯：180mg/m²，静脉输注大于30～90min，第1天。

LV*：400mg/m²，静脉输注2h，配合依林特肯注射时间，第1天。

5-Fu：400mg/m²，静脉推注，第1天，然后1200mg/（m²·d）×2天持续静脉输注。

（总量2400mg/m²，输注46～48h）

ziv-aflibercept：4mg/kg，静脉输注。

每2周重复。

（11）卡培他滨

850～1250mg/m²，口服，每天2次，第1～14天；每3周重复。

（12）卡培他滨+贝伐单抗

卡培他滨：850～1250mg/m²，口服，每日2次，1～14天；每3周重复。

贝伐单抗：7.5mg/kg，静脉输注，第1天，每3周重复。

（13）Roswell-Park方案

LV：500mg/m²，静脉输注2h，第1、8、15、22、29、36天。

5-Fu：500mg/m²，在LV输注开始1h后静脉推注，第1、8、15、22、29、36天。

每8周重复。

(14) 简化的双周5-Fu：输注/LV方案(sLV5FU2)

LV*：400mg/m²，静脉滴注2h，第1天。

随后5-Fu：400mg/m²，静脉推注，然后1200mg/(m²·d) ×2天持续静脉输注。

(总量2400mg/m²，输注46～48h)

每2周重复。

(15) 每周方案

LV：20mg/m²，静脉输注2h。

5-Fu：500mg/m²，在LV输注开始1h后静脉推注。

每周重复。

LV：500mg/m²。

5-Fu：2600mg/m²，24h输注。

每周重复。

(16) IROX

奥沙利铂：85mg/m²，静脉输注2h。

依林特肯：200mg/m²，静脉输注30～90min。

每3周重复。

(17) FOLFOXIRI

依林特肯：165mg/m²。

奥沙利铂：85mg/m²，LV：400mg/m²，静脉输注，第1天。

5-Fu：3200mg/m²，48h持续灌注，第1天开始。

每2周重复。

依林特肯

依林特肯：125mg/m²，静脉输注30～90min，第1、8天，每3周重复。

依林特肯：300～350mg/m²，静脉输注30～90min，第1天，每3周重复。

(18) 西妥昔单抗(仅KRAS野生型) ±依林特肯

西妥昔单抗首次剂量：400mg/m²输注，然后每周250mg/m²。

或西妥昔单抗500mg/m²，每2周重复。

依林特肯：300～350mg/m²，静脉输注，每3周重复。

或依林特肯：180mg/m²，静脉输注，每2周重复。

或依林特肯：125mg/m²，静脉输注，第1、8天，每3周重复。

(19) 西妥昔单抗(仅KRAS野生型)

西妥昔单抗首次剂量：400mg/m²，输注，然后250mg/m²，每周1次。

或西妥昔单抗：500mg/m²，每2周重复。

(20) 帕尼单抗(仅KRAS野生型)

帕尼单抗：6mg/kg，静脉输注60min，每2周重复。

（21）Regorafenib

Regorafenib：160mg，口服，每日1次，d1～21。

每28天重复。

4. 分期治疗模式

（1）Ⅰ期：手术切除。

（2）Ⅱ期：手术切除。一般不主张术后化疗。但有以下情况可以考虑术后化疗：T4肿瘤，低分化肿瘤，手术切除标本中少于6个局部淋巴结。具体化疗方案和以下介绍的用于Ⅲ期结肠癌的化疗一样。

（3）Ⅲ期：手术切除。该期结肠癌需做术后化疗。FOLFOX（化疗方案简称）的效果最佳，不同FOLFOX方案在药物剂量和用法上稍有不同，其疗效并无本质差别。因奥沙利铂（oxaliplatin）有可能引起神经损害，已有神经损害的患者（如由糖尿病导致的）应避免用含有奥沙利铂的FOLFOX化疗方案。

（4）Ⅳ期：此期结肠癌的主要治疗手段为化疗。以下为常用的化疗方案。一般先用任何一种FOLFOX加Avastin化疗方案，等该化疗失效后再改用任何一种氟尿嘧啶（5-Fu），亚叶酸钙（leucovorin，CF），依林特肯（irinotecan，CPT-11）加Avastin化疗方案。各种氟尿嘧啶、亚叶酸钙、依林特肯化疗方案之间并无本质区别，只是在药物剂量和用法上稍有不同。卡培他滨（capecitabine，希罗达Xeloda）是口服化疗药，其效果和静脉用氟尿嘧啶加亚叶酸钙相似。

第七章 直肠癌

一、流行病学

在世界范围内，直肠癌一直是恶性肿瘤导致死亡的常见原因之一，严重威胁着人类健康，发生率仅次于胃癌和食道癌。在西方发达国家肿瘤死亡中结、直肠癌占第2位。在中国，根据2005年对全国1/10的人口进行调查发现，新增的结、直肠癌患者发病率以每年3.9%速度在递增，而世界平均水平则只是2%增速。

与世界其他国家比较，亚洲除日本外，中国肠癌发病率和死亡率处于较低水平，但近年来呈现不断上升的趋势。根据全国49个肿瘤登记处（21个城市，28个县）2006年上报的肿瘤发病和死亡资料（覆盖人口为7620.9万，约占2006年全国年末人口总数的5.8%），结、直肠癌发病率为29.1/10万，其中男性为31.5/10万，女性为26.6/10万；死亡率为13.4/10万，其中男性为14.5/10万，女性为12.3/10万。结、直肠癌的发病率位于肺癌和胃癌之后，居第3位；死亡率位于肺癌、胃癌、肝癌和食管癌之后，居第5位。根据统计资料估计，我国2005年结、直肠癌发病数和死亡数分别达17.2万和9.9万。

二、病因学

自从20世纪70年代初Burkitt提出“纤维假说”及Wynder提出“动物脂蛋白假说”后，高脂肪、单纤维素的病因模式已被很多流行病学研究所支持，这些研究同时还提示不良饮食习惯、消化道疾患、缺乏体育锻炼及精神刺激等因素与结、直肠癌的发生有关。

（一）环境饮食因素

研究发现，低发病地区居民如中国、非洲等一些国家的移民到高发地区如美国，结、直肠癌发生率随之增高，在第一代就可迅速增高，至第二代即可与当地发病率趋于一致，说明发病情况随环境的改变有非常明显的上升趋势，同时研究发现，高发地区饮食特点具有高脂肪、高动物蛋白等特点。同时研究发现，高脂肪饮食与直肠癌发病呈直接正关系。

（二）胆汁酸

胆汁酸促使直肠癌发生的机制可能是：①胆汁酸可与肠黏膜细胞相互作用，改变细胞通透性，增加肠道对致癌物质的吸收；②初级胆汁酸与次级胆汁酸可以增加多胺合成酶的活性；③胆汁酸能促进肠上皮增生。

（三）遗传因素

6%～10%的结、直肠癌的发生与遗传有关，有遗传性非家族性结、直肠癌（HNPCC）和多发性家族性息肉病。遗传性结直肠癌的特点是：发病年龄早，多中心发病，常伴有并发症。随着基因工程和生物科学的发展，目前认为以下基因异常可造成直肠癌的发生：5q，ras，DCC，17p12–17p13.3，p53。

（四）其他因素

如烟酒、肥胖、体力活动、溃疡性结肠炎、Crohn病等因素可能与直肠癌有关。

三、病理学

（一）大体分型

（1）早期直肠癌：早期直肠癌系指癌灶局限于直肠黏膜层和黏膜下层内的病变，一般无淋巴结转移，但癌肿侵至黏膜下层者，有5%～10%可发生局部淋巴结转移。大体所见可分为3型：①息肉隆起型：外观为局部隆起的黏膜，可有蒂或亚蒂或呈现广基3种情况，此型多为黏膜内癌；②扁平隆起型：黏膜略厚，表面不突起或轻微隆起，呈硬币状；③扁平隆起伴溃疡：如小盘状，表面隆起而中心凹陷，见于黏膜下层癌。

（2）进展期直肠癌：进展期直肠癌系指癌组织浸润超过黏膜下层，达肌层及浆膜者，常伴有局部淋巴结转移。可分为4型：①隆起型：特点为肿瘤向肠腔内生长，状似菜花或息肉样，边界清楚，浸润较为浅表局限。②溃疡型：肿瘤形成较深溃疡者属于此型，根据溃疡的外形及生长情况又可分为：局限溃疡型：状如火山口，形状不规则，边缘隆起，溃疡中央坏死，形成不规则深溃疡，切面可见肿瘤向肠壁深层浸润生长，边界尚清楚。浸润溃疡型：主要肠壁深层浸润生长，中央形成溃疡，溃疡边缘多不隆起，切面可见肿瘤浸润至肠壁深层，边界不清。③浸润型：主要在肠壁内浸润生长，有明显的纤维组织反应，易引起肠管环状狭窄。本型恶性程度较高，较早出现淋巴结转移，预后较差。④胶样型：肿瘤外形不一，或隆起，或伴有溃疡形成，但外观及切面呈半透明胶冻状。

（二）组织学类型

2010年WHO直肠癌组织学分类：

上皮性肿瘤

癌前病变

腺瘤	8140/0
管状	8211/0
绒毛状	8261/0
管状绒毛状	8263/0
锯齿状	8213/0
不典型增生（上皮内肿瘤），低级别	8148/0

不典型增生（上皮内肿瘤），高级别	8148/2
锯齿状病变	
增生性息肉	
广基锯齿状腺瘤/息肉	8213/0
经典锯齿状腺瘤	8213/0
错构瘤	
Cowden相关性息肉	
幼年性息肉	
Peutz-Jeghers息肉	
癌	
腺癌	8140/3
筛状粉刺型腺癌	8201/3
髓样癌	8510/3
微乳头状癌	8265/3
黏液腺癌	8480/3
锯齿状腺癌	8213/3
印戒细胞癌	8490/3
腺鳞癌	8560/3
梭形细胞癌	8032/3
鳞状细胞癌	8070/3
未分化癌	8020/3
神经内分泌肿瘤	
神经内分泌肿瘤（NET）	
NET 1级（类癌）	8240/3
NET 2级	8249/3
神经内分泌癌（NEC）	8246/3
大细胞神经内分泌癌	8013/3
小细胞神经内分泌癌	8041/3
混合性腺神经内分泌癌	8244/3
EC细胞，5-羟色胺生成性神经内分泌肿瘤	8241/3
L细胞，胰高血糖素样肽和PP/PYY生成性神经内分泌肿瘤	8152/1
间叶性肿瘤	
平滑肌瘤	8890/0
脂肪瘤	8850/3
血管肉瘤	9120/3
胃肠道间质瘤	8936/3

Kaposi肉瘤 9140/3

平滑肌肉瘤 8890/3

淋巴瘤

继发性肿瘤

（1）腺癌：腺癌是最常见的组织学分类，占绝大多数。镜下主要可见不同程度的腺样结构，肿瘤细胞有柱状和杯状细胞组成，也可见少量神经内分泌细胞和Panech细胞。目前国内腺癌分类主要考虑预后问题，将其细分为乳头状腺癌和管状腺癌。乳头状腺癌从形态学观察癌细胞主要呈粗细不等的乳头状结构，预后较好。管状腺癌是指癌细胞呈管状结构，根据其分化程度可分为3级。①高分化腺癌：癌组织有大小不等的腺管构成，癌细胞分化好。②中分化腺癌：细胞分化较差，大小不一致，呈假复层。部分肿瘤细胞呈实性条索状或团块状。③低分化腺癌：癌组织分化差，异型性明显。

（2）黏液细胞癌：为肿瘤中含有大量黏液（多与肿瘤的50%）的腺癌，其常见两种生长方式：①有柱状黏液分泌上皮构成的腺体，与间质之中的黏液混在一起；②由黏液围绕着不规则的细胞索或巢。

（3）印戒细胞癌：多见于年轻患者，印戒细胞占肿瘤的50%以上，印戒细胞镜下形态是单个肿瘤细胞的细胞质充满黏液，核偏于一侧。一般而言，大肠原发印戒细胞癌并不多见，在诊断时要除外邻近器官如胃直接播散或转移的可能。

（4）小细胞癌：恶性度极高，早期即可远处转移。

（5）鳞癌：罕见，低位直肠癌应考虑肛门鳞癌向上蔓延或黏膜下转移的可能。

（6）髓样癌：罕见，与低分化腺癌及未分化癌相比，预后较好。

（7）其他类型。

四、解剖学、淋巴引流、转移

（一）大体解剖

直肠（rectal）位于盆腔后部，上达第3骶椎平面接乙状结肠，向下穿盆膈续为肛门。直肠后面与骶骨、尾骨和梨状肌邻接，各结构之间的疏松结缔组织内有骶正中血管、骶外侧血管、骶静脉丛、骶神经、尾神经前支、骶交感干及奇神经节等。直肠两侧上部为腹膜形成的直肠旁窝、两侧下部与盆丛、直肠上血管、直肠下血管及肛提肌等相邻。

男女性直肠前方的毗邻关系有很大差别。男性的直肠膀胱陷凹底以上，直肠与膀胱底上部和精囊隔有两层腹膜，底以下直肠接直肠膀胱隔与膀胱底下部、前列腺、精囊、输精管壶腹及输尿管盆部相邻。在女性直肠子宫陷凹底以上，直肠与子宫颈及阴道穹隆后部相隔两层腹膜，底以下直肠借阴道隔与阴道后壁相邻。

直肠血液供应与淋巴引流（图7–1）。

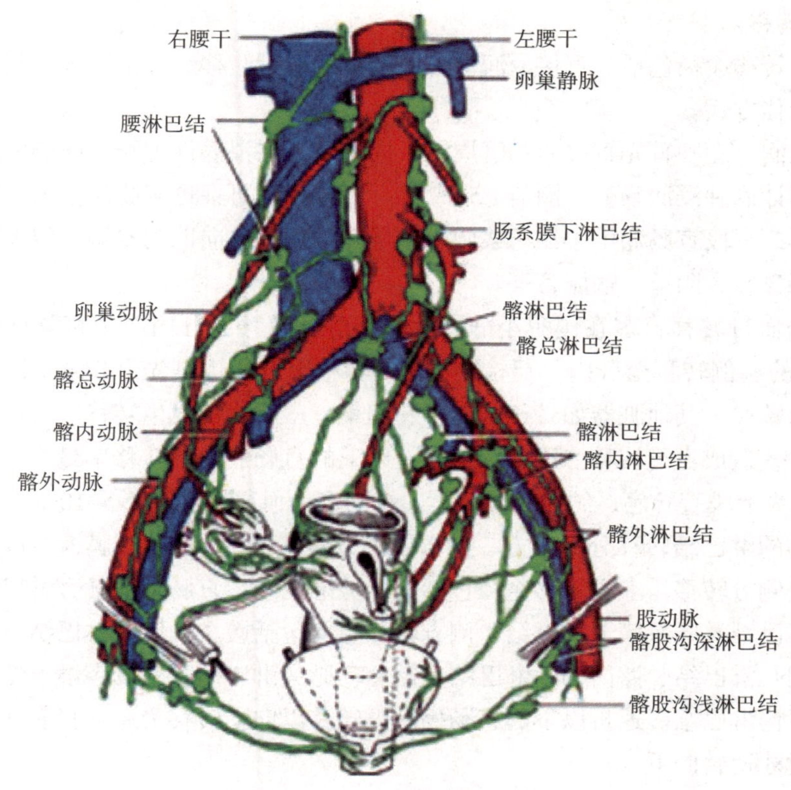

图7-1 直肠血供示意图

直肠的血液供应主要来自直肠上动脉、直肠下动脉、骶正中动脉等，直肠的静脉与同名动脉伴行，主要来自于两个静脉丛，即黏膜下静脉丛、外膜下静脉丛。

（二）淋巴引流

直肠的淋巴管分为上、中、下3部分。下部包括肛门周围及肛门的皮肤部，即齿状线以下的部分；中部指肛门的黏膜部，及齿状线以下至肛提肌附着处的上方；上部为直肠的壶腹部。上部与中部间即直肠壶腹部与肛门之间没有明显的界限，一般以前列腺尖作为两者的界限，我们则以肛提肌在直肠附着处的上方作为界限。

肛门周围皮肤及肛门皮肤部的淋巴管：在齿状线以下，起自肛门皮肤部及肛门周围皮肤的集合管，向前经过会阴及大腿内侧部的皮下组织，注入腹股沟淋巴结，腹股沟淋巴结的输出淋巴管多注入髂外淋巴结。

肛门黏膜部的淋巴管：肛门黏膜部的集合淋巴管多沿直肠下动脉经肛提肌的上面注入沿该动脉起始部的淋巴结，后者的输出淋巴管注入髂内淋巴结或注入髂总淋巴结。此部少数淋巴管沿骶外侧动脉走行，注入骶淋巴结，或直接注入沿髂内动脉干的髂内淋巴结。

直肠壶腹部的淋巴管：直肠壶腹部的集合淋巴管沿直肠上动脉走行，注入沿动脉排列的不同高度的淋巴结，这是直肠的最重要的淋巴通路，直肠癌转移也以此部最多。

（三）转移

直肠癌转移途径包括：直接浸润、淋巴转移、血行转移、种植转移，其中以淋巴转移为主要转移方式。

直接浸润：癌肿首先直接向肠管周围及向肠壁深层浸润性生长，向肠壁纵轴浸润发生较晚。估计癌肿浸润肠壁一圈需1.5～2年。直接浸润可穿透浆膜层侵入邻近脏器如子宫、膀胱等，下段直肠癌由于缺乏浆膜层的屏障作用，易向四周浸润，侵及附近脏器如前列腺、精囊腺、阴道、输尿管等。

直肠癌血行转移：多在侵犯小静脉后沿门静脉转移至肝内。结直肠癌诊断时已有10%～15%的病例转移至肝内，尸检则有2/3转移至肝，也可先经Baston椎旁静脉丛而首先出现肺转移，其他脏器如骨、胸、肾、卵巢、皮肤均可发生转移。如形成梗阻或手术挤压时，易造成血行转移。距肛门缘6cm以下的直肠癌血行转移率最高，可达40%～50%；其次为上段直肠癌，约在20%以上。结肠癌的血行转移率不足10%。

直肠癌的淋巴结转移分为上方、侧方及下方转移3个途径，腹膜返折以下的直肠癌存在上方及侧方转移，上方转移途径包括直肠旁淋巴结、直肠上动脉旁淋巴结、肠系膜下动脉旁淋巴结及肠系膜下淋巴结；侧方转移主要包括腹主动脉旁淋巴结、直肠中动脉淋巴结、闭孔淋巴结、髂内动脉淋巴结、髂总动脉旁淋巴结及直肠旁淋巴结。下方转移主要为腹股沟淋巴结。返折以下的直肠癌淋巴转移以向上转移为主，只有在向上的淋巴引流受阻时才逆转向下。

种植转移：直肠癌种植转移的机会较小，上段直肠癌偶有种植转移发生。

五、临床表现

（一）早期直肠癌大多数无症状

直肠癌在早期缺少症状，患者无明显异常改变。当肿块达1～2cm时，由于肿瘤的侵蚀，肠黏膜遭受到肿块的异物性刺激，分泌物增多，因此在排便时也有少量的黏液排出，多数在大便的前端或于粪便的外面附着。随着肿瘤的增大，分泌黏液也增加，有时随着排气或突然咳嗽腹内压增加，可有黏液从肛门流出。当肿瘤增大，形成溃疡或有坏死合并感染时，便会出现明显的直肠刺激症状，出现排便次数和粪便性质的改变。排便次数增加，每天2～3次，呈黏液便，稀便，黏液血便。常被误诊为“肠炎”“痢疾”“溃疡性结肠炎”等。

（二）进展期癌（中晚期）的患者出现腹痛、大便带血、大便变细及腹泻等症状

（1）直肠癌生长到一定程度时可以出现便血症状。少量出血时肉眼不易发现，但用显微镜检查粪便时可以发现大量红细胞，所谓的大便潜血试验阳性。出血量多时可以出现大便带血，血色鲜红或暗红。当癌肿表面破溃、形成溃疡，肿瘤组织坏死感染，可出现脓血、黏液血便。

（2）可有不同程度的便不尽感、肛门下坠感，有时出现腹泻。

（3）当直肠肿瘤导致肠腔狭窄时可出现不同程度的肠梗阻症状（腹痛、腹胀、排便

困难），排便前腹痛、肠鸣，排便后症状减轻。大便可变细，带沟槽。

（4）肿瘤侵犯膀胱、尿道时可出现尿频、尿急、尿痛，排尿困难等；肿瘤侵犯阴道时可出现直肠阴道瘘，阴道流出粪液；肿瘤侵犯骶骨及神经时可出现骶尾部及会阴部剧烈疼痛；肿瘤侵犯压迫输尿管时可出现腰部胀痛；肿瘤还可压迫髂外血管出现下肢水肿。上述症状均提示肿瘤属较晚期。

（5）肿瘤远处转移（肝脏、肺等）时，相应脏器可出现症状。如转移至肺时可出现干咳、胸痛等。

（6）可出现不同程度的乏力、体重下降等症状。

（7）直肠指诊：凡遇到患者有便血、直肠刺激症状、大便变形等症状均应行直肠指诊。检查时动作要轻柔，切忌粗暴，要注意有无肿物触及，肿瘤距肛门距离、大小、硬度、活动度、黏膜是否光滑、有无压痛及与周围组织关系、是否侵犯骶前组织。如果肿瘤位于前壁，男性必须明确与前列腺关系；女性患者需做阴道指诊，查明是否侵犯阴道后壁。指诊检查完毕应观察指套有无血迹。

六、诊断

（一）内镜检查（图7–2）

1. 内镜检查

内镜检查是诊断直肠癌最安全、有效的检查方法。内镜检查可直接观察病灶，并取活体组织做病理诊断。取活检时需注意取材部位，做多点取材。如果活检阴性且临床考虑为肿瘤的患者，应重复取材以免漏诊。通常表现为：肿块型、溃疡型、浸润型。

（1）肿块型：不规则黏膜隆起，可呈菜花样，表面结节样，腔内生长，伴有糜烂、溃疡，易出血。

（2）溃疡型：不规则形溃疡，周围黏膜结节样隆起，质地硬而脆，易出血。

（3）浸润型：肠壁增厚，表面结节感，伴糜烂，肠腔呈管状狭窄。

2. 内镜下超声（EUS）

活体及离体直肠内超声显示正常直肠具有多层结构，文献报道自5层到11层不等，目前比较公认的是直肠癌具有境界较为清楚的5层结构，自内向外依次为黏膜层、黏膜和黏膜肌层、黏膜下层、固有肌层、浆膜层及直肠周围脂肪。其中第1、第3和第5层

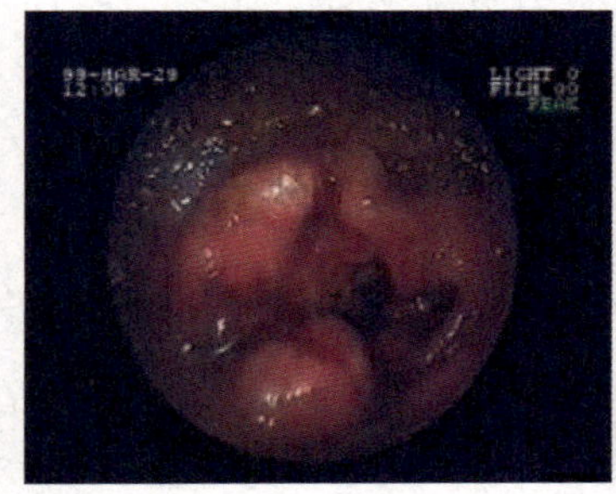

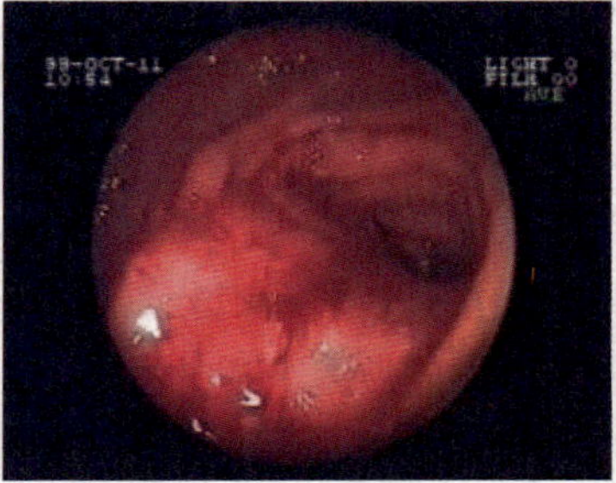

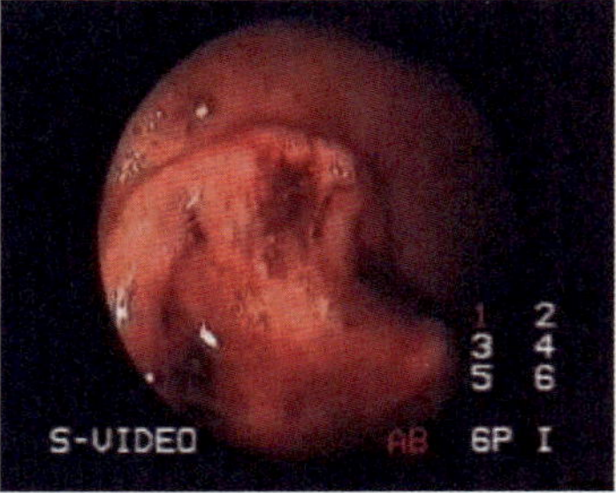

图7–2　直肠内镜检查

为高回声结构，而第2和第4层为低回声结构。

直肠癌在直肠内超声表现：由于直肠内超声能显示直肠壁诸层结构，因此直肠癌的肠内超声表现为实质性的肿块伴有正常诸层结构界面的丧失。因此也经常用于直肠癌术前TNM分期，T1期肿瘤局限于最初的3层结构，T2期肿瘤表现为浸透第4层结构，T3期肿瘤穿透第4层结构并侵入到直肠周围组织，T4期肿瘤有邻近器官受累。直肠内超声是目前认为直肠癌局部分期最准确的影像学诊断技术之一，准确性为67%～93%。

（二）影像学检查

1. X线检查

气钡双重对比造影X线摄片检查表现有：①结节状充盈缺损、多在直肠的内侧壁，圆形光滑或轻度分叶，局部肠壁僵硬，凹入；②菜花状肿块、较大，表面不平，分叶明显，其底宽，肠壁僵硬；③不规则的环状狭窄、管壁僵硬，黏膜中断，分界截然；④不规则的腔内龛影，呈三角形、长条形等，较浅，周围环堤宽窄不均；⑤完全性肠梗阻，或肠套叠征象，阻塞近段有时难以显示。应注意，钡灌肠的X线检查有时无法显示直肠病变，易让人产生无病变的错觉。

2. CT扫描检查

直肠癌CT表现主要分为癌症本身、局部转移、远处转移、术后复发4种征象。癌症本身的CT表现主要为肠腔内团块状或息肉状软组织密度影、肠壁不规则增厚和肠腔狭窄。早期直肠癌往往仅有轻度增厚，但其厚度常常超过6mm，随着病变的进展，肿块侵犯固有肌层或浆膜层，则受累肠壁僵硬，肠壁外周因受侵或炎性反应显得模糊，脂肪间隙消失。癌肿继续进展侵及周围器官时，则有局部侵犯征象。直肠癌局部复发的表现主要表现为吻合口肠壁增厚，多数为不规则、不对称性增厚，局部可形成软组织肿块，复发肿块强化较为明显，对于较小的软组织肿块，需注意与术后软组织水肿、血肿形成或机化以及纤维瘢痕区别。一般认为，直肠癌复查最好在直肠癌术后3～6个月进行，因此时术后导致的水肿、血肿基本吸收。直肠癌淋巴结转移的CT征象，主要观察其大小及强化方式，一般认为淋巴结直径至少超过1cm，强化可以是轻度均匀性强化或周围环形强化。直肠腹膜侵犯的CT表现为脂肪浸润以及癌结节形成，受累腹膜粘连可形成饼状改变。

3. 盆腔MRI检查

MRI具有较高的对比分辨率，可清楚显示盆腔内软组织结构和脏器毗邻关系，对直肠癌的术前分期和指导手术方案选择有重要作用。直肠癌MRI主要表现为直肠局限性或弥漫性肠壁增厚和肿块形成。T1加权像肿瘤表现为中等偏低信号，肿块出血时可见较高信号，由于气液体及肠道周围脂肪衬托，T1加权像显示肿瘤的边界清楚。T2加权像肿瘤呈高信号，如果是黏液腺癌，由于肿瘤细胞分泌大量黏液，形成黏液湖，则表现为明显高信号，在结肠水成像图像上，直肠癌造成的肠腔狭窄显示更加清楚，而肿瘤组织本身由于信号衰减，并不呈现较高信号改变。因MRI能够显示直肠各层结构，故也可用于直肠癌局部分期，其准确性不如直肠内超声。

（三）实验室检查

血常规、尿常规、大便常规+大便潜血试验，血型，肝功能、肾功能，凝血功能，血糖，电解质，血清病毒指标检测，肿瘤标志物检查（CEA和CA19-9）。

七、鉴别诊断

（一）痔

痔为常见的肛肠良性疾病，其临床表现为肛门出血，血色鲜红，一般量不多，为手纸染血、便后滴血、粪池染血等，大便本身不带血，或仅有少许血迹。出血一般为间歇性，多为大便干结时或进食辛辣刺激食物后出现。不伴腹痛、腹胀。无大便变细或大便性状改变（如大便带沟槽）。直肠指诊无明显肿块，指套一般不染血。反之，直肠癌为大便带血，血色鲜红或暗红，一般为每次大便均带血。直肠癌导致肠梗阻时可有腹痛、腹胀等。大便可变形。直肠指诊多数情况下可触及肿块，指套多染血。

（二）直肠息肉

直肠息肉也可出现大便带血，但一般不会引起腹痛、腹胀等。一般不会引起全身症状（如乏力、体重下降）。直肠指诊可触及质软肿块，指套可染血。而直肠癌可引起肠梗阻症状，并可引起乏力、体重下降等全身症状。直肠指诊可触及质硬肿块，指套可染血。

（三）肛裂

肛裂为肛门出血，血色鲜红，一般量不多。其特点是伴排便时及排便后肛门剧痛。肛门视诊可见肛门皮肤裂口，有时可见前哨痔。指诊有时可触及肥大肛乳头，一般指套无染血。

八、分期（表7-1）

（一）Dukes分期

由于1932年Dukes提出的直肠癌分期简单易行，且对预后有一定的指导意义，因此，目前仍被应用。

直肠癌Dukes分期：

Dukes A期：肿瘤局限于肠壁内；

Dukes B期：肿瘤侵犯至肠壁外；

Dukes C期：有区域淋巴结转移，无论侵犯深度。

（二）TNM分期

直肠癌UICC/AJCC（第七版）TNM分期系统：

T-原发瘤分期：

Tx：原发肿瘤不能评估

T0：无原发肿瘤证据

Tis：原位癌：上皮内或黏膜固有层

T1：肿瘤侵犯黏膜下层

T2：肿瘤侵犯固有肌层

T3：肿瘤侵犯浆膜下或无腹膜被覆的结肠或直肠旁组织

T4：肿瘤侵透脏层腹膜和/或直接侵犯其他器官或结构

T4a：肿瘤穿透脏层腹膜表面

T4b：肿瘤直接侵犯其他器官或结构

N-区域淋巴结：

Nx：区域淋巴结不能评价

N0：无区域淋巴结转移

N1：1~3个区域淋巴结转移

–N1a：1个区域淋巴结转移

–N1b：2~3个区域淋巴结转移

–N1c：无区域淋巴结转移，但在浆膜下或无腹膜被覆的结肠或直肠旁组织存在单个（或多个）癌结节（卫星灶）

–N2：≥4个区域淋巴结转移

–N2a：4~6个区域淋巴结转移

–N2b：≥7个区域淋巴结转移

M-远处转移：

M0：无远处转移

M1：有远处转移

–M1a：单个器官或部位发生转移（如肝、肺、卵巢、非区域淋巴结，如髂外和髂总淋巴结）

–M1b：多个器官或部位发生转移或腹膜转移

表7–1 TNM分期及Dukes分期

期别	T	N	M	Dukes	MAC
0	Tis	N0	M0	—	—
Ⅰ	T1	N0	M0	A	A
	T2	N0	M0	A	B1
ⅡA	T3	N0	M0	B	B2
ⅡB	T4a	N0	M0	B	B2
ⅡC	T4b	N0	M0	B	B3
Ⅲ	任何T	N1，N2	M0	C	
ⅢA	T1~T2	N1/N1c	M0	C	C1
	T1	N2a	M0	C	C1

续表

期别	T	N	M	Dukes	MAC
ⅢB	T3～T4a	N1/N1c	M0	C	C2
	T2～T3	N2a	M0	C	C1/C2
	T1～T2	N2b	M0	C	C1
ⅢC	T4a	N2a	M0	C	C2
	T3～T4a	N2b	M0	C	C2
	T4b	N1～N2	M0	C	C3
ⅣA	任何T	任何N	M1a	—	—
ⅣB	任何T	任何N	M1b	—	—

九、治疗

（一）治疗原则

临床上一般应采取以手术为主的综合治疗。根据患者的全身状况和各个脏器功能状况、肿瘤的位置、肿瘤的临床分期、病理类型及生物学行为等决定治疗措施。合理地利用现有治疗手段，以期最大限度地根治肿瘤、最大限度地保护脏器功能和改善患者的生活质量。直肠癌的治疗主要有手术治疗、放射治疗和化学治疗及靶向治疗。

（二）手术治疗

1. 手术治疗适应证

（1）全身状态和各脏器功能可耐受手术。

（2）肿瘤局限于肠壁或侵犯周围脏器，但可整块切除，区域淋巴结能完整清扫。

（3）已有远处转移（如肝转移、卵巢转移、肺转移等），但可全部切除，酌情同期或分期切除转移灶。

（4）广泛侵袭或远处转移，但伴有梗阻、大出血、穿孔等症状应选择姑息性手术，为下一步治疗创造条件。

2. 手术治疗禁忌证

（1）全身状态和各脏器功能不能耐受手术和麻醉。

（2）广泛远处转移和外侵，无法完整切除，无梗阻、穿孔、大出血等严重并发症。

3. 手术治疗方法的选择

（1）直肠癌局部切除手术：需严格把握以下手术指征：①肿瘤侵犯肠周径＜30%；②肿瘤大小＜3cm；③切缘阴性（距离肿瘤＞3mm）；④肿瘤活动，不固定；⑤肿瘤距肛缘8cm以内；⑥仅适用于T1N0M0肿瘤；⑦内镜下切除的息肉，伴癌浸润，或病理学不确定；⑧无血管淋巴管浸润（LVI）或神经浸润；⑨高-中分化；⑩治疗前影像学检查无淋巴结肿大的证据。（注：局部切除标本必须由手术医师展平、固定，标记方位后送病理检查。）

术后病理如果为T2或者T1伴有切缘阳性、血管淋巴管浸润、分化差的高危患者则应行经腹切除术。拒绝手术患者考虑放射治疗。

（2）经腹直肠癌根治性切除术：全直肠系膜切除术（TME）为中低位直肠癌手术的标准术式，是指在直视下锐性解剖盆筋膜脏层和壁层间的特定间隙，完整切除脏层筋膜内的全部组织，包括直肠系膜内的血管淋巴管结构、脂肪组织和直肠系膜筋膜，保留自主神经功能。切除肿瘤下缘以下4～5cm的直肠系膜或达盆膈，下段直肠癌（距离肛缘小于5cm）切除肿瘤远端肠管至少2cm。

4. 手术方式

直肠癌腹腔镜下手术、经肛门内镜下局部切除术（TEM）、低位前切除术、经腹会阴联合切除术、Hartmann手术等。

5. 转移灶的处理

（1）肝转移：完整切除必须考虑肿瘤范围和解剖学上的可行性。切除后剩余肝脏必须能够维持足够功能。达不到R0切除的减瘤手术不做推荐，无肝外不可切除病灶。不可切除的病灶经化疗后需重新评价切除可行性。当所有已知病灶均可做消融处理时方可考虑应用消融技术。全身化疗无效或化疗期间肝转移进展，可行肝动脉灌注化疗及化疗栓塞术治疗，不应常规应用。当原发灶必须能根治性切除或已得到根治性切除时，某些患者可考虑多次切除。

（2）肺转移：完整切除必须考虑肿瘤范围和解剖部位，肺切除后必须能够维持足够功能。有肺外可切除病灶并不妨碍肺转移瘤的切除。当原发灶必须能根治性切除或已得到完整切除时，某些患者可考虑多次切除。

（三）化疗

1. 辅助化疗

直肠癌局部复发危险较高，主要因为直肠与盆腔结构和脏器间的间隙太小、直肠无浆膜包裹以及手术切除时因技术难度而难以获得较宽的手术切缘。与之相反，结肠癌的辅助治疗更多的是关注如何预防远处转移，因为结肠癌的局部复发率很低。对大部分的Ⅱ期（淋巴结阴性，肿瘤穿透肠壁肌层）和Ⅲ期（淋巴结阳性，无远处转移）直肠癌患者，推荐施行包括手术、放射治疗和化疗的多学科综合治疗。术前盆腔放射治疗在Ⅱ/Ⅲ期直肠癌治疗中的应用继续得到发展。推荐以氟尿嘧啶为基础的化疗与放射治疗同期联用。

辅助化疗方案：

（1）mFOLFOX6

奥沙利铂：85mg/m²，静脉滴注2h，d1。

LV：400mg/m²，静脉滴注2h，d1。

5-Fu：400mg/m²，静脉滴注，d1。

1200mg/(m^2·d)，持续泵入2天。

每2周重复，围手术期总疗程6个月。

（2）卡培他滨单药

卡培他滨：1250mg/m^2，每天2次，d1～14。

每3周重复，围手术期总疗程6个月。

（3）Capeox

奥沙利铂：130mg/m^2，静脉滴入，2h，d1。

卡培他滨：1000mg/m^2，每天2次，d1～4。

每3周重复，围手术期总疗程6个月。

（4）简化的双周滴注5-Fu/LV方案（sLVFu2）

LV：400mg/m^2，静脉滴注2h，d1。

5-Fu：400mg/m^2，静脉推注。

1200mg/m^2，持续泵入2天。

每2周重复，围手术期总疗程6个月。

2010年直肠癌诊疗规范不推荐依林特肯作为直肠癌术后的辅助治疗。

2. 转移性直肠癌的全身化疗

化疗可以延长转移性直肠癌患者的生存时间，提高生活质量，并可使部分无法手术切除的转移灶转变为可手术切除。

直肠癌化疗最常用的药物包括氟尿嘧啶类化合物（氟尿嘧啶和卡培他滨）、奥沙利铂和依林特肯。氟尿嘧啶类药物往往与奥沙利铂或依林特肯组成联合方案应用。奥沙利铂和依林特肯治疗转移性直肠癌的疗效相近，与氟尿嘧啶联合的有效率30%～50%。但两者的不良反应不同，奥沙利铂的剂量限制性毒性是外周神经毒性，而依林特肯的剂量限制性毒性是迟发性腹泻和中性粒细胞减少。

对于一般状况良好（ECOG 0～1）的患者，一线化疗可选择奥沙利铂或依林特肯联合氟尿嘧啶类药物。二线化疗可选择一线未用过的药物。对于ECOG评分为2的患者，可采用5-Fu或卡培他滨单药化疗。对于一般情况较差（ECOG评分≥3）者可给予最佳支持治疗（BSC），包括缓解疼痛、营养支持等。

3. 主要化疗方案

（1）FOLFOX6

奥沙利铂：85mg/m^2，静脉输注2h，第1天。

LV：400mg/m^2，静脉输注2h，第1天。

5-Fu：400mg/m^2，静脉推注，第1天，然后1200mg/(m^2·d)×2天持续静脉输注（总量2400mg/m^2，输注46～48h）

每2周重复。

（2）FOLFOX6+贝伐单抗

奥沙利铂：85mg/m^2，静脉输注2h，第1天。

LV：400mg/m²，静脉输注2h，第1天。

5-Fu：400mg/m²，静脉推注，第1天，然后1200mg/（m²·d）×2天持续静脉输注。（总量2400mg/m²，输注46～48h）

贝伐单抗：5mg/kg，静脉输注，第1天。

每2周重复。

（3）FOLFOX6+帕尼单抗

奥沙利铂：85mg/m²，静脉输注2h，第1天。

LV：400mg/m²，静脉输注2h，第1天。

5-Fu：400mg/m²，静脉推注，第1天，然后1200mg/（m²·d）×2天持续静脉输注。（总量2400mg/m²，输注46～48h）

帕尼单抗：6mg/kg，静脉输注，大于60min，第1天。

每2周重复。

（4）CapeOX

奥沙利铂：130mg/m²，静脉输注，大于2h，第1天。

卡培他滨：800～1000mg/m²，每天2次口服，第1～14天，随后休息7天。

每3周重复。

（5）CapeOX+贝伐单抗

奥沙利铂：130mg/m²，静脉输注，大于2h，第1天。

卡培他滨：800～1000mg/m²，每天2次口服，第1～14天，随后休息7天。

贝伐单抗：7.5mg/kg，静脉输注，第1天。

每3周重复。

（6）FOLFIRI

依林特肯：180mg/m²，静脉输注大于30～90min，第1天。

LV*：400mg/m²，静脉输注2h，配合依林特肯注射时间，第1天。

5-Fu：400mg/m²，静脉推注，第1天，然后1200mg/（m²·d）×2天持续静脉输注（总量2400mg/m²，输注46～48h）。

每2周重复。

（7）FOLFIRI+帕尼单抗

依林特肯：180mg/m²，静脉输注大于30～90min，第1天。

LV：400mg/m²，静脉输注2h，配合依林特肯注射时间，第1天。

5-Fu：400mg/m²，静脉推注，第1天，然后1200mg/（m²·d）×2天持续静脉输注。（总量2400mg/m²，输注46～48h）

帕尼单抗：6mg/kg，静脉输注，大于60min，第1天。

每2周重复。

（8）FOLFIRI+贝伐单抗

依林特肯：180mg/m²，静脉输注大于30～90min，第1天。

LV：400mg/m²，静脉输注2h，配合依林特肯注射时间，第1天。

5-Fu：400mg/m²，静脉推注，第1天，然后1200mg/（m²·d）×2天持续静脉输注。（总量2400mg/m²，输注46～48h）

贝伐单抗：5mg/kg，静注，第1天。

每2周重复。

（9）FOLFIRI+西妥昔单抗

依林特肯：180mg/m²，静脉输注大于30～90min，第1天。

LV：400mg/m²，静脉输注2h，配合依林特肯注射时间，第1天。

5-Fu：400mg/m²，静脉推注，第1天，然后1200mg/（m²·d）×2天持续静脉输注。（总量2400mg/m²，输注46～48h）

每2周重复。

西妥昔单抗：400mg/m²，第一次静注超过2h，然后250mg/m²，静注超过60min，每周重复。

或西妥昔单抗：500mg/m²，静注超过2h，第1天，每2周1次。

（10）FOLFIRI+阿柏西普

依林特肯：180mg/m²，静脉输注大于30～90min，第1天。

LV：400mg/m²，静脉输注2h，配合依林特肯注射时间，第1天。

5-Fu：400mg/m²，静脉推注，第1天，然后1200mg/（m²·d）×2天持续静脉输注。（总量2400mg/m²，输注46～48h）

阿柏西普：4mg/kg，静脉输注，第1天。

每2周重复。

（11）卡培他滨：850～1250mg/m²，口服，每天2次，第1～14天；每3周重复。

（12）卡培他滨+贝伐单抗：850～1250mg/m²，口服，每天2次，1～14天；每3周重复。

贝伐单抗：7.5mg/kg，静脉输注，第1天，每3周重复。

静脉推注或输注5-Fu/LV

（13）Roswell-Park方案

LV：500mg/m²，静脉输注2h，第1、8、15、22、29、36天。

5-Fu：500mg/m²，在LV输注开始1h后静脉推注，第1、8、15、22、29、36天。

每8周重复。

（14）简化的双周5-Fu输注/LV方案（sLV5FU2）

LV：400mg/m²，静脉滴注2h，第1天。

5-Fu：400mg/m²，静脉推注，然后1200mg/（m²·d）×2天持续静脉输注（总量2400mg/m²，输注46～48h）。

每2周重复。

（15）每周方案

LV：20mg/m²，静脉输注2h。

5-Fu：500mg/m²，在LV输注开始1h后静脉推注。

每周重复。

LV：500mg/m²，5-Fu：2600mg/m²，24h输注，每周重复。

（16）IROX

奥沙利铂：85mg/m²，静脉输注2h。

依林特肯：200mg/m²，静脉输注30~90min。

每3周重复。

（17）FOLFOXIRI

依林特肯：165mg/m²，静脉输注，第1天。

奥沙利铂：85mg/m²，静脉输注，第1天。

LV：400mg/m²，静脉输注，第1天。

5-Fu：3200mg/m²，48h持续灌注，第1天开始。

每2周重复。

（18）依林特肯

依林特肯：125mg/m²，静脉输注30~90min，第1、8天，每3周重复。

或依林特肯：300~350mg/m²，静脉输注30~90min，第1天，每3周重复。

（19）西妥昔单抗（仅KRAS野生型）±依林特肯

西妥昔单抗首次剂量：400mg/m²，静脉输注，然后每周250mg/m²。

或西妥昔单抗：500mg/m²，每2周重复。

依林特肯：300~350mg/m²，静脉输注，每3周重复。

或依林特肯：180mg/m²，静脉输注，每2周重复。

或依林特肯：125mg/m²，静脉输注，第1、8天，每3周重复。

（20）西妥昔单抗（仅KRAS野生型）

西妥昔单抗首次剂量：400mg/m²，输注，然后250mg/m²，每周1次。

或西妥昔单抗：500mg/m²，每2周重复。

（21）帕尼单抗（仅KRAS野生型）

帕尼单抗：6mg/kg，静脉输注60min，每2周重复。

（22）Regorafenib

Regorafenib：160mg，口服，每天1次，d1~21。

每4周重复。

（四）放射治疗

直肠癌的治疗主要根据临床分期，是多学科的综合治疗。手术是直肠癌根治的治疗手段。一般而言，Ⅰ期患者单纯根治手术后无须其他治疗，但是如果Ⅰ期患者肿瘤位置离肛门较近，行局部切除+放疗可获得与根治术相同的疗效，Ⅱ期、Ⅲ期患者进行术前放疗、术前同步放化疗、术后同步放化疗能明显降低局部复发率，并能提高长期生存率，成为Ⅱ期、Ⅲ期直肠癌的标准治疗。

1. 直肠癌的术前放疗

（1）术前放疗的优点：术前放疗可以降低肿瘤TNM分期，提高肿瘤切除率，对于低位肿瘤还可以增加保留肛门的机会，由于放疗可以降低肿瘤细胞活性，减少术中播散的概率，术前放疗还可以避免对小肠产生放射性损伤。因为由于粘连，术后这些小肠往往会堆积于盆腔。由于放疗野内的组织结构将被切除，因此，术前放疗增加了利用更健康的结肠来进行吻合的可能性。此外，术前肿瘤血供较好，肿瘤氧合较好，肿瘤放疗敏感性较好。

（2）术前放疗的缺点：虽然影像学技术的飞速发展使术前分期较以前更加精确，但仍有分期过高的可能，因而使得一些没有必要放疗的患者接受了过度医疗。

（3）术前放疗的方式：主要有强化短程术前放疗、常规分割术前放疗（可与同步化疗相结合）、超分割放疗以及三维适形放疗等。

①强化短程术前放疗

为了改善可切除直肠癌的疗效，在20世纪70—80年代进行了许多不同分割模式的术前放疗，主要是强化短程术前放疗。术前照射总剂量25Gy，每天1次，每次5Gy，共照射5次。放疗结束后1周内手术。已对12个随机研究的结果进行了综述报道，总的来说，大部分的研究证明可降低局部复发率。其中5个研究结果差异有统计学意义。尽管一些研究的分层分析已显示可改善生存（有统计学意义），但瑞典直肠癌试验是唯一报道可显著改善生存率的术前放疗随机研究。该研究将557例可经腹切除的直肠腺癌（T1～T3）随机分为术前放疗后1周内手术（272例）或单纯手术（285例）两组。放疗照射直肠和周围组织，中位随访8.8年。结果共有86%的患者可行根治性切除，在行根治性手术的患者中，盆腔复发率术前放疗组为12%，单纯手术组为25%（$P<0.001$）；总生存率术前放疗组为46%，单纯手术组为39%（$P<0.03$）。术后6个月内，死于并发疾病术前放疗组为5%，单纯手术组为1%（$P=0.02$）。并发疾病中心血管疾病是主要的死亡原因，术前放疗组发生率为13%，单纯手术组为7%（$P=0.07$）。另外11个术前放疗随机研究没有报告可提高生存率。

然而，强化短程术前放疗存在许多不足之处。第一，放疗完成后1周即进行手术，此时肿瘤退缩不明显，无法达到降期和保留肛门括约肌这一目的。法国已进行了延长放疗结束和手术间隔时间的研究。将低位直肠癌随机分成放疗（总剂量39Gy，每天1次，每次3Gy，每周5次，共13次）后2周内手术或6周后手术两组。放疗和手术间隔时间长者有较好的临床有效率（71.7%对比53.1%，$P=0.007$）和病理降期率（26%对比10.3%，$P=0.005$），括约肌保留率似乎也较高（76%对比68%，$P=0.27$）。因此，推荐采用4～6周的间歇期，以便达到最大限度的肿瘤降期和正常组织的修复。第二，由于瑞典研究中使用了高单次剂量（5Gy），结果产生了更多的急性和晚期反应。在一些患者中产生了放射性腰骶神经丛损伤，导致行走困难和持续性疼痛。这在常规分割放疗中一般是不会出现的。最近荷兰CKVO 95-04研究分析显示，强化短程术前放疗增加了感染率、术中出血和会阴伤口愈合并发症。该研究随机将1850例临床可切除的（T1～T3）患者分为单纯手术［全直肠系膜切除（TME）］或强化短程术前放疗，然后行TME。虽然放疗显著降低了局部复发率（8%对比2%），但2年生存率无差异（82%）。急性毒性反应包括神经毒性反应8%，会阴部创口并发症29%，术后瘘形成12%。术后发生瘘的患者中有80%需要再次手术，其中有11%导致死亡。因此，即使未来的研究证实有可能提高生存率，也还需考虑急性毒性反应、括约肌的保存率和功能以及生活质量等方面的问题。相反，德国直肠癌研究（CAO/ARO/AIO 94）的初步结果显示，常规分割术前同步放化疗，放疗结束后6周手术，与术后同步放化疗相比较，术前同步放化疗组降低了手术并发症的发生率。第三，术前短程放疗使用的放疗技术不是最理想的。例如在大部分强化短程术前放疗中，使用前后对穿野，而不是多野技术，上界高达L2（而不是更常规的L5～S1或S1～S2），明显增加了小肠在照射野中的体积，从而增加了并发症的发生。瑞典直肠癌研究分析了放疗技术对毒性反应发生的影响，发现前后野照射与3或4野技术相比，明显增加术后死亡率（15%对比3%，$P<0.001$），单纯手术术后死亡率为12%。另有资料报道，在高剂量术前放疗后的长时间随访中，确实存在肠功能的改变问题（排便频度、大便失禁、便急等），因此，需要强调进一步优化放疗技术和确定局部复发的高危患者，避免过度治疗。第四，由于强化短程术前放疗整个治疗时间短，不能与足够剂量的全身化疗相结合。这样就失去了同步化疗的潜在放射增敏作用和同时杀灭尚未发现的隐匿性远处转移灶的作用。由于采用强化短程术前放疗患者的情况较好，包括了临床T1～T3病变的患者，而常规术前综合治疗仅用于临床T3病变的患者。因此目前尚无法准确比较强化短程术前放疗与常规术前综合治疗的局控率和生存结果。

②常规分割术前放疗加或不加同步化疗

一些研究已将常规分割术前放疗用于治疗固定的（T4）直肠病灶。其优点是缩小肿瘤的体积，达到肿瘤降期的目的，使临床上估计不能根治性切除的病灶转变为可切除。术前放疗（45～50.4Gy）加氟尿嘧啶化疗，降期率可达86%～90%，而术前单纯放疗仅64%。病理完全缓解率（pCR）在放化疗组为20%～27%，单纯放疗组为6%～14%。这些研究显示，氟尿嘧啶同步化疗可增加放疗产生的降期作用。一些术前放化疗的Ⅱ期临床研究也证实，总切除率为79%～100%，完全切除率为62%～94%，总5年生存率为51%～87%。

另有研究比较了不同放疗方式治疗局部晚期直肠癌的结果，分为强化短程术前放疗（总剂量20Gy，每次5Gy，每天1次，共5次）、常规分割术前放疗（总剂量45Gy，每次1.8Gy，每天1次，共25次）和同步放化疗（45Gy加同步化疗）3组。结果显示，原发肿瘤降期率、区域淋巴结降期率均为同步放化疗组高，统计学有显著差异，但pCR率的差异无统计学意义；3级或4级毒性反应发生及围手术期并发症发生率3组间无统计学差异。

上述研究表明，术前综合治疗可缩小T4直肠癌病灶，从而能根治性切除肿瘤。尽管在放疗和化疗的最佳剂量，以及氟尿嘧啶和其他细胞毒药物联合使用方面等的循证资料很少，但对术前综合治疗模式已无原则上的争议。除了降期作用外，术前放化疗的另一个主要作用是对外科医生一开始认为需行腹会阴联合切除的低位直肠肿瘤，经术前治疗后，可保留括约肌。从技术上讲，术前治疗后有两种手术方法：局部切除或低位前切除加或不加结肠肛门吻合。前者主要用于临床T1/T2期病灶，或患者因其他医学原因无法耐受根治性手术者。后者的优点在于能更完全地切除肿瘤和周围软组织。与常规腹会阴联合切除相比，术前放疗加保肛手术不仅保留了括约肌功能，改善了生活质量，而且在局控率和生存率方面无显著差异，因此其作用越来越得到医务工作者和患者的重视。对临床可切除的低位T3直肠癌患者，术前放疗照射45～50.4Gy，加或不加同步化疗（顺铂+氟尿嘧啶或氟尿嘧啶或氟尿嘧啶+甲酰四氢叶酸钙），放疗结束后4～8周手术，大部分可采用低位前切除和结肠肛门吻合。pCR率达13%～27%、59%～89%的患者保留了括约肌，且有80%以上保肛者括约肌功能良好或很好。总3级毒性反应为5%～28%，无4级毒性反应。局部控制率为83%～100%，3年总生存率95%。但这些初步的资料也提示了值得注意的问题，如法国里昂低位直肠癌术前放疗研究报道，在治疗前认为不能保留括约肌，但在术前放疗后肿瘤缩小而行保肛术的患者中，其局部复发率高达12%。因此，对于如何更好地掌握保肛适应证，并施行个体化治疗，需要进一步的研究。

③超分割放疗

术前超分割放疗的研究报道不多。有学者报道了术前超分割放疗治疗局部进展期（T3/T4）直肠癌的Ⅰ期、Ⅱ期临床研究及术前超分割放化疗剂量递增Ⅰ期临床研究。术前放疗50Gy（盆腔45Gy，肿瘤处再追加5Gy），每次1.25Gy，每天照射2次。或术前放疗盆腔照射45Gy（每次1.8Gy）后，超分割加量照射1.2Gy/次，每天2次，至总剂量54.6Gy（剂量水平Ⅰ）、57Gy（剂量水平Ⅱ）和61.8Gy（剂量水平Ⅲ）。结果显示，pCR 14%～17.4%，病理降期率为56%，肿瘤距肛门小于6cm者的保肛率为70%，3年局部控制率90.5%～96%。DFS率72%～74.6%。3级急性毒副反应中皮肤反应4%～33%，放射性直肠炎发生率19%，腹泻发生率19%，粒细胞减少4%，心脏毒性4%。3级、4级与放疗相关的晚期损伤发生率为8%。上述研究表明，全程或局部加量超分割放疗是可行的，降期效果也比较明显，有很高的局部控制率，即使在放疗61.8Gy，毒性反应也可接受。但由于病例数少，还需要积累更多的病例来证实治疗结果。

④三维适形放疗（3D-CRT）

采用常规照射技术时，因受盆腔正常组织的限制，很难进一步提高直肠肿瘤局部的剂量。而三维适形放疗则根据肿瘤的形状来设计照射野，通过采用共面或非共面进行照射，来提高肿瘤局部剂量，而尽可能减少直肠周围的小肠和膀胱的受照射剂量。由于剂量适形度良好，目前几乎已经取代普通放疗，成为主要治疗方式。

（4）术前放疗与手术最佳间隔时间

新辅助放化疗后，最佳手术时间尚存争议，根据Lyon R90-01的随机研究：新辅助放化疗后随机将患者分成2周内手术和6～8周内手术，研究发现，术前新辅助放疗间隔较长的一段时间，放疗在不增加早期反应和毒性作用的情况更大程度的为肿瘤降期，因而有可能增加保肛手术的机会。Lyon R90-01 2008年发表的文献显示，与4～6周手术相比，新辅助放化疗后6～8周手术不能提高CR率和保肛率。根据此项研究结果，目前一般在放化疗后4～6周手术。2013年同年欧洲的一项随机研究：将患者随机分成4组，8周内手术、8～9周手术、10～11周手术、11周后手术，发现10～11周内手术组pCR率最高，韩国的一项研究有类似结果，提示将手术推迟到放化疗结束8周后手术更有意义，因为此时手术更安全，淋巴结降期率更高。

（5）术前放疗与术前放化疗疗效比较

在20世纪90年代，Ⅱ期、Ⅲ期直肠癌术前放射治疗成为欧洲国家的标准治疗方法，后续研究发现，术前放疗联合化疗可以增加肿瘤的组织反应率和提高保肛率。1993—2003年法国率先开展并完成了一项术前放疗与术前同步放化疗在直肠癌的随机研究。入组该研究的724例患者均是可手术的T3～T4期的患者，分别进行单纯放疗（45Gy/25f）和同步放化疗（45Gy/25f+5-Fu 325mg/m^2+亚叶酸钙20mg/m^{2}第1天到第5天，放疗第1周、第5周进行），手术在放化疗后3～10周内进行。结果显示，同步放化疗患者取得了更高的病理无瘤率（11.4%对比3.6%，$P<0.0001$）以及更低的局部失败率（8.1%对比16.5%，$P=0.004$），但是在保肛率和5年无瘤生存率和总生存率上没有明显差别。

2. 直肠癌的术后放疗

（1）术后放疗适应证：直肠癌术后放疗的适应证主要为手术肿瘤残存或手术病理检查有淋巴结转移，癌组织明显外侵的Ducks B期和C期的患者。术后放疗的优点是：术后病理明确，不会出现过度医疗。但是其缺点在于由于术后可能影响局部区域血供，造成癌细胞乏氧，从而影响放疗敏感性；手术后若没有关闭盆腔底腹膜，小肠坠入盆腔使小肠接受了大剂量的照射；腹会阴直肠癌切除术后放疗需要包括会阴部手术瘢痕，使照射野扩大。

（2）术后放疗：术后单纯放疗的照射剂量通常为45～50Gy/25f。有复发高危因素的患者可瘤床区局部追加剂量5.4～10Gy/f。

1986年，GITSG实验的研究结果表明，Ⅱ期、Ⅲ期直肠癌根治术后同步放化疗优于单纯手术，无病生存率和总生存率分别为70%对比46%（$P=0.009$），58%对比45%（$P=0.005$）。NSABP R-01试验比较直肠癌单纯手术、术后放疗及术后化疗3组间在局部控制率、无病生存率（DFS）和总生存率（OS）间的差异。与单纯手术相比，术后放疗能使局部复发率从25%降至16%（$P=0.06$），但不能增加OS。与NSABP R-01的试验设计相似的GTSG 7157实验增加了一组术后的放化疗联合治疗组。研究结果显示，放化疗组较单纯手术组DFS明显提高，由46%升高至70%，$P=0.009$，OS由45%升高至58%，$P=0.0005$；是否接受放疗影响复发的发生（$P=0.08$），放化疗联合的局控最佳，局部失控为11%，放疗组为20%，术后化疗与单纯手术相比未显示有局控的提高（27%对比24%）。随后Mayo/NCCTG794751研究显示，204例直肠癌T34或N1～N2的患者在手术后随机分成同步放化疗组和单纯术后放疗两组，前者较后者显著降低了局部区域复发率及提高了无病生存率（13.5%对比25%，P=0.036；59%对比37%，P=0.002），同时总生存率也有提高（58%对比48%，P=0.025）。因此，基于上述临床研究结果，1990年美国国立癌症研究所（NCCN）将术后放化疗推荐为pT3和（或）N12直肠癌患者的标准治疗方案。NSABPR 02试验比较了直肠癌术后单纯化疗与术后放化疗的差异，尽管放化疗组在术后50~80天才开始，结果仍然显示，术后同步放化疗较单纯化疗显著降低了局部复发率（8%对比13%，P=0.02）。

（3）术后放疗最佳时间：直肠癌根式术后同步化放疗应尽早进行，延迟放疗将降低治疗的疗效。韩国进行的一项随机研究，将Ⅱ/Ⅲ期直肠癌根治术后的308例患者随机分成两组，一组同步放化疗于术后立即进行，另一组术后先化疗2周期，再同步放化疗，研究结果表明，早放疗组显著提高了无病生存率和降低了局部复发率，但总生存无明显差别。故术后只要患者身体状态允许，应争取早放疗。

3. 局部进展期直肠癌和直肠癌局部复发的放射治疗

局部晚期直肠癌是指局部肿瘤巨大、浸润盆壁、肿瘤固定、失去手术切除机会的直肠癌（T4N0-2M0）。对于这部分患者，仅进行术前5-Fu灌注/放疗或5-Fu推注/LV/放疗或卡培他滨/放疗。放化疗后能切除者应考虑予以切除，不管术后病理如何均应接受为期6个月的辅助治疗，5-Fu/LV或FOLFOX或卡培他滨或XELOX。

局部晚期直肠癌患者多伴有肠梗阻、出血或疼痛等局部症状，对于已经肠梗阻或出现不全梗阻的患者，在治疗前应多学科会诊，可以予金属支架解除梗阻，也可请外科医生进行乙状结肠造瘘或横结肠造瘘，以缓解症状或预防放射治疗引起的肿瘤水肿。对于肿瘤非常巨大，侵犯多个周围器官或组织，手术根本无法切除的患者，应先予全身化疗，放射治疗仅仅为减轻症状，可以缓解70%患者的疼痛和出血症状。放疗可以进行大分割放射治疗，以尽快缓解症状。根据肿瘤局部侵犯的范围和程度，姑息放疗的疗效也不尽相同，如果肿瘤活动，姑息放疗后5年总生存率为48%，半活动者对放疗的反应率为50%，半固定者为30%，固定肿瘤仅为9%。

直肠癌术后复发可行姑息性放疗，对于吻合口复发，发现早的患者有再次手术的机会，复发患者多有骶丛神经刺激症状，如会阴区下坠，会阴部疼痛、臀部疼痛、下肢痛、便血和分泌物增多等症状，因此，对这部分患者进行放疗可以缓和症状和改善生活质量，延长生命。对于术后放疗后复发的患者，再程放疗的疗效较差，缓解期也仅仅是1~6个月，照射野应局限在肿瘤复发区域。

4. 同步放化疗药物的选择

直肠癌放疗联合氟尿嘧啶化疗的作用已得到了肯定。然而随着氟尿嘧啶口服类药物（如卡培他滨、S1、UFT等）的出现，由于其可达到与5-Fu持续泵入的相似疗效，且给药方便，副反应也可耐受，有取代静脉输注5-Fu的趋势。2012年的一项Ⅲ期随机临床研究对比静脉输注5-Fu与卡培他滨联合放疗的疗效显示，5-Fu的3年与5年无病生存率分别为：67%、54%；卡培他滨的3年与5年无病生存率分别为75%、68%，5-Fu与卡培他滨3年、5年、7年OS率分别：83%对比87%、67%对比76%、58%对比71%，提示卡培他滨有着更好的长期生存，在局部复发方面两者无明显差异（6%对比7%），远处转移率卡培他滨要低于5-Fu，且存在统计学差异（19%对比28%，P=0.04），但是卡培他滨更容易出现乏力、手足综合征等副反应，近年又有文献提示，出现手足综合征的患者似乎有着更高的生存率。

随着其他化疗新药（如奥沙利铂、依林特肯等）的出现，有不少学者将其与原治疗方案进行联合使用。近期美国Mehta等报道了术前放疗结合依林特肯和5-Fu治疗T3直肠癌的Ⅱ期临床试验结果，放疗照射淋巴引流区45Gy和原发肿瘤50.4Gy（每天1.8Gy），同步化疗依林特肯（50mg/m²，第1、8、15、22天）和5-Fu（每天200mg/m²，每周7天，第1~33天）。完成放化疗后6~10周手术。结果显示，pCR37.5%，降期71%。急性毒性反应较明显，56%的患者需降低化疗剂量和中断放疗时间>3天，Ⅲ度腹泻28%，黏膜炎21%，直肠疼痛21%，腹部绞痛9%，未观察到4级毒性反应。日本2011年的一项研究也得到了类似结果。

有关奥沙利铂与放疗联合治疗直肠癌的报道近期陆续增多，法国里昂在进行了直肠癌术前放疗联合同步奥沙利铂和持续5-Fu加甲酰四氢叶酸钙化疗Ⅰ期临床研究的基础上，最近又报道了术前奥沙利铂、5-Fu化疗联合同步放疗治疗局部晚期直肠癌的Ⅱ期临床研究的结果。放射治疗剂量为50Gy/5周，第1周和第5周同步化疗第1天奥沙利铂130mg/m²，第1~5天持续静脉滴注5-Fu 350mg/m²和甲酰四氢叶酸钙100mg/m²，放化疗结束后5周手术。结果显示，临床有效率为75%，pCR达15%，保肛率为65%，3级毒性反应发生率为17.5%，10%的患者因术后吻合口瘘或盆腔脓肿需再次手术，无术后死亡发生。阿根廷报道了对不能切除的T3/T4直肠癌每天低剂量奥沙利铂25mg/m²，5-Fu 375mg/m²，甲酰四氢叶酸钙20mg/m²，每周4天，在第1周和第5周与放疗同步进行。在放疗第3周给予奥沙利铂50mg/m²；放疗结束后再给1周期草酸铂加5-Fu和甲酰四氢叶酸钙。放化疗结束后4周进行手术，根治性切除率75%（42%的患者保留了括约肌）；pCR25%。结果显示，低剂量奥沙利铂联合化疗和同步放疗是可行的且非常有效，毒性反应可接受。德国的一项Ⅲ期随机研究（CAO/ARO/AIO-04）：5-Fu（250mg/m²，qd）、奥沙利铂（80mg/m²，放疗第1、2、4、5周的第1天）放疗50.4Gy，对照组是5-Fu（1000mg/m²，第1周和第5周），结果显示，pCR率奥沙利铂组要高于没有奥沙利铂组，且存在统计学差异，这也是首次出现阳性结果的Ⅲ期临床试验。其他如ACCORD12/0405、STAR-01、NSAPB R-04都是阴性结果，但是这些研究都只研究了近期疗效，没有长期疗效的观察。而2013年意大利的一项随机研究的长期随访结果显示，其5年无病生存率和OS率分别为64%、73%，其结果是令人鼓舞的。

从上几项研究结果可见，虽然术前同步放化疗有一定的毒性反应，特别是与依林特肯联合应用时急性反应较重，但仍可接受，且并未增加手术并发症。该治疗模式降期效果明显，有较高的病理有效率，当然远期疗效有待于进一步观察。

5. 直肠癌放疗技术

(1) 靶区定义

常见术后复发部位是指导三维适形放疗CTV靶区勾画的重要依据，CTV应包括复发概率大于10%的肿瘤局部复发部位和淋巴结引流区。局部复发高危区主要包括：直肠系膜区（mesorectal subsite，MS）、骶前区（posterior pelvic subsite，PPS）、盆腔侧壁（lateral pelvic subsite，LPS）、盆腔下区（inferior pelvic subsite，IPS）、盆腔前区（anterior pelvic subsite，APS）。

直肠系膜区：上界起自骶岬、直肠上动脉起源处，下界达肛提肌入直肠壁处，呈纵状圆柱形。直肠旁脂肪间隙其内包括淋巴、血管、神经组织。

骶前区（PPS）：呈三角形，主要为骶前区筋膜，包括骶中、骶侧血管、骶前淋巴链、骶前神经分支。

盆腔侧壁（LPS）：包括直肠系膜外侧的盆侧壁。

盆腔下区（IPS）：位于肛门会阴三角区，包括括约肌、肛周、坐骨直肠窝。

盆腔前区（APS）：直肠系膜腹侧器官和组织，如膀胱、阴道、子宫等。

区域淋巴结高危复发部位（图7–3与图7–4）：

直肠系膜淋巴结（MLN）：包括直肠周围淋巴结和直肠上动脉淋巴结。

上行淋巴结（ULN）：沿肠系膜下动脉走行。

盆腔侧壁淋巴结（LIN）：包括中段直肠旁淋巴结、闭孔和髂内淋巴结。

髂外淋巴结（EIN）：沿髂外血管走行。

腹股沟淋巴结（INS）

Roels对17篇直肠癌术后复发部位的文章进行综合分析，认为直肠癌术后最常见的复发部位是骶前区（22%），其余为盆腔侧壁、坐骨直肠窝、会阴区和盆腔前部，吻合口复发者占全部复发患者的10%～21%（表7–2）。最常见的淋巴结复发部位为：直肠系膜区（46%），直肠上动脉/肠系膜下动脉（28%）、髂内/闭孔区（27%）、髂外区（4%），而腹股沟区淋巴结转移最少（1%）（表7–3）。

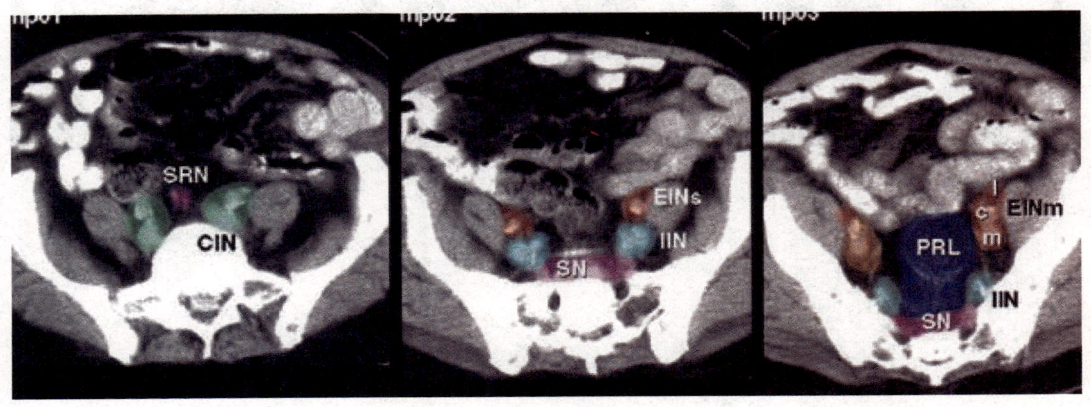

IPN：会阴淋巴结　　SVL：精囊淋巴结　　SN：骶骨淋巴结
INS：腹股沟淋巴结　　IRN：直肠下淋巴结

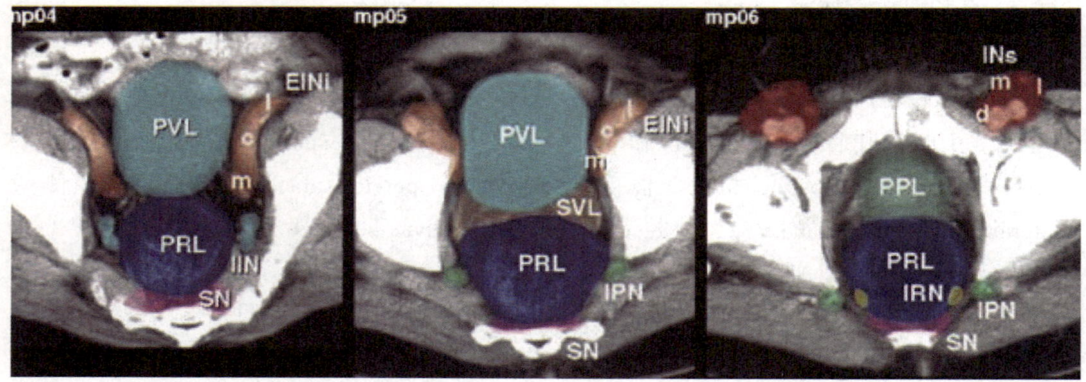

SRN：直肠上淋巴结
PRL：直肠旁淋巴结
EIN：髂外淋巴结

CIN：髂总淋巴结
PVL：膀胱周淋巴丛
IIN：髂内淋巴结

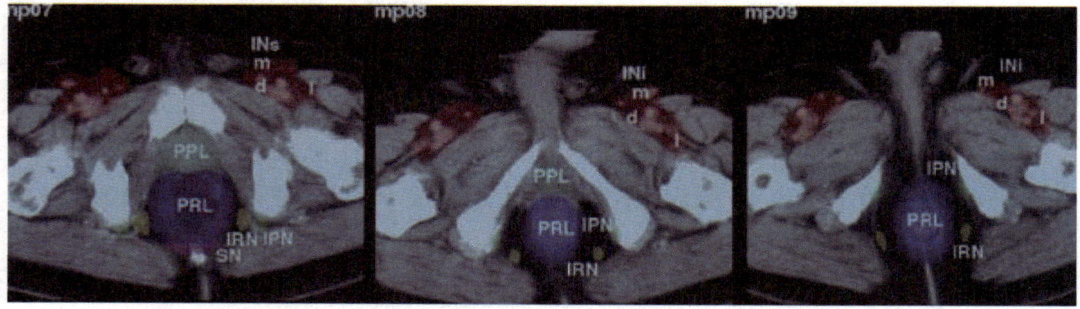

图7-3　男性直肠淋巴结区

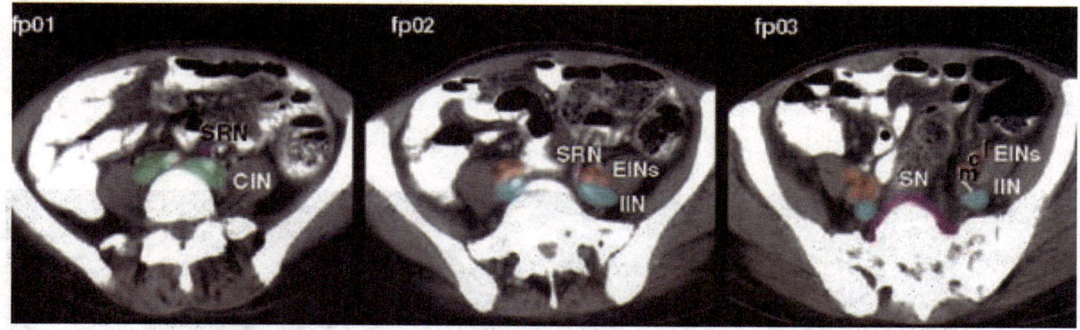

CIN：髂总淋巴结
SRN：直肠上淋巴结
SN：骶骨淋巴结

EIN：髂外淋巴结
PRL：直肠旁淋巴结
PL：子宫旁淋巴丛

IIN：髂内淋巴结
IRN：直肠下淋巴结
PVL：膀胱周淋巴丛

INS：腹股沟浅淋巴结　　IPN：会阴淋巴结　　PVgL：阴道旁淋巴丛

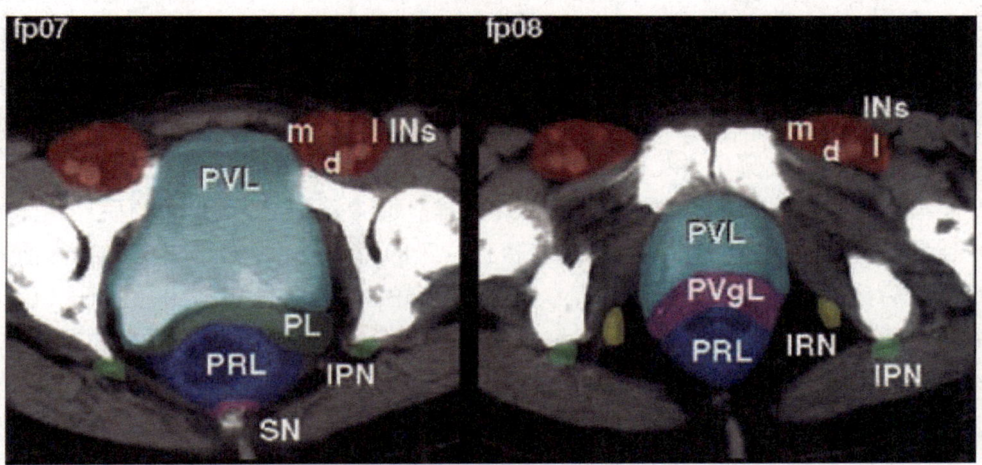

图7-4　女性直肠淋巴结分区

表7-2　直肠癌术后局部复发部位

	直肠系膜区	盆腔后区	盆腔侧壁	盆腔下区	盆腔前区	吻合口区
占复发患者比例	—	49%	21%	12%	17%	10%～21%
占全部患者比例	—	22%	6%	4%	5%	

表7-3　直肠癌术后淋巴结复发部位

	直肠系膜区	直肠上A±肠系膜下A	盆腔侧LN/髂内/直肠中/闭孔	髂外	腹股沟
占淋巴结阳性患者比例	87%	56%	27%	9%	1%（低位）
占全部患者比例	46%	28%	13%	4%	

RTOG关于直肠癌CTV的选择和确定（图7–5～图7–7）：

2009年由RTOG胃肠道委员会组成的共识小组详细回答了关于3个选择性CTV的问题。

CTVA：包括髂内、骶前和直肠周围区域；

CTVB：髂外淋巴结；

CTVC：腹股沟淋巴结。

对于直肠癌而言，多数病例仅仅需要选择性照射CTVA，对于某些病例如肿瘤侵及生殖系统和肛周皮肤时，应考虑CTVB甚至CTVC。

CTVA包括直肠周围、骶前和髂内区域。①骨盆下部：靶区下界（尾侧），即使是上段直肠癌也应至少距离大体肿瘤2cm，包括全部肠系膜到骨盆底部的范围，但是上段直肠癌下界不应高于盆底。专家组认为，除非影像学显示有证据表明坐骨直肠窝受侵犯，CTVA不必包括几毫米的肛提肌，换而言之，如果坐骨直肠窝受到侵犯，CTVA应包括几毫米的肛提肌。对肿瘤波及到肠系膜或肛提肌的进展期，直肠癌专家小组推荐，无论肿瘤延伸到哪个常见间隔之外，CTVA应增加1～2cm的边际一直到骨髂，并强烈推荐在这些情况下进行MRI或PET/CT扫描。②骨盆中部：CTVA的后界和侧界应延伸到骨盆侧壁肌肉或骨组织。考虑到膀胱位置的每日变化，小组推荐CTVA前界延伸如膀胱后部1cm，同样在骨盆中部，小组推荐靶区CTVA应包括闭孔血管（位于骨盆中部髂内、髂外血管之间）的后方。③骨盆上部：CTVA的直肠周围上界（头侧）应该更高。推荐直肠乙状结肠连接部或接近直肠周围肉眼可见淋巴结上界2cm。这定义了多少末端大肠应该在CTVA内，为了适应髂内和骶前区，CTVA头侧的延伸范围将高于直肠周围结构。CTVA最上界应该位于髂总血管分叉为髂内外血管处（骨性标记接近骶岬）。

CTVB为髂外区域，CTVC为腹股沟区。①直肠癌是否包括这两个区域存在分歧，对于肿瘤侵及妇科或泌尿系统，RTOG专家组同意应该包括髂外区域，选择性照射区域应包括CTVA+CTVB。直肠癌侵及肛门时，又有人建议应该包括髂外血管区域，同样对于侵及齿状线的直肠腺癌是否照射腹股沟区也存在分歧。②靶区下界的选择：建议腹股沟区域CTVC的下界应延伸到隐静脉和股骨连接处下2cm。腹股沟到髂外区域（CTVC到CTVB间）的过度应在闭孔内血管水平的底部（骨性标记：耻骨上支的上缘）。因此CTV上界定义为第5腰椎体下缘，下界为大多数盆底，约在闭孔的中上部位，或GTV下1cm，侧界为盆腔外1cm，具体应包括：局部高危复发部位（肿瘤或吻合口、直肠系膜区、骶前区）和区域淋巴结高危复发部位（直肠系膜区淋巴结、盆腔侧壁淋巴结、髂内血管区）。肿瘤距肛门≤6cm、预行保肛手术或APR术后必须包括盆腔下区即坐骨直肠窝/肛门括约肌区。肿瘤距肛门＞10cm时下界可适当上提，不必包括全部坐骨直肠窝。肿瘤侵犯直肠前组织者可包括髂外淋巴结区，肿瘤侵犯阴道下1/3或侵犯肛门括约肌时也应包括腹股沟淋巴结区。③血管周围的界限：靶区应包括髂外血管周围7～8cm的软组织，但如果这个区域内有小血管或淋巴结，则应考虑在前外侧扩1cm以上的边界。腹股沟或股骨区域与可见淋巴结勾画为一个区域，特别是腹股沟区域外侧。

PTV：在CTV的基础上头脚方向扩大0.7～1.0cm。

（2）正常组织的勾画与保护

需要勾画的正常组织包括双侧股骨头、膀胱、照射范围内的小肠（勾画到PTV上界的上两层面）和睾丸。

正常组织的保护：

①多野照射技术：无论是术前还是术后，放射治疗均应以3野或4野照射治疗为宜，3野或4野照射可以更好地保护膀胱、小肠以及盆腔周围的软组织，减低盆腔正常组织的照射剂量。

②手术：由于直肠癌术后腹膜遭到破坏，若不进行盆底重建，会有更多的小肠进入盆腔，使过多体积的小肠接受了高剂量的照射，而小肠是照射限制性器官，一般要求其照射剂量≤45～50Gy。由于过高剂量的照射容易出现消化道症状，如肠粘连、肠梗阻甚至肠穿孔等症状。而盆腔底壁重建术可以有效地阻止小肠落入盆腔。

③其他方法：如有孔腹部定位装置、膀胱充盈，都能减少小肠和膀胱的受量。

处方剂量：a. 95%PTV DT50Gy/25f/5w（术前、术后放疗），晚期、复发直肠癌真骨盆95%PTV最小剂量为50Gy/25f/5w，肿瘤区补量至66～70Gy；b. 最高剂量＜110%～115%处方剂量，高剂量不能落在小肠和残段直肠上；c. 最低剂量＞93%剂量；d. 正常组织限量：膀胱D50%≤50Gy；小肠D50%≤20～30Gy，D_{max}≤50Gy；股骨头D5%≤50Gy；睾丸评价最高剂量和平均剂量。

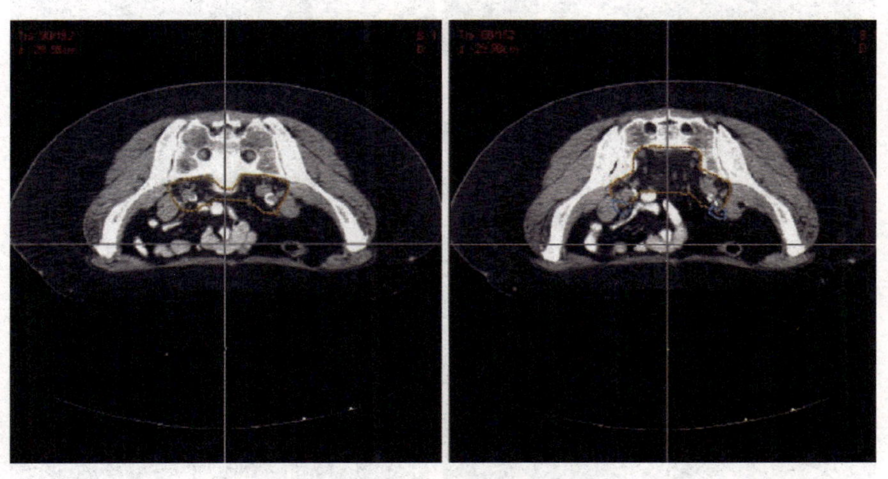

图7-5　RTOG直肠癌靶区勾画示例图

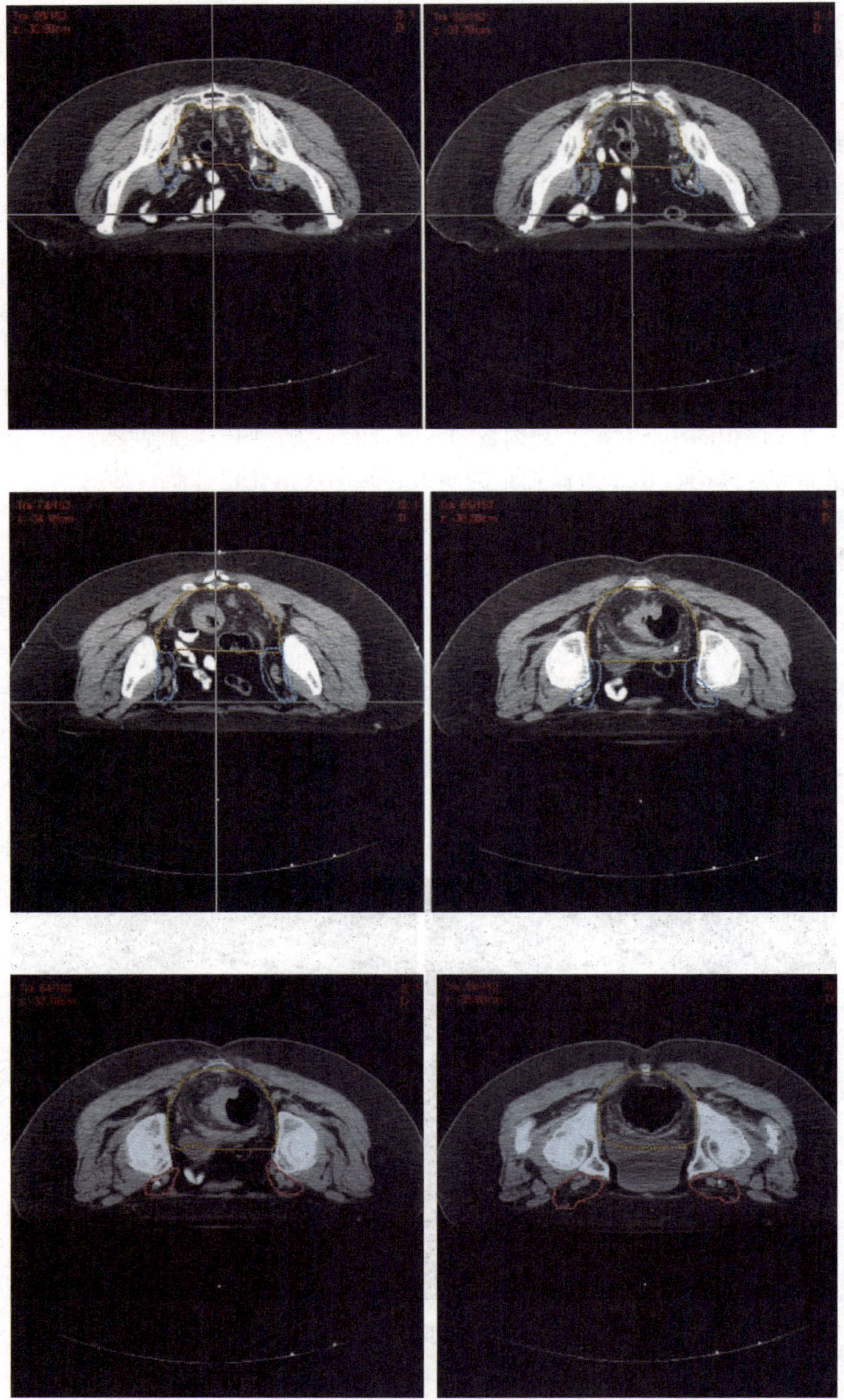

图7–6 RTOG直肠癌靶区勾画示例图

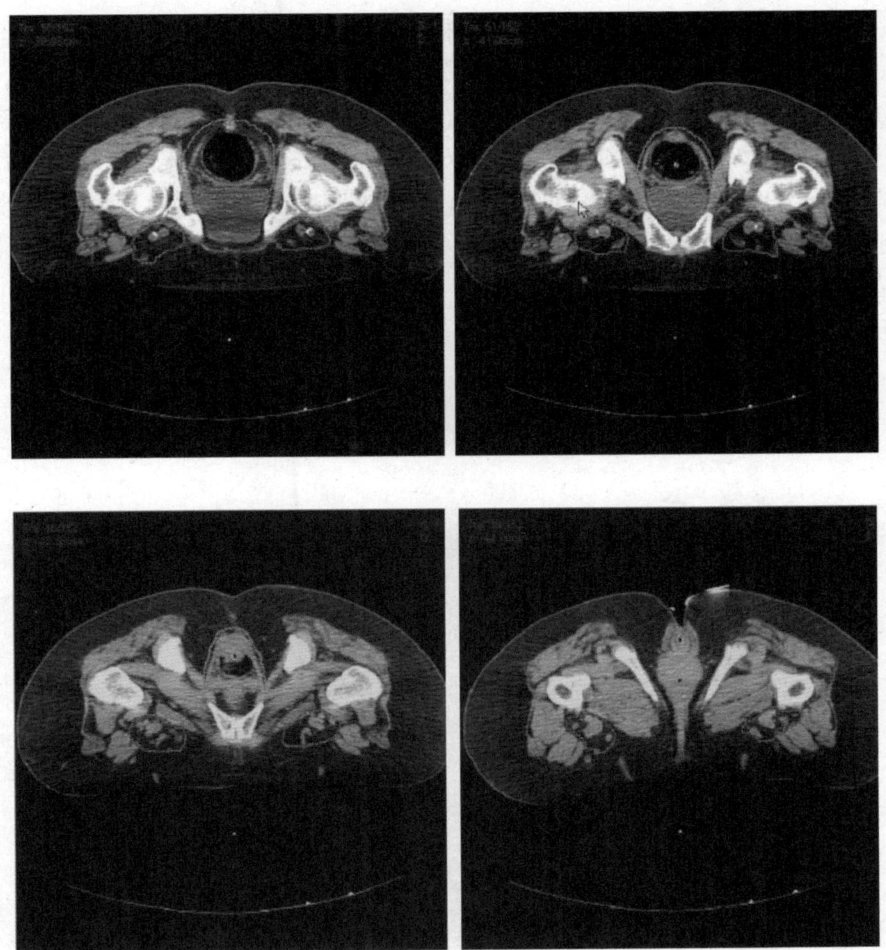

图7-7 RTOG直肠癌靶区勾画示例图

（注：棕黄色为CTVA、蓝色为CTVB、红色为CTVC）

十、预后

直肠癌的预后与肿瘤的分化程度、直肠癌的分期、手术切缘情况、淋巴血管浸润情况、神经侵犯及淋巴结外肿瘤种植等情况有关。

直肠癌的分期是直肠癌预后与治疗的一个重要依据，美国的相关研究显示，ⅢA期、ⅢB期、ⅢC期患者的5年生存率分别为59.8%、42%、27.3%。其中T4aM0、T4bM0、T4aM1、T4bM1患者的5年生存率和中位生存时间也存在明显差异，5年生存率分别为49%、45%、12%、0；中位生存时间分别为58.2%、46.2%、22.7%、15.5%。

手术切缘阳性被认为继淋巴结转移阳性之后第二大复发指标。

神经侵犯提示预后较差，多因素分析发现，神经侵犯是直肠癌5年无病生存率的一个独立预后因素，其中Ⅱ期直肠癌患者有神经侵犯与无神经侵犯的5年无病生存率分别为29%、82%（P=0.0005），Ⅲ期直肠癌患者有神经侵犯预后更差。

淋巴结外肿瘤种植是指沉积于远离原发灶或直肠脂肪组织内的不规则肿瘤实性结节，其没有淋巴组织结构，因此大部分观点认为，不应将其计入淋巴结数目。鉴于其常常预示缩短5年DFS和总生存，因此直肠癌TNM分期AJCC第七版将T1～T2期肿瘤即使没有淋巴结转移，如果存在这种结外肿瘤种植（1个或多个）都将其列入N1c。Ⅱ期直肠癌患者中无论其T分期如何，存在结外肿瘤种植的患者其预后较Ⅲ期患者差，存在结外肿瘤种植的pN0的患者其5年无病生存率也只有50%。

第八章 肛门区癌

一、概述

肛门区癌根据解剖位置可分为肛门癌和肛周癌。AJCC和UICC对肛门和肛周的定义为：肛门为直肠的末端，上界起自肛直肠环，下界为肛门放松状态下的肛门缘，长度3~4cm，肛门有齿状线上和齿状线下两部分组成，其中齿状线上部分占肛门的2/3，齿状线下至肛缘占肛门大约1/3。肛周是指以肛门缘为中心，周围5cm范围内的皮肤和会阴区域。换而言之，肛门癌是发生于肛门的上皮恶性肿瘤，肛周癌是发生于肛周的肿瘤。

肛门区癌占全部大肠癌的2%~4%，是直肠癌发生率的110倍。其病理类型多数为鳞癌，其次为腺癌。肛门区癌好发年龄为60~65岁。

二、病因学

肛门区癌真正病因尚未明了，但有研究表明，它是多因素作用下多基因失控所致，以往注意到长期慢性刺激如肛瘘、湿疣和免疫性疾患（如Crohn病）与肛门癌发生有关。近年来发现，人乳头状病毒（HPV）与它有密切关系，特别是HPV-16，50%~80%的肛门癌细胞中有HPV-16。性行为异常也是肛门癌的高危因素，男性同性恋患者47%有肛门湿疣史，其肛门癌发病危险系数是正常配偶的12.4倍。女性患者中30%有肛交史。免疫功能与肛门癌有明显的相关性，艾滋病（AIDS）患者的肛门癌发病率明显增加，而且HIV阳性的患者合并HPV感染的机会较HIV阴性的患者高2~6倍，可能与HIV感染后机体免疫抑制有关。同样，在进行肾移植的患者罹患肛门癌的危险明显增加，是普通人群的100倍。此外，放射治疗是肛门癌的危险因素，可能是因为机体的免疫系统受到抑制的缘故。免疫抑制如肾移植术后患者，肛门癌的发病率要比正常人群高100倍。肛门癌也存在基因表达异常，67%的肛门癌可见P53基因突变，71%的肛门癌有癌基因C-myc的表达，且分布异常。此外，也有人注意到吸烟也是肛门癌的重要诱因，有吸烟史的男、女性发病率分别是正常人的9.4倍和7.7倍。

三、病理学

肛门是内、外胚层交接之处，所以肿瘤组织学来源较为复杂。大致分为三大类：上皮细胞肿瘤（如鳞状上皮癌、基底细胞癌、腺癌等）、非上皮细胞肿瘤（如肉瘤、淋巴瘤等）和恶性黑色素瘤。

（1）鳞状细胞癌：是肛门区癌最常见的病理类型，占85%～96%，多见于肛门下半部及肛周皮肤，也见于肛门的膜样黏膜部。有少数由于低位直肠腺癌侵犯至肛门的，也有少数肛门癌向上侵及直肠下段，但后者更为少见。常见其边缘呈隆起之溃疡状，或呈斑块状及结节状，有的呈菜花状。来源于肛门或肛门的复层鳞状上皮，按其分化程度可分为4级。

（2）基底细胞癌：其发生率仅次于鳞状细胞癌，主要来源于肛门内的膜样黏膜。肿瘤或呈扁平肥厚状，或呈息肉状，亦有的呈环形，通常不产生溃疡，多见于老人。

（3）表皮内癌：又称原位癌。

（4）肛门腺癌：发生较鳞癌少见，是肛门膜样黏膜的附属腺体发生的腺癌，或腺癌与移行细胞癌的混合癌。

（5）恶性黑色素瘤：这是肛门区癌肿恶性度最高的一种病理类型，非常少见，一般都有息肉样突出，也可呈溃疡型。肛门黑色素瘤的外观并非全呈黑色，有时颜色很浅，称为无色素的黑色素瘤，如不采取活体组织学检查，其诊断很困难。

（6）湿疹样癌：局部有红斑，外观为湿疹样病变，多数伴有深部浸润型癌，临床少见。

（7）淋巴肉瘤：起源于肛门周围淋巴组织，是一种罕见的肛门恶性肿瘤。

四、解剖学、血液供应、淋巴引流、转移

（一）直肠肛管区解剖

直肠肛门部，又称肛门直肠。长度3cm左右。位于盆膈以下会阴后部肛门三角中。两侧为坐骨直肠窝，后侧是尾骨，前侧在男性是尿道球部和尿道膜部，女性是阴道的下1/3。痔环：围绕肛门内壁表面有一环形光滑的隆起，称痔环，由肛门内括约肌紧缩而成，表面被复层扁平上皮覆盖。深部含有静脉丛，称痔外静脉丛。颜色是浅蓝色，而有光泽。皮肤紧密地附着于肌层上（皮肤与肌层紧密结合）。白线：位置在痔环的下缘，即肛门的中下1/3处，是内、外括约肌的交界处，是由于纵形的肌肉和肛提肌移行结缔组织穿插于内外括约肌之间，附于肛门皮肤，并将其牵拉而形成的凹陷，相当于内、外括约肌之间，肛诊时能发现一条沟称痔核间沟，即是白线。有的称此线为括约肌间线。它的上方是移行上皮，与直肠纵肌黏合紧密，分割困难，下边为鳞状上皮。齿状线：是重要的分界线，是肛门与直肠壶腹的分界线。线以上是复层立方上皮，以下是扁平上皮。

（二）肛门区血液供应

肛门直肠的动脉共计6支，包括1支直肠上动脉、2支直肠下动脉、2支肛门动脉和1支骶中动脉。肛门直肠的静脉走行与动脉相同，没包括痔上、痔中、痔下静脉丛，其中痔上静脉丛最终回流到门静脉，痔中、痔下静脉丛回流到体静脉系统。

（三）肛门区淋巴引流

肛门区癌的区域淋巴结定义为直肠周围、髂内血管周围、腹股沟区淋巴结。肛门区癌区域淋巴结转移较早，但与局部分期有关，局部早期肛门区癌淋巴结转移率为10%～

20%，局部晚期则上升到60%。10%～20%的患者首诊时便有腹股沟淋巴结肿大，一般为单侧淋巴结肿大，25%为双侧淋巴结肿大；局部晚期患者，合并腹股沟淋巴结转移上升到30%～60%。盆腔和肠系膜转移率为26%（10%～40%），上段肛门癌患者转移到肠系膜淋巴结的概率明显高于位于肛门下段癌的患者。总之，直肠肛门淋巴结分上下两组：

（1）上组

位置：在齿状线以上，黏膜下层和肌层内及直肠的腹膜下，在直肠周围形成淋巴管丛。

引流：向上：到直肠后淋巴结，乙状结肠根部淋巴结（沿直肠上血管和肠系膜下血管至根部）→肠系膜下淋巴结群→腰干→乳糜池。

向两旁：沿着直肠下血管→直肠侧韧带内淋巴结→髂内淋巴结群（在髂内血管的根部）→髂淋巴结（髂总血管）→腰淋巴结→腰干（经胸导管）→乳糜池。

向下：到肛提肌上淋巴结，肛门淋巴结（在坐骨直肠窝中）通过肛门血管和阴部内血管→髂内淋巴结群→髂淋巴结→腰干→乳糜池。

（2）下组

位置：在齿状线以下。

引流：主要经会阴淋巴到腹股沟淋巴结→腹股沟深淋巴结→髂外淋巴结→髂淋巴结→腰淋巴结→腰干→乳糜池。

上组与下组之间都有吻合，彼此相通，癌症的转移就是经过淋巴转移的，直肠上部的向上、向两旁、向下转移，下部的向下转移。在齿状线以上3cm的癌肿有可能向外侧转移。

五、临床表现

1. 肛门癌早期为非特异性症状。

2. 进展期的临床表现类似直肠下段癌，主要有下面几方面：

（1）大便习惯改变：排粪次数增加，常伴里急后重或排便不尽感。

（2）粪便性状改变：粪条变细或变形，常带有黏液或脓血。

（3）肛门疼痛：肛门疼痛是肛门癌主要特征，初时肛门不适，逐渐加重以致持续疼痛，便后更明显。

（4）肛门瘙痒伴分泌物：由于肛门癌分泌物刺激肛周皮肤，患者肛门瘙痒。分泌物伴腥臭味。

（5）肛门内肿块：直肠指检或用肛窥器检查可见肛门内溃疡型肿块或息肉样、蕈状肿块，也有呈浸润型肿块伴肛门缩窄。

（6）腹股沟淋巴结肿大：肛门癌患者就诊时常可及一侧或双侧腹股沟淋巴结肿大，多个，质韧实，或带有疼痛。

六、鉴别诊断

（一）直肠癌

中下段直肠癌同样以血便、大便习惯改变（较频、里急后重等）为主诉，有的肿瘤可侵犯齿状线，造成临床上难以区分直肠癌或肛门癌。但只要注意到直肠癌肛门疼痛较少见或较轫，指检直肠时可以判定肿瘤中央位置在齿状线上或下。另外，活检直肠癌多数为腺癌。直肠腺癌较少有腹股沟淋巴结转移，除非晚期，上行淋巴道堵塞才逆行至腹股沟淋巴结。一般直肠腺癌的预后较肛门癌为佳。

（二）肛瘘

临床上多见，一般以肛旁脓肿开始，局部疼痛明显，脓肿破溃后形成瘘，疼痛亦随之减轻。肛瘘多数在肛门后正中处，并与齿状线相连，肛门黏膜完整。有时形成硬结或条索状。指检时挤压可见瘘口流出脓性分泌物，往往在坐浴和抗感染后症状好转。肛瘘用探针检查即可证实，如疑有癌变，则应活检明确诊断。

七、分期

UICC/AJCC TNM分期（第七版）：

T–原发肿瘤：

Tx：原发肿瘤无法评价

T0：没有原发肿瘤

Tis：原位癌

T1：肿瘤最大直径≤2cm

T2：肿瘤最大直径>2cm，但<5cm

T3：肿瘤的最大直径>5cm

T4：肿瘤侵犯邻近器官（阴道、尿道、膀胱），不论肿瘤的大小；肿瘤侵犯括约肌不属于T4。

N–淋巴结转移：

Nx：区域淋巴结无法评价

N0：区域淋巴结无转移

N1：直肠周围淋巴结存在转移

N2：存在单侧的髂内淋巴结转移和/或腹股沟淋巴结转移

N3：直肠周围淋巴结存在转移和腹股沟淋巴结转移和/或双侧髂内淋巴结转移和/或双侧腹股沟淋巴结转移

M–远处转移：

Mx：远处转移无法评价

M0：无远处转移

M1：存在远处转移

0期：TisN0M0

Ⅰ期：T1N0M0

Ⅱ期：T2N0M0 T3N0M0

ⅢA期：T4N0M0 T1～3N1 M0

ⅢB期：T4N1M0 T任何N2、3M0

Ⅳ期：T任何　N任何　M1

八、治疗

（一）肛管癌的治疗

治疗原则：20世纪70年代以前，肛门癌的最主要的治疗方式是广泛的腹会阴联合切除术，但是局部复发率高，5年生存率也仅有40%～70%，自从Nigro等提出对于肛门鳞癌进行术前放疗同时行化疗的综合治疗方法后，对肛门癌的治疗观念发生了根本性的变化，肛门癌的治疗从以手术为主转变为放化疗结合的综合治疗。手术治疗适用于疾病的组织病理活检确诊或者在综合治疗效果不佳的情况下的补救措施；单纯放疗在有明显的化疗禁忌证的情况下采用。

1. 手术治疗

（1）局部切除术：原发瘤≤2cm的肛门癌行局部肿瘤切除，多可获治愈性效果。但目前，临床诊断时肛门癌原发瘤＜2cm者仅占少数。尽管局部肿瘤切除是患者最易接受的术式，但作为肛门癌治疗的唯一手段（不加术后放疗等）时应严格掌握其指征。对原发瘤＞2cm者，效果不理想。

（2）腹会阴联合切除术：其手术切除范围与直肠癌腹会阴联合切除相似。但肛门癌的淋巴转移途径有上方向、侧方向和下方向3个方向，其上方向的淋巴转移率较直肠癌为低，且多发生于左结肠动脉分支以下。但其侧方向的淋巴转移明显，且还有相当数量的下方向的腹股沟淋巴结转移。这种淋巴转移方式决定了肛门癌根治术与直肠癌根治术不可能完全相同。肛门癌的腹会阴联合切除术对上方向的淋巴清扫只清除到左结肠动脉分支以下即可，而对侧，同方向的淋巴清扫则必须彻底。对于下方向淋巴清扫首先要充分切除肛周的皮肤，至少要切除肛门周围3cm以上的皮肤。一般前方应切至阴囊基部与皮肤交界处，女性为阴道口与肛门之间的中点，若癌肿位于肛门前壁，应将阴道后壁一并切除。后方应切至尾骨，两侧切至坐骨结节内侧，皮下组织及坐骨直肠窝1cm内脂肪也应充分切除。

对于肛门下方向的腹股沟淋巴结转移，由于腹股沟淋巴清扫术后常发生淋巴瘘、下肢水肿、下肢感染、会阴部肿胀等明显影响生活质量的并发症，因此一般不主张常规做腹股沟淋巴结清扫。对无明显淋巴结转移者，原发瘤治疗后对腹股沟淋巴结随诊即可，一般术后6个月内应每月检查1次，6个月后至2年内应每2个月复查1次。对临床已有腹股沟淋巴结转移可疑的病例，局限的腹股沟淋巴结清除加术后放疗并不比扩大的髂腹股沟淋巴结清除效果差，但可明显降低下肢水肿等并发症。

2. 化疗

肛门癌对化疗有一定敏感性。常用的化疗药物有5-Fu、MMC、争光霉素、博来霉毒等。5-Fu作为放疗的增敏剂可明显延长无瘤生存期及远期生存率。5-Fu与MMC联合应用可减少单药的剂量而提高局部控制率及远期生存率。

转移性肛门癌化疗方案：

5-Fu：1000mg/(m^2·d)，持续静脉滴注，第1～5天。

顺铂：100mg/(m^2·d)，第2天。

每4周1次。

3. 放疗

近三四十年来，肛门区癌的治疗经历了一系列的变迁，随着放疗及同步放化疗的介入，肛门区鳞癌的治疗显著变化，同步放化疗，不仅可以使肛门区鳞癌得到手术的相同效果，而且可以保留肛门，目前同步放化疗成为肛门区癌的标准治疗方案。

放射治疗与化疗结合的方案可以获得满意的无病生存率和总体生存率，被认为是肛门癌的标准治疗方案。目前在欧美，综合治疗作为肛门癌的治疗措施已经得到公认。对T1、N0的患者，NCCN指南要求采用放射治疗（RT 50～59Gy）±丝裂霉素（MMC）或5-Fu。对T2～T4、N0或任何T淋巴结阳性的患者，主张采用MMC或5-Fu+放射治疗（RT 50～59Gy），并包括腹股沟淋巴结的照射。

目前，在美国被广泛接受的综合治疗方案是患者接受持续的盆部放疗，总剂量达到45Gy（其中30Gy为全盆照射，15Gy为真骨盆照射），并且同时进行两个周期（第1周和第5周）的持续的5-Fu输注（1000mg/m^2，第1～4天），和单次的MMC（10mg/m^2，D1）给药；如果在治疗结束6周以后没有达到完全缓解，患者接受为期1周的补充治疗，具体包括1个周期的化疗持续的5-Fu输注，1000mg/m^2，第1～4天；单次给予顺铂（CDDP）10mg/m^2，第2天，同时进行9Gy的原发肿瘤的照射，在经过补充治疗后6周，如果进行活检仍然存在残余病灶，则进行补救性手术。手术方式为腹会阴联合切除。

（二）肛周癌的治疗

肛周癌除了鳞状上皮细胞癌还包括Bowen病和Paget病。一般而言，肛周癌只要手术可以保留肛门括约肌功能，推荐优先考虑手术治疗。只有当肛门括约肌已经受到侵袭时，同步放化疗才成为主要治疗，手术则作为治疗失败后的挽救治疗。肛周癌的淋巴引流区为腹股沟，罕见直肠周围和盆腔淋巴结转移。肛周癌腹股沟淋巴结转移率不高。因此只有T3～T4期病变、低分化癌腹股沟淋巴结转移率增大时，才考虑进行选择性腹股沟淋巴结清扫或预防性照射。Bowen病（Bowen disease）亦称原位鳞状细胞癌（squamous cell carcinoma in situ），为发生于皮肤或黏膜的表皮内鳞状细胞癌。目前最有效的治疗为手术切除。Paget病（Paget's disease）又名湿疹样癌（eczematoid carcinoma），为临床上表现为湿疹样皮损，病理上表皮内有大而淡染的异常细胞（Paget细胞）为特点的一种特殊型癌，皮损和乳房Paget病相似，呈界限清楚的红色斑片或斑块，表面呈湿疹样糜烂、渗出或结痂。目前治疗以手术切除为主。

肛门区癌三维适形放疗：

1. CT模拟定位

（1）体位：仰卧位。

（2）定位前准备：患者定位前1h排空膀胱，20%泛影葡胺20mL+清水800～1000mL分3～4次饮入，充盈膀胱。

2. 靶区勾画（表8-1）

（1）GTV：影像学图像上可见的大体肿块，包括原发灶和转移淋巴结。

（2）CTV30.6：包括真骨盆区域和腹股沟淋巴结引流区，包括瘤床、骶前软组织、直肠系膜区、坐骨直肠窝、髂总淋巴结引流区、髂内淋巴结引流区、髂外淋巴结引流区、腹股沟淋巴结引流区。

（3）CTV45：T1～2N0患者在DT30.6Gy后可不照射腹股沟淋巴结引流区，上界缩回至骶尾骨交界处，或肿瘤上2～3cm，其他区域依旧照射至45Gy。

（4）CTV55或CTV59：为第三程加量区，仅在GTV上外扩2～3cm，达55～60Gy。

（5）PTV：CTV的基础上向各个方向外扩1cm。

表8-1　MD Anderson肿瘤中心对肛门区癌照射野和照射剂量

照射治疗	照射野边界	剂量
第一阶段	上界：L5/S1交界　下界：肛门区肿物下3cm 侧界：真骨盆加双侧腹股沟淋巴结引流区	30.6Gy
第二阶段	上界：骶尾交界处　下界：不变 侧界： 1. 腹股沟淋巴结阴性：真骨盆外侧0.5～1cm 2. 腹股沟淋巴结阳性：同第一阶段，腹股沟区可电子线补量	45Gy
第三阶段	会阴/肛周区肿瘤或转移淋巴结，肿瘤外放2～3cm。用电子线或X线或补量10～15Gy Ir插植（T3～T4、N+或T2病变，但是DT45Gy后肿瘤残存者）补量。总量DT55～60Gy	

处方剂量：

（1）最高剂量＜110%～115%处方剂量。

（2）最低剂量＞93%处方剂量。

（3）正常组织限量：膀胱 D50%≤50Gy；小肠 D50%≤20～30Gy，D_{max}≤45～50Gy；股骨头 D5%≤50Gy。

九、预后

影响肛门癌预后的因素主要是肿瘤的分期，尤其是肿瘤浸润的深度对5年生存率有极大影响。T1、T2者5年生存率可达70%～100%，而T3、T4者只有10%～40%，肿瘤若侵犯肌肉或括约肌外软组织，术后复发率高达60%以上。区域淋巴结转移更是预后的不良因素，特别是腹股沟淋巴结与原发瘤同时发现，预后不良。远处转移显示癌瘤已进入晚期，多见于肝、肺、骨骼、大脑等。

肿瘤的分化程度与预后有关，分化好的无区域淋巴结转移者，5年生存率达75%；分化差又有区域淋巴结转移者仅为24%。组织学类型与预后亦明显相关，肛门癌大多是鳞状细胞癌，预后比腺癌、黑色素瘤好，后者术后多在1.5年内死亡。Brady（1995）汇总1980—1990年6个资料，共计231例肛门直肠黑色素瘤，术后平均生存12～18.6个月。肛门黑色素瘤对放化疗均敏感，应首先行Miles术，Brady报告71例肛门直肠黑色素瘤经腹会阴切除术后5年生存率为27%。

综合治疗比单一治疗者预后好，国外联合放化疗为主的综合治疗后患者5年生存率提高到65%～80%，而单纯手术治疗仅45%～70%，综合治疗局部复发率比单纯手术治疗低20%左右。

第九章　消化系统肿瘤放化疗常见副反应及治疗

第一节　放射性皮肤损伤

皮肤及其皮下结缔组织为中等放射敏感组织，而且任何部位肿瘤的外照射不可避免地会造成相应的皮肤损伤。皮肤损伤的发生率和轻重程度与放射线的种类、照射面积、部位、照射剂量及年龄密切相关。深浅层X线、电子束照射时，早期反应重；皮肤照射面积越大反应越重；腋窝、腹股沟、会阴区皮肤较薄，易受摩擦，且汗腺丰富，易受到汗液及其他排泄物的刺激，对放射线敏感性较差，反应较重。受照射剂量越大，反应越重；年幼者的皮肤对放射线敏感，不仅早期反应重，而且生长发育受到影响，远期损害更大。过度的阳光照射、皮肤外伤、过热过度的清洗、局部涂抹含有重金属的药物、局部使用橡皮膏等均会增加皮肤损伤。

一、临床表现

放射性皮肤损伤分为两类：急性放射性皮肤损伤和慢性放射性皮肤损伤。

1. 急性放射性皮肤损伤

在单次照射5～20Gy或分次照射30～60Gy后的2个月内发生的急性损伤。最先出现的是红斑。随着照射剂量的增加，相继出现色素沉着、脱毛、脱皮，剂量足够大时可出现湿性脱皮。湿性脱皮或是在照射50天内治愈，或是不愈合发展为坏死。临床上常分为4度：

Ⅰ度：常规放疗剂量达到500～600cGy时，因血管反应出现初始红斑。初始红斑消失后，当剂量达到1200～1500cGy后，放射野皮肤可再次出现红斑，可持续较长的时间，伴有局部瘙痒。当皮肤剂量达到2000cGy时，出现色素沉着和毛发脱落。此度主要表现为红斑和色素沉着。

Ⅱ度：皮肤剂量达到3000cGy时，皮肤发黑，呈片状脱屑。

Ⅲ度：皮肤剂量达到4000cGy以上时，局部皮肤水肿、水疱形成，继之糜烂、渗液，表皮脱落，为皮肤湿性脱皮。

Ⅳ度：皮肤溃疡，若6周内皮肤剂量大于7500cGy时，可出现局部溃疡坏死。

2. 慢性放射性皮肤损伤

在受照射10周后出现皮肤的慢性放射损伤，与急性反应有一个间歇期，此期时间长短不一，间歇期后出现一系列皮肤损伤，具体表现为以下方面：

（1）花斑样皮肤：皮肤的不均匀性色素脱落或沉着，部分毛细血管扩张或萎缩，致使皮肤呈花纹样改变。

（2）皮肤水肿：放疗损伤局部淋巴管，导致淋巴闭塞或狭窄，引起淋巴回流障碍导致水肿。颈部放疗，可引起面颈部水肿，呈现单侧或双侧弥漫性水肿；盆腔或腹股沟放疗可引起下肢水肿；放疗后3～4个月水肿最为明显，6～8个月后由于毛细淋巴管再生和侧支循环的形成，淋巴回流可恢复，肿胀可逐步消退。

（3）皮肤纤维化：大多数发生于放疗后1年，由于放疗后造成成纤维细胞的丢失，胶原的产生与重吸收不平衡，造成纤维化改变；皮肤及组织纤维化后果与纤维化程度和部位有关。

（4）放射性溃疡：放疗后由于皮肤逐渐发生纤维化，局部血液循环较差，对细菌、病毒的抵抗力下降，微小的皮肤损伤即可造成感染，继而形成溃疡。

（5）瘢痕形成：放射性溃疡愈合后可形成瘢痕，瘢痕挛缩后发生在头面部可造成畸形，发生于四肢可造成肢体功能障碍。

（6）脱发：放射性毛囊扩张引起脱发，若剂量不大，大多数脱发可在2～3个月内再生；大剂量照射所致的脱发不可再生。

二、预防与治疗

1. 预防

正确掌握时间、剂量因素，选择适当的放射源；放射方位应适当避免放射线重叠及热点，格外慎重再程放疗，避免过度的阳光照射、皮肤外伤、加热、过度清洗、局部涂搽含重金属的药物、增敏剂以及使用橡皮膏等。放疗期间及结束后一段时间内应多吃含有维生素A的蔬菜，多食牛奶、鱼肝油、鸡蛋和其他高蛋白饮食。

2. 治疗

（1）干性脱皮伴有瘙痒时，可用1%的冰片滑石粉或炉甘石洗剂涂抹患处。

（2）湿性脱皮反应应暂停放疗，用四环素可的松软膏等外涂患处。湿性脱皮可用庆大霉素、维生素B_1混合液浸泡的纱布外敷患处，每日1次；或跌打万花油外涂患处，每日3次，或跌打万花油纱布外敷，每日1次。

（3）溃疡坏死先抗感染治疗并外涂上述药物，长期不愈的皮肤损伤也可以试用高压氧治疗。经久不愈且较深的溃疡可考虑手术治疗，彻底清创，广泛切除溃疡和周围变性纤维化和坏死组织，然后用血液循环丰富皮瓣、肌皮瓣和大网膜移植修复。

三、常用换药方法

1. 暴露疗法

黄文娟等采用暴露疗法，首先清洗创面，可用0.5%氯己定或生理盐水棉球擦拭，待局部干燥再喷涂药物，可用地塞米松、庆大霉素、康复新等。有水疱者可用无菌注射器将水抽出，再行暴露疗法或思密达外敷。保持干燥，切忌用敷料覆盖，以免创面再次损伤。此法主要用于Ⅱ度皮炎的治疗。

2. 湿敷疗法

对Ⅱ度、Ⅲ度损伤者，王丽华等采用湿敷疗法，首先也是清创和处理水疱，有结痂者用无菌剪刀剪去痂皮，然后采用庆大霉素药液湿敷创面，湿敷后盖一无菌纱布，并抽取康复新药液喷洒其上，使药液渗透于创面2次/日；必要时可在创面喷洒金因肽。伴有局部感染者，局部涂药或者全身运用抗生素。

3. 氧疗和换药

杨秀荣等对发生Ⅱ度或Ⅲ度损伤时，采用换药加氧疗，有结痂时用生理盐水浸泡无菌纱布覆盖创面，用生理盐水反复冲洗至结痂干净，用细针抽取庆大霉素药液均匀地滴在溃疡表面（用药量根据创面大小），然后用康复新浸泡无菌纱布覆盖整个创面，再用纯氧吹30min。氧流量5～6L/min，2次/日，Ⅲ度皮肤损伤者，经用康复新加庆大霉素换药联合吹氧疗法，效果满意。

4. 其他

张玉莲等对难愈性放射性皮炎也有自己的特有的换药方法，具体方法如下：局部清创后去除坏死脱落的表皮脓痂（如为血痂，无感染迹象时不宜去除）暴露新鲜创面。将3%的过氧化氢均匀地喷洒在创面上2～3min，使坏死物彻底氧化。再抽取无菌生理盐水脉冲式反复冲洗，至创面彻底清洁。用0.5%的碘伏纱布外敷约10min。去掉纱布后，吹干氧，流量6～8L/min。待创面干燥后，根据创面大小抽取2～4mL庆大霉素液，喷洒于创面，继续吹氧，待吸收后，再用空针抽取康复新液约10mL洒于创面上，用周林频谱仪照射20min。待吸收后反复喷洒康复新液2～3次，使创伤表面干燥，形成一层薄膜。

第二节　放射性食管炎

放射治疗广泛地应用于肺癌、纵隔肿瘤、食管癌、贲门癌等胸部肿瘤的治疗，但由于放射线对生物体产生的电离作用，亦可使正常组织和细胞遭受损伤和破坏。食管的鳞状上皮对放射性物质比较敏感，因此，胸部肿瘤放疗均可使食管受到不同程度的照射，尤其是在食管癌，将食管作为靶区，所受剂量更高，更容易产生放疗副反应。在放疗过程中有可能发生放射性食管损伤，尤其当放疗与化疗同时进行时，这种食管损伤会更加严重。这种因放射线所引起的食管损伤，称为放射性食管炎（radiation esophagitis）。

一、影响因素

总结目前有关报道，放射性食管炎的发生与放疗的分割方式、放射物理因素以及是否同步化疗等有关。

分割方式放射生物学认为，食管是晚反应组织，而食管黏膜和肿瘤组织属早反应组织，分割剂量越大，对晚反应组织损害越大而对早反应组织损害不会加大。按常规分割，当食管受量超过30Gy时放射性食管炎发生率几乎100%。在对肺癌患者放疗后食管损伤因素的研究中显示，食管接受2Gy左右的常规分割即可发生急性毒性反应，超分割虽然减低了正常组织的后期损伤，但增加了急性期反应，2级以上急性食管炎的发生率在每日1次放疗为13%，超分割为34%～40%。

食管受照长度、体积多因素回归分析显示，肺癌适形放疗中食管容积剂量（Vdose）、食管所受平均剂量（Drnefll）与急性放射性食管炎关系密切，尤以食管V50更具代表性。据Bradley等分析，食管表面积接受大于55Gy所占比例与食管V60是引起Ⅱ级以上急性放射性食管炎的主要因素，与是否同步化疗一起可作为急性放射性食管炎发生预测因子。Rosenman等报道，肺癌适形放疗中Ⅲ级以上急性放射性食管炎发生率与接受40Gy或60Gy照射食管长度有关；对于晚期损伤而言，由于肿瘤GTV加大，食管全周所受剂量比率也相应增大，故肿瘤靶区体积（GTV）、食管正常组织并发症概率值（NTCP）是引起晚期放射性食管损伤的主要因素，又以前者影响更大。根据Maguire等首次引用食管剂量表面积直方图（DSH）评价91例Ⅰ～Ⅲ期非小细胞肺癌适形放疗，结果显示食管后期反应与食管V50、食管全周接受大于80Gy的比率密切相关。

二、临床表现

急性期临床表现：当食管受到10～20Gy/1～2周照射后，食管黏膜充血水肿，患者出现吞咽困难，如伴有食管上皮脱落，则出现胸骨后烧灼感，吞咽疼痛。这些症状通常发生于开始放疗后2周左右，如继续放疗上述症状可能缓解，至食管受照剂量达40Gy症状再次出现并持续至放疗结束后1～2周。患者因吞咽困难、疼痛影响饮食，导致生活质量下降、营养不良。严重时需中断放疗。食管炎严重时发生穿孔，引起并发症：①食管气管瘘，表现为进食呛咳，部分饮食经过瘘道进入气管，易发生吸入性肺炎；②向纵隔穿孔，引起纵隔炎；③食管主动脉瘘，可导致急性大出血致死。瘘前症状为剧烈胸背疼痛、发热、白细胞计数升高。

晚期临床表现：急性期一般在放疗后90天内发生，发生于放疗后3个月及以后的是晚期损伤，因局部瘢痕形成、食管组织纤维化导致食管狭窄甚至闭锁，以吞咽困难为主要症状，主要损伤发生于神经及平滑肌，多数不可逆。晚期损伤的主要并发症为假性憩室形成和瘘管形成。

三、诊断标准

急性放射性食管损伤出现于放疗开始后90天内，X线钡餐检查可见典型的黏膜具有颗粒样外观，存在增厚的折叠，在放疗区域内出现平滑锥状同心环样狭窄。内镜检查根据Kuwaht评分系统评分：1级：出现红斑及浅表溃疡；2级：深环或浅环样溃疡；3级：深环样溃疡或出血；4级：出现放射性溃疡、穿孔或瘘道形成。有专家建议对胸部照射后出现食管炎症状的患者应经常进行内镜检查，但无疑会增加食管炎穿孔的可能。所以一般根据临床症状来判定放射性食管炎诊断及疗效。

根据美国国立癌症研究所（NCI）和肿瘤放射治疗协作组（RTOG）共同修订的常

用毒性标准，急性放射性食管炎按临床症状轻重分级：0级：无食管炎症状；Ⅰ级：轻度吞咽困难，进半流质饮，需一般止痛药或非麻醉药物止痛；Ⅱ级：中度吞咽困难，进流质饮食，需麻醉药物镇痛；Ⅲ级：严重吞咽困难，出现脱水或体重下降＞15%需鼻饲管，静脉补液或静脉高营养；Ⅳ级：为完全阻塞，溃疡、穿孔或窦道形成。

四、病理分期、诊断、治疗及预防

1. 分期

（1）坏死期：食管受放射线照射后，基底细胞停止分裂，很快出现变性坏死，黏膜下水肿，血管扩张，上皮脱落。此期食管黏膜表现为呈现充血、水肿、糜烂、溃疡。

（2）枯萎期：放疗几周后坏死组织脱落，管壁变薄，黏膜变得平滑。一些患者仍可出现明显的食管平滑肌异常。此期易发生食管出血、穿孔。

（3）再生期：放疗数月后基底层残存的细胞开始再生，逐渐向上延伸、移行，表层重新覆盖新生的上皮细胞。此期，由于放射引起的血管和组织损害，逐渐出现纤维化。食管变细、狭窄，并且食管运动障碍加重。临床表现：放射性食管炎典型的症状，为咽下疼痛或胸骨后疼痛。常见于放疗后1周或数周内出现，一般症状较轻。严重者可出现胸部剧痛、发热、呛咳、呼吸困难、呕吐、呕血等，应警惕食管穿孔或食管气管瘘的发生。

2. 其他辅助检查

（1）早期有症状者，食管吞钡检查可见全蠕动波减弱、食管溃疡等，晚期则可见食管狭窄。

（2）食管镜检查可窥见不同时期的食管炎表现。

3. 诊断：根据患者放疗病史及症状，诊断并不困难。

4. 鉴别诊断

（1）化脓性食管炎：以异物所致机械损伤最为常见。细菌在食管壁繁殖，引起局部炎性渗出、不同程度的组织坏死及脓液形成，也可呈较为广泛的蜂窝织炎。

（2）食管结核：患者一般多有其他器官结核的先驱症状，特别是肺结核。食管本身症状往往被其他器官症状混淆或掩盖，以致不能及时发现。按照结核的病理过程，早期浸润进展阶段可有乏力、低热、血沉增快等中毒症状，但也有症状不明显者。继之出现吞咽不适和进行性吞咽困难，常伴有持续性咽喉部及胸骨后疼痛，吞咽时加重。溃疡型的病变多以咽下时疼痛为其特征。食物溢入气管应考虑气管食管瘘的形成。吞咽困难提示病变纤维化引起瘢痕狭窄。

（3）真菌性食管炎：临床症状多不典型，部分患者可以无任何临床症状。常见症状是吞咽疼痛、吞咽困难、上腹不适、胸骨后疼痛和烧灼感。重者胸骨后呈刀割样绞痛，可放射至背部，酷似心绞痛。念珠菌性食管炎可发生严重出血但不常见。未经治疗的患者可有上皮脱落、穿孔甚至播散性念珠菌病。食管穿孔可引起纵隔炎、食管气管瘘和食管狭窄。对持续高热的粒细胞减少患者应检查有无皮肤、肝脾、肺等播散性急性念珠菌病。

（4）病毒性食管炎：食管的HSV感染常同时有鼻唇部疱疹。主要症状为吞咽疼痛。疼痛常于咽下食物时加剧，患者吞咽后食物在食管内下行缓慢。少数患者以吞咽困难为主要症状，轻微感染者可无症状。

5. 治疗

（1）解除食管平滑肌痉挛和保护食管黏膜：①硝苯地平（心痛定）：10mg，3次/日，饭前半小时服；②硝酸异山梨酯（消心痛）：10mg，3次/日，饭前半小时服；③硫糖铝：0.5g，3～4次/日，饭前半小时服。

（2）抑制胃酸，防止酸反流入食管：①H_2受体阻断药：如雷尼替丁150mg，2次/日，饭前半小时服；②质子泵抑制剂：如奥美拉唑20mg，1次/日，饭前半小时服。

（3）对症治疗：给予止吐、止血、镇静，预防感染。应予以高热量、高蛋白质、高维生素易消化的饮食。疑有穿孔需禁食、输液、抗感染。

（4）皮质激素的应用：因大量照射治疗可引起肾上腺皮质功能衰竭。其应用可减轻放射损伤，改善病程。但需同时并用抗生素预防感染。使用泼尼松（强的松）20～30mg，1次/日，口服为宜。

（5）其他：除以上处理外，必要时暂停照射或延长疗程间歇期。

6. 预防

（1）制酸剂、H_2受体阻断药、表面麻醉剂、食管动力药等，可用来缓解急性放射性食管炎的症状。同时，根据病情轻重，给予镇静、止吐、止血、抗感染等治疗。饮食选择以高热量、高蛋白、高维生素和易消化饮食为宜。

（2）有人认为，接受大剂量放疗患者，有可能产生肾上腺皮质功能衰减。因此，放射性食管炎患者可考虑使用糖皮质激素，减轻放射损伤以及改善病程。

第三节　放射性胃损伤

一、概述

胃属于放射相对敏感的组织，胃受到照射后即可出现急性反应，高剂量照射后可能出现严重的后期损伤。在进行腹部和盆腔肿瘤的放射治疗时，胃肠道是剂量限制性组织，但胃肠道的不同部位其放射敏感性又有差异。既往有溃痛病史或曾行剖腹探查术者易产生胃后期放射性溃疡。此外，分次剂量和照射技术对后期反应有显著影响。胃肠道并发症发生率随分次剂量增加而增加。

LENT总结了胃主要并发症发生率与剂量之间的关系：40～50Gy时胃炎发生率为20%，≥50Gy时溃疡发生率为15%。穿孔性溃疡发生率40～50Gy为6%，50～60Gy为10%，＞60Gy为16%。

有学者对照射后出现消化性溃疡的胃黏膜进行了连续活检，发现急性黏膜反应的最早变化为主细胞和壁细胞的凝固性坏死，反应最严重期出现腺体结构消失、黏膜变薄，并出现水肿性肠组织和慢性炎性细胞浸润。有资料显示，主细胞较壁细胞更易受到反射损伤，但病理学研究发现壁细胞的胃酸分泌也受到严重抑制。

Breiter等报告兔经单次照射后，经过不同潜伏期胃发生3种不同的异常变化。

（1）2～3周因发生腐蚀性和溃疡性胃炎而出现急性死亡，其发生率28.5Gy时为17%～100%，23Gy时为13%。

（2）4～7周因高度角化的多层鳞状上皮替代正常胃黏膜而发生胃扩张和胃轻瘫，16～28.5Gy时发生率为40%～100%。

（3）照射后7个月因胃壁病变而出现胃慢性阻塞，发生率为13%～18%（剂量为14～23Gy），存活兔的胃发生黏膜萎缩和肠化生。

二、临床表现

胃受到15～20Gy照射后即可出现胃酸和胃蛋白酶分泌的抑制，并可持续相当长时间，直到1年后方可恢复。当剂量≥50Gy，损伤难以完全恢复，且易发生溃疡，并继而发生出血、穿孔。

1. 急性反应的临床症状主要有厌食、恶心、呕吐及体重下降，严重者可出现胃出血、穿孔。

胃急性反应常采用RTOG急性反应评分标准。

0级：上消化道和下消化道均无变化。

1级：上消化道损伤出现厌食伴体重下降≤5%治疗前水平，或恶心但不需止呕药，或不需抗副交感神经药或止痛药的腹部不适，下消化道损伤则出现不需药物处理的大便次数增加或习惯的改变，或不需止痛药的直肠不适。

2级：上消化道损伤出现厌食伴体重下降5%～15%治疗前水平，或恶心和（或）呕吐需止呕药，或需抗副交感神经药或止痛药的腹部不适，下消化道损伤则出现需抗副交感神经药的腹泻，不需卫生垫的黏液排出，或需止痛药的直肠或恶心和（或）呕吐腹痛。

3级：上消化道损伤出现厌食伴体重下降＞15%治疗前水平，或需鼻饲或胃肠外营养支持，或药物不能止住的严重腹痛或腹胀（X线平片证实扩张肠环）；下消化道损伤则出现需胃肠外营养支持的腹泻，需卫生垫的较多，黏液排出或出血，或腹胀（X线平片证实扩张肠环）。

4级：上消化道损伤出现亚急性或急性肠梗阻、穿孔，需要输血的出血，或需要胃肠减压或肠道改道的腹痛；下消化道损伤则出现亚急性或急性肠梗阻、窦道或穿孔需要输血的出血，或需胃肠减压或肠道改道的腹痛或里急后重。

2. 胃后期反应的临床症状主要有消化不良、胃炎和慢性溃疡。

消化不良：发生于照射后半年到4年，为非特征性症状，无临床和影像学表现。

胃炎：发生于照射后1～12个月，伴有胃窦部痉挛或狭窄，胃镜下可发现平滑肌皱襞和黏膜萎缩，病理为黏膜下组织发生纤维化。

慢性溃疡：发生于放疗后5个月，与普通溃疡难以鉴别，可自愈，常伴有黏膜下组织纤维化。

三、预防与治疗

降低分次剂量可有效使急性反应的恶心及呕吐等症状得以缓解，必要时可应用止吐药物。还可以让患者在放疗前稍进饮食有助于缓解症状。一般急性反应的症状消失很快，不需要长期处理。

后期反应的处理，如组胺H_2受体阻断药（如雷尼替丁）、在局部黏附于溃疡面的交替复合物（如硫糖铝等）；严重并发症如穿孔、严重出血及幽门部阻塞等，主张采用外科治疗，行胃受损部分切除术。

第四节　放射性肝损伤

一、概述

放射性肝损伤（radiation induced liver injury，RILI）又称放射性肝病（radiation hepatitis），是由于肝组织受到一定剂量的放射线照射，肝细胞发生的一系列生理、病理变化，引起的肝组织损伤，其损伤轻重取决于肝脏受照体积、受照剂量及肝功状态等综合因素。早期放射性肝损伤国内诊断标准：①有明确的放射治疗史，照射野累及肝脏；②肝脏密度改变区与照射野一致，与肝脏解剖结构无关；③肝硬化肝脏、正常肝脏放疗后CT平扫受照区显示界限清晰的低密度改变，脂肪肝受照区显示界限清晰的高密度改变；④肝功能改变与肝脏CT表现一致，但肝功能改变较少超过正常值的2.5倍。Lawrence等对RILI定义为，放疗后4个月内出现碱性磷酸酶（AKP）值大于正常值4倍，有非肿瘤性腹水或转氨酶值大于治疗前或正常值上限的5倍。

表9-1　放射性肝损伤的LENT/SOMA分级标准

		Ⅰ级	Ⅱ级	Ⅲ级	Ⅳ级
主观	疼痛	偶尔、轻微	间歇性、可耐受	持续性、剧烈	顽固性、极度疼痛
客观	腹部	肝大	少量腹水	大量腹水	
	体征		腹部柔软	腹部紧绷	
	水肿	偶尔出现下肢水肿	间歇性下肢水肿	全身水肿 利尿药有效	全身水肿 利尿药无效
	体重		≤5%	>5%，≤10%	>10%
	意识	注意力及睡眠 习惯改变	意识模糊	浅昏迷	昏迷

续表

		Ⅰ级	Ⅱ级	Ⅲ级	Ⅳ级
处理	出血	可纠正	对治疗无反应		
	疼痛	偶尔需非麻醉类止痛药	定时用非麻醉类止痛药	定时用麻醉类止痛药	连续使用麻醉类止痛药
	腹部		需间断用利尿药	需连续用利尿药	
	出血	铁剂治疗	偶尔输血浆	经常需要输血浆	
血液	AST	＜正常	正常	＞正常	＞正常20倍
检查	ALT	2.5倍	2.5～5.0倍	5.0～20倍	＞20倍
	胆红素	＜正常	正常	＞正常	＞正常10倍
	PT/PTT	＜正常	正常	＞正常	＞正常2倍
	血清白蛋白	＞30	25～30	20～25	＜20
	血小板（$\times 10^9$/L）	＞75	50～75	25～50	＜25

放射性肝损伤PTOG/EORTC分级临床表现：

0级：无症状。

1级：轻度乏力、恶心、消化不良、肝功能轻度异常。

2级：中度症状、部分肝功能试验异常，血清白蛋白正常。

3级：肝功能不全，肝功能试验基本上异常，低蛋白血症、水肿或腹水。

4级：肝坏死或肝性脑病。

二、病因及影响因素

1. 肝脏受照剂量与体积

Lyman模型是目前国际广泛公认的分析RILI发生的主要方法之一，它是根据剂量体积直方图提供的数据来计算出肝癌放疗过程发生RILI概率。一般来说受照剂量越高、受照体积超大，发生RILI的概率越高；受照体积越大，肝脏最大耐受照射剂量越小。国内报道，常规分割放疗全肝受照剂量＜30Gy，无一例出现RILI；剂量＞35Gy，RILI发生率在40%以上。受照体积为全肝1/2时最大受照剂量可达55Gy，受照体积为全肝1/4时最大受照剂量可提高至65Gy。Dwson等发现正常肝受到照射的平均剂量（MDTNL）＜30Gy时没有出现RILI，当MDTNL每增加1Gy时RILI发生率会增加4%，MDTNL为43Gy时RILI发生率为50%。

2. 分割剂量

肝脏属于更新缓慢的晚反应组织，其剂量效应曲线弯度大，α/β值较低（1～5Gy），具备较强的亚致死性损伤的修复能力，但增殖能力较弱，因而对分割剂量更敏感，单次分割剂量越大，肝脏耐受剂量越小，放射损伤程度越重。全肝照射单次剂量1Gy，最大耐受剂量为36Gy，单次剂量3Gy时最大耐受剂量为18～20Gy。

3. 其他因素

①肝硬化：多因素分析发现，肝硬化肝功能分级是影响RILI发生率的独立因素，给予同等剂量、同等受照体积的照射时，肝功Child-Pugh B级较Child-Pugh A级RILI发生率高出47%，一般具有Child-Pugh B级肝功的肝癌患者不建议放疗。②合并化疗：肝脏接受放射治疗后肝功受损，使肝脏清除降解化疗药物能力下降，药物代谢缓慢，增加药物对肝脏的化学毒性，同时化疗药物可抑制肝脏放射损伤的修复，加重肝脏损伤。③年龄：儿童肝脏处于生长发育期，对射线更为敏感，更易出现RILI。④手术：手术切除后的残余肝脏对放射线的敏感性提高，可能由于成人肝脏处于相对静止状态，手术后残余肝脏肝细胞进入分裂周期，对放射线更为敏感。

三、临床表现

放射性肝损伤一般分为两类：一类是由单纯放射治疗引起的肝疾病，另一类是由综合治疗引起的肝损伤（RILD），及放疗加化疗引起的肝损伤（CMILD）。RILD的发生多呈亚急性过程，最常发生在放疗后的4～8周，患者出现腹水、胸水、肝肿大及右上腹不适、疼痛。CMILD则多呈急性过程，常在放疗后的1～4周即出现症状。来势较凶险，症状较重。多数患者还可以早期突然出现黄疸。部分放射性肝损伤患者可表现为慢性过程，出现症状较晚，可在治疗结束1年后出现腹水、胸水、门脉高压和呕血等类似肝硬化症状。

若全肝或大部分肝脏受到较大剂量的照射，可出现放射性肝脏综合征，又称放射性肝炎（radiation hepatitis），一般发生在肝脏放疗后1～2个月，也有发生于放疗后半年至1年，有人将其分为3个类型：

（1）急性放射性肝炎：放疗后1～6个月发生。

（2）亚急性放射性肝炎：放疗后6～10个月发生。

（3）慢性放射性肝炎：放疗后10月以后发生。

但是上述分型只是一种临床过程描述，对治疗和判断无指导意义。放射性肝脏综合征的临床表现为短期内肝脏迅速增大并有触痛，大量腹水，有时伴有黄疸。一般无消化道出血症状，严重者的症状类似于Budd-chiari综合征。

四、影像诊断

核素扫描：是最早用于放射性肝损伤的影像学诊断，也是诊断RILl的重要手段，扫描图像显示肝脏受照区域的放射性核素稀疏或缺失。这是由于受照射部位的肝组织内库普弗细胞数量减少功能减弱，对放射性核素摄入量减少所致。

超声：有助于发现轻症或病变早期查体不易发现的少量腹水及轻度肝肿大，放射性肝炎特别是全肝照射者，可在照射后短时间内出现腹水，而其他肝病多要在发生肝硬化后方出现腹水。

CT：正常肝脏CT平扫时显示密度均匀，增强扫描时动脉期肝脏轻度强化，静脉期强化明显。放疗引起的肝组织损伤在CT平扫时一般呈现与放射野一致的低密度改变，动态观察CT扫描改变时，国外学者将其归为3种类型，Ⅰ型表现平扫、动脉期、门脉期及延迟期均呈低密度；Ⅱ型表现平扫、动脉期呈低密度，门脉期为等密度；Ⅲ型表现平扫呈低或等密度，动脉期为低或高密度，门脉期呈持续强化。其实该3型表现为照射后不同时期的CT表现形式，3种类型发生距放疗结束的中位时间Ⅰ型74天，Ⅱ型183天，Ⅲ型220天。伴有脂肪肝的放射性肝损伤患者平扫时呈现高密度影，增强扫描高密度区与平扫一致。伴有肝硬化的放射性肝损伤表现平扫受照射区为低密度影，增强扫描早期即强化，静脉期、延迟期强化明显。

MRI：正常肝脏的MRI表现T1加权像为肝实质细腻，信号强度均匀，呈中等强度的灰阶，T2加权像呈较低信号，内部信号均匀。放射性肝损伤MRI异常表现早于CT，最早在放疗后3周可观察到早期局限性放射性肝损伤，平扫为T1加权像低信号，T2加权像高信号，GD-DTPA增强扫描患者轻度强化，少数无明显强化。国内学者对不同阶段放射性肝损伤MRI表现做了观察，发现在T1加权像上按强化方式可分3种类型：Ⅰ型与平扫T1加权像相对照损伤区无增强；Ⅱ型动脉期轻度强化，但仍有低信号，静脉期及延迟期增强；Ⅲ型动脉期明显强化呈高信号，静脉期和延迟期仍为高信号。各型出现在放疗后的时间Ⅰ型（32±18）天，Ⅱ型（92±35）天，Ⅲ型（110±71）天。Gd-DT-PA增强图像显示：动脉期肝脏尚未开始强化或仅轻度强化，门脉期为肝实质强化的峰值期，平衡期时对比剂在血管内外分布处于平衡状态。

五、诊断与鉴别诊断

放射性肝损伤的诊断要点有以下几点：

（1）肝脏受照射史，全肝剂量超过3000cGy，或大部分肝脏受量超过4000cGy。

（2）照射后的数周至数月出现腹水、胸水、右上腹不适或疼痛，合并化疗药物的患者可有明显黄疸。

（3）肝功能检查示AKP明显升高，ALT、AST也有一定程度的升高。CMILD伴黄疸者的胆红素早期即出现明显升高。

（4）放射性核素肝扫描见与放射野相一致的稀疏或缺损区，此是一较为敏感、可靠的诊断方法。

（5）MRI表现为T2时相与照射区完全一致的信号增强区。

（6）肝活检可观察到前述的特征性病理改变。

放射性肝脏综合征需与肝脏肿瘤相鉴别，因为肝脏肿瘤发展到晚期也可严重损害肝功能而引起肝脏增大、腹水、黄疸等放射性肝脏综合征的表现。但放射性肝脏综合征在放射性肝炎、肝硬化活动期，损伤的肝细胞修复再生时AFP有一定升高；肝细胞再生完成后，血清AFP则下降，但病情稳定。肝脏肿瘤影像学（BUS、CT、MRI、同位素扫描等）检查显示肝内原有病灶在先前治疗后消失或缩小的基础上又重新出现或增大，或出现新的病灶，且病灶多呈不均质性，有时可见门静脉内有癌栓。血清肿瘤标志物如AFP、CEA等可升高。观察AFP的动态变化有助于区别放射性肝脏损害与原发性肝癌。

六、预防与治疗

慎重掌握适应证，合理制订治疗计划。准确把握肝脏受照射的剂量及体积，使其限制在正常耐受量的范围内。成人全肝放疗，总剂量应控制在3000～3500cGy/3～4周。对肝硬化和儿童患者更应降低剂量或避免使用放疗。肝脏放疗中或放疗后，酌情使用保肝药物或活血化瘀类中药，尽量将肝脏损伤降低到最低限度。放射性肝炎处理主要是保肝、对症治疗。轻度RILⅠ患者可给予高蛋白、高热量、高维生素、低脂饮食，并服保肝药物；重度RILⅠ患者嘱其卧床休息，减少蛋白质摄入量，以防蛋白质分解产生过多的氨进入血液而诱发肝性脑病。给予10%葡萄糖溶液500mL加入门冬氨酸钾镁液10～20mL或强力宁注射液40～80mL静脉滴注，促肝细胞生长素80～100mg静脉滴注，还原型谷胱甘肽或肝水解肽等静脉滴注保肝治疗。口服必需磷脂，联苯双酯50mg，齐墩果酸40mg，3次/日，4～6周为1个疗程。伴腹水者限制水钠摄入，并口服利尿剂，必要时行腹腔穿刺放腹水，注意水电解质平衡，小量多次输注血浆、白蛋白、新鲜血液等支持治疗。

第五节　放射性肠炎

放射性肠炎（radiation enteritis）是由于盆腔、腹腔、腹膜后恶性肿瘤经放射线治疗后而引起的肠道损害，可累及小肠、结肠和直肠，故又称为放射性直肠、结肠、小肠炎。本病的发生与每次治疗的放射线剂量、每疗程的放射线总量、患者的营养状态、是否有手术治疗及化疗有关。根据肠道遭受辐射剂量的大小、时间的长短、发病的缓急，一般将放射病分为急性和慢性两种。根据射线来源放置在体内、外位置的不同又将其分为外照射放射病和内照射放射病。

一般认为，短波长和高频率的X线或γ射线照射有足够能量使吸收射线的组织产生离子化，后者产生带电荷的分子或原子，进而引起活细胞的损伤。过去使用的千伏X线外照射常损伤皮肤，而近代使用的高能射线虽损伤皮肤较轻，但是损伤肠道的危险性有所增加。随着经验的积累，人们认识到，放射性肠道损伤，尤其是结肠和直肠损伤，是严重的并发症。

一、发病机制

影响放射损伤的因素有：

1. 照射剂量与治疗间隔时间

虽然放射线总剂量与急性放射损伤发生率之间有直接关系，但更重要的是同一部位每次接受的剂量以及每次放疗之间的间隔时间。每次剂量越大，间隔越短，健康细胞遭受的损伤就越重，在新的损伤产生之前修复已形成的损伤的可能性也就越小。

2. 照射范围

另外，放射线引起的肠壁损伤还与被照射肠管的范围有关，在同等剂量下，范围愈小，发生放射性肠炎的可能性愈少。

3. 照射机会与效应的增加

在临床上，有些因素可以增加放射线损伤的危险性。这些因素或者通过增加正常组织的受照射机会，或者通过增加放射线的效应，使产生放射性损伤的可能性增加。例如，瘦弱的老年妇女，保护自身免受放射损伤的软组织较少，因而照射部位正常组织受照射的剂量相应增加，发生放射线损伤的可能性也增大。在既往有过腹部或盆腔手术史的患者，由于肠管与盆腔的黏着，使被黏着肠管相对固定，不能够随体位的变化而变化，在进行盆腔放疗时难以避开照射野，接受射线的量增大，发生放射性肠炎的可能性也就明显较无腹部手术史的患者要多。另外，可以加重放射线损伤的因素还包括心血管疾病和化疗药物等。患有血管闭塞性疾病的患者在接受放射治疗后，肠壁血管可以进一步发生闭塞，加重缺血，使发生肠壁损伤的机会明显增加。行放疗时伴有高血压、糖尿病和心血管病的患者后来发生放射性肠炎的机会也明显增多。虽然在放疗的同时应用化疗药物可以提高治疗效果，但也同时可以增加化疗和放疗对组织的损伤机会。放射性肠炎的发生部位主要取决于原发肿瘤部位或放疗部位。由于盆腔是腹部放射治疗中最多采用的部位，加之直肠的移动性差，70%～90%的放射性肠炎发生于直肠。移动性较大的结肠，如盲肠、乙状结肠和横结肠在放疗时可坠入盆腔，进入放射野，也可伴发放射性结肠炎。而比较固定的结肠部分如升结肠、降结肠，极少发生。另外，25%～30%的患者伴有小肠放射性肠炎，尤其是以往有腹部或盆腔手术史，小肠与盆肠有粘连的患者发生率更高。放射线对肠壁的损伤作用有直接和间接两种方式，在组织病理学上通常可分为3个时期，即急性期、亚急性期和慢性期。急性期发生在放疗后早期，亚急性期发生在放疗后2～12个月，慢性期发生在12个月以后。

（1）急性期损伤：是放射线通过直接引起肠黏膜上皮细胞的再生障碍导致的肠壁损伤，在代谢旺盛、有丝分裂活跃的细胞表现得最为明显，尤其是肠黏膜基底部的隐窝细胞和黏膜上皮细胞。黏膜的完整性依赖于对脱落上皮细胞的不断更新，在非照射区域绒毛上皮的正常更新一般需要5～6天。当由于放射损伤引起的肠黏膜上皮的脱落速度超过隐窝细胞产生的速度，黏膜上皮再生系统的平衡即被破坏，脱落的上皮细胞不能够被有效地补充，结果就会出现肠黏膜腐脱（sloughing），肠壁绒毛变短，上皮表层区域变小。当细胞更新系统进一步受到损伤，就会形成微小溃疡，随着时间的推移，微小溃疡相互融合，可以形成肉眼可见的溃疡。同时，黏膜下发生一系列病理生理变化，出现水肿、炎性细胞浸润以及毛细血管扩张等，并引起肠黏膜对液体和营养物质的吸收障碍，黏液的过量分泌，甚至引起出血。急性期的变化常常引起自限性临床症状，例如腹痛、黏液性腹泻、里急后重和直肠出血等。该期常在放疗开始后3～4周达到高峰，然后逐渐消退。

（2）亚急性期损伤：此时肠黏膜可能已再生，并有不同程度的愈合。再生程度取决于起初结缔组织损伤的严重性。黏膜下小动脉的内皮细胞可发生肿胀，并与基底膜分离和发生变性，腔内可有血栓形成。进行性血管和结缔组织的病变可以造成闭塞性动、静脉炎和微血管功能不全。位于纤维结缔组织之上的黏膜可因斑片状缺血而产生溃疡。在血管内膜下可见到较大的泡沫细胞，有人认为这是诊断放射性肠炎的要点。黏膜下层因缺血性纤维化而增厚，并常出现大而形状怪异的成纤维细胞。

（3）慢性期损伤：与急性损伤相比，放射线引起的肠道慢性损伤具有更加明显的隐匿性和进行性，并引起比较严重的后果。临床症状可以在放疗后持续数周、数月，甚至数年。慢性损伤是由于放射线的间接作用所引起，主要是由于进行性闭塞性末端小动脉炎和广泛的胶原蛋白沉积和纤维化引起。肠壁终末血管损伤和数量的逐渐减少导致肠壁血供的逐渐减少和肠壁缺血。继而在肠壁慢性缺血以及蜂窝织炎引起的黏膜下玻璃样变和纤维化的基础上，出现进行性的黏膜萎缩和黏膜毛细血管扩张。扩张的毛细血管管壁薄弱，可以成为肠道慢性出血的来源。随着血管炎的进行性加重，可以发生肠壁的坏死、溃疡和穿孔。其中溃疡最为常见，可以穿透肌层，并引起腹膜炎或腹腔内脓肿。溃疡的愈合和修复可以导致纤维化和瘢痕形成，引起肠腔狭窄和肠梗阻。部分患者可以形成内瘘或外瘘，但不是很常见。后期也可出现放射线诱发的癌肿。

二、临床表现

胃肠道中以小肠对放射最为敏感，放射性小肠炎最常见于腹膜后、肠系膜以及盆腔癌肿放疗之后，各段小肠对放疗的敏感性依次为十二指肠、空肠、回肠。放疗反应为剂量依赖性。接受高于30Gy者有明显病变的达90%，接受10～30cGy的有40%，低于10cGy者只有20%。

1. 局部症状

放射性肠炎的发生率因接受放射的方式、部位、剂量、时间的不同而有差异，临床表现轻重不一，轻者症状可持续数周，可以自行好转。急性者多出现在放疗期间，迟发者可发生在治疗后6个月，大部分在放疗后1～2年，最长有文献报道在放疗后10年。临床上可出现腹痛、腹泻、里急后重、便血的症状，便血与组织坏死和血小板的减少有关，一般出血量与放射剂量和个体反应有关。大部分患者仅有不严重的腹泻症状，迟发者可出现直肠狭窄、溃疡、坏死的临床症状，严重病例可出现顽固性恶心、呕吐、腹泻，导致脱水，血容量下降，血管性衰竭和死亡。胃肠道症状最初是由于组织坏死造成的毒血症所致，随后有胃肠道黏膜的进行性萎缩，最后，肠黏膜绒毛脱落使大量血浆丢失于肠腔中，如能通过补充大量血浆及积极的对症支持治疗使患者度过4～6天的急性期，患者的肠黏膜可能再生，但患者可遗留肠腔狭窄。

2. 全身症状

（1）全身感染的症状多发生于严重病例。原因为：

①与剂量有关的中性粒细胞和淋巴细胞减少。

②与剂量有关的抗体生成受阻。

③粒细胞的吞噬作用和移行减弱。

④网状内皮系统杀灭被吞噬的细菌的能力下降。

⑤阻止细菌皮下扩散的能力削弱。

⑥皮肤与肠的出血区有利于细菌的侵入与生长。

（2）营养不良：可发生吸收障碍和营养不良的相关表现。

3. 并发症：放射性肠炎引致的并发症主要有肠狭窄和肠梗阻，直肠阴道瘘、直肠膀胱瘘或回乙结肠瘘，胃肠道溃疡和穿孔，以及诱发结、直肠癌等。

4. 实验室检查：多有血象变化，如白细胞和血小板的减少。

三、辅助检查

（1）直肠指诊：在急性期由于肛门直肠部位的炎症和炎症的刺激，可触及肛门括约肌痉挛，直肠壁变厚、变硬，指套有血染。后期患者可发现直肠溃疡、直肠狭窄或瘘管。

（2）X线检查：在放射性肠炎早期，腹部平片可显示功能性肠梗阻。钡剂检查常显示黏膜水肿、肠襻扩张和张力减退。在亚急性期，腹壁和肠系膜都可发生水肿。水肿严重时，黏膜皱襞增厚、变直，呈尖耸外观（spiked appearance），并可使肠襻分开。钡剂灌肠检查，在急性期常见结、直肠有严重痉挛，直肠前壁可能有孤立性溃疡。倘有弥漫性溃疡存在，结、直肠壁黏膜可呈针刺状（spiculations）。后期慢性放射性小肠结肠炎的钡剂检查所见有肠黏膜水肿，肠襻分开。若进一步发生纤维化，则可见肠腔变窄、固定，并呈管状，可有一段或几段肠管的扩张性较差，黏膜纹理消失。这种X线表现很像克罗恩病或结肠缺血性病变引起的肠狭窄。由于动力功能障碍，可以发生功能性小肠梗阻。另外，结、直肠病变的X线表现有肠腔狭窄、变直和结肠袋消失等。

（3）结肠镜检查：放射性肠炎的急性期变化，在乙状结肠镜检查时表现为结肠和直肠黏膜充血、水肿，血管纹理不清，甚至有溃疡形成，黏膜脆弱，触之易出血。在放射性肠炎的慢性期，可见黏膜水肿、苍白，呈颗粒状，较脆弱，并有明显的黏膜下毛细血管扩张。

根据所见病变，放射性肠黏膜损伤分为4度：

Ⅰ度：无明显损伤，直肠黏膜可见轻度充血、水肿、毛细血管扩张，易出血，一般能自行愈合。

Ⅱ度：直肠黏膜有溃疡形成，并有灰白色痂膜，黏膜出现坏死现象，有时也有轻度狭窄。

Ⅲ度：直肠由于深溃疡所致严重狭窄，出现肠梗阻，多数需采用结肠造口术。

Ⅳ度：形成直肠阴道瘘或肠穿孔。做内镜检查时，务必十分细心，以免发生肠穿孔或出血。

（4）肠系膜动脉造影：小动脉损伤伴缺血性改变是造成放射性肠狭窄的病理基础，肠系膜动脉造影片上常可见肠系膜小动脉分支异常。

（5）CT扫描：可显示直肠周围纤维组织增厚或骶前间隙增宽等非特异性改变或肿瘤复发。

（6）放射性核素检查：测定放射性γ标记的胆酸的吸收率判断末端回肠的功能，测定对大分子如铬-EDTA通透性的增加对诊断急性放射性小肠炎有一定价值，但由于这些检查的特异性不高，临床上应用尚不广泛。

四、诊断

患者既往有恶性肿瘤并接受放射治疗或意外辐射的病史，出现上述胃肠道症状，结合相关检查并除外其他疾病可确诊本病。但慢性辐射者在不知道和忽视有外照射时，诊断则很困难或几乎不可能，必须寻找可能的职业性照射。对自述接受了辐射者，由于可能存在的精神或情绪因素，诊断亦相当困难，除非患者有接受内外辐射剂量的书面证明，否则不能确诊。

五、鉴别诊断

（1）溃疡性结肠炎：无辐射病史，病理检查可见隐窝脓肿可资鉴别。

（2）伪膜性肠炎：患者无放射性物质照射史，多于病前使用广谱抗生素，一般多在抗生素治疗过程中开始出现症状，少数患者可于停药1～10天后出现，大便培养为难辨梭状芽孢杆菌。

（3）急性缺血性肠炎：多发生于年长者或口服避孕药妇女，临床表现为突发腹痛和便血，结肠镜检查可见病变肠段黏膜的充血水肿、糜烂及出血，多为一过性，少数可遗留肠管狭窄。

六、治疗

急性放射性肠炎主要治疗为对症治疗，慢性放射性肠炎的治疗效果通常较差，一般内科治疗仅在少数病例中获得成功。急性放射性小肠炎或小肠-结肠炎为可逆性，只需支持疗法，减少10%的放射量足以减轻症状而仍能控制癌症。文献报告前列腺素E_2抑制剂可减轻患者腹泻症状。慢性放射性小肠炎常伴有多发性肠管狭窄，饮食需做些改变，可限制脂肪与牛乳的摄入。静脉高能营养可改变营养与免疫功能。急性小肠梗阻先行保守治疗为主，即使慢性肠管狭窄梗阻，手术亦只能作为最后的措施，因为病变肠管肌张力减低，术后易发生吻合口瘘。手术切除病变肠段较短路手术为优，前者的吻合口瘘及病死率较后者为低，而后者的肠道由于细菌过度生长，穿孔、瘘管的发生率高。目前国内外多主张进行家庭胃肠外营养（home parenteral nutrition，HPN）治疗，取得了不错的疗效。对放射性直肠炎可采用口服5-ASA及皮质激素灌肠，也有报道硫糖铝（2g/20mL）灌肠有较好疗效。有报道直肠出血者几个疗程的高压氧治疗可以止血。个别病例严重直肠出血，用3.6%甲醛灌洗引起凝固性坏死得以减轻，其作用与出血性膀胱炎用甲醛相似，但这只是个别病例的经验。激光、电凝止血也可试用。低位直肠狭窄可用石蜡油润肠，短段狭窄用气囊扩张术治疗，狭窄段长时仍需考虑手术治疗。有人报道切除左半结肠狭窄段、在脾曲造瘘可以避免并发症的发生。

七、预后

预后好坏取决于照射剂量、剂量率以及在体内的分布，为确定预后必须详细了解患者病史，并对患者血液及骨髓进行相关检查。

八、预防

据报道，在放射治疗前给予某些药物如硫氢基化合物能增加受辐射动物的生存率，但对人类目前尚无有实用价值的预防剂。有文献报告，去除谷胶乳蛋白乳糖的要素饮食可缓解患者的症状，增加体重，提高患者对放射的耐受性。避免致死性或严重的过量辐射唯一的有效办法是严格执行防护措施，严禁超越最大允许量。另外，采取小剂量多次照射的办法，可能减少放射性肠炎的发生。

第六节　造血系统放射性损伤

机体受到照射以后，造血干细胞、祖细胞以及幼稚造血细胞数量急剧减少，增殖功能降低或丧失，从而导致外周血中成熟血细胞数量下降。射线损伤造血细胞的一个重要途径是诱导细胞凋亡，射线对处于细胞周期内的造血细胞杀伤较为严重，而对成熟血细胞的直接杀伤不明显。

一、放射对外周血细胞的影响

1. 大剂量照射后，白细胞计数的变化可分为早期增高、初期下降、暂时性回升、最低值、回升、过度增多和恢复正常共7个时相。

（1）早期增高时相：照射后数小时至2天白细胞增高，高峰值为正常值的2倍，主要是中性粒细胞的增加。照射剂量越大，早期增高越明显，出现亦越早。早期白细胞增多的原因是在体液因子的作用下，贮存的白细胞被加速动员释放以及粒细胞体内再分配。

（2）初期下降时相：早期增高后白细胞数开始逐渐降低，其下降的速度和程度与照射剂量成比例。这是有增殖分裂能力的幼稚细胞在照射后发生间期死亡和增殖死亡造成的。

（3）暂时性回升时相：主要为中性粒细胞回升，回升的时间在10～15天。暂时性回升的出现和回升峰值与射线剂量成反比，原因为一些损伤较轻的残存造血干细胞、祖细胞仍保留着部分增殖能力，继而由于其耗尽而导致回升受挫，因此又被称为流产性回升。

（4）最低值时相：白细胞最低值水平和出现时间与照射剂量有关，照射剂量越大，最低值越小，出现亦越早。白细胞最低值反映了病情的严重程度，与预后也有密切关系。

（5）恢复时相：度过最低值阶段后，患者白细胞数逐渐恢复（回升时相）。由于此时造血干细胞、祖细胞数逐渐增多且增殖能力旺盛，体内造血细胞因子水平很高，因此多半患者会出现超常恢复（过度增多时相）。最后在机体调控系统的协调下完全恢复正常（恢复正常时相）。

2. 放射后血液白细胞形态的变化

主要指中性粒细胞和淋巴细胞的形态变化。

（1）中性粒细胞的形态变化：中性粒细胞首先呈核左移，随后为核右移。胞体大小异常，早期可见巨型中性粒细胞，体积为正常中性粒细胞的2倍左右，核大叶多而不规则。极期可出现小型中性粒细胞，大小近似红细胞，胞浆颗粒减少或消失，核固缩；胞浆内出现中毒性颗粒及空泡形成。胞核异常，可见核碎裂、核固缩、溶解等凋亡或坏死征。

（2）淋巴细胞的形态变化：照射后淋巴细胞的形态变化十分明显，早期可出现核固缩、核碎裂、双叶核、双核、微核及胞浆色深而浑浊、空泡等变化。在极期可见有异型淋巴细胞，如单核淋巴细胞、浆细胞样淋巴细胞等。胞浆中可有多数空泡、色深而浑浊，或出现异常颗粒。

此外，白细胞功能上可见吞噬能力降低、丝裂原刺激后增殖能力受抑、抗体生成和细胞因子表达失衡等。

3. 放射后血液红细胞的变化

照射后网织红细胞很快减少，甚至完全消失，但成熟红细胞寿命可长达120天，因此照射后早期外周血中红细胞数变化不大。由于造血干细胞严重损伤，红系造血几乎完全停止，再加上红细胞寿命缩短、溶血、出血等原因，2周左右时患者可发生贫血和血红蛋白下降。照射后，红细胞除数量的变化外，还有大小不均、异型和多染性细胞出现等形态学变化。有时，尤其恢复期，外周血中可见到幼稚红细胞。

4. 放射后血小板的变化

照射后外周血中血小板数1～2周内才有下降。随后血小板数进行性减少并降低到最低值。血小板数下降的速度与程度和照射剂量有关。剂量越大，血小板数的减低越快越显著。血小板数在最低水平持续一段时间后可缓慢恢复，恢复起始前多先有骨髓巨核细胞的再生。

血小板的形态变化初期为固缩型和无结构型等变性型血小板增多；恢复期出现大型、不整型等再生型血小板。血小板超微结构可见到伪足消失，致密颗粒减少，β颗粒膨胀液化，α颗粒空泡化等变化。照射后血小板的聚集功能、抗出血功能等均受损。

二、放射对骨髓的影响

1. 照射后骨髓象的变化

骨髓象的辐射损伤与射线剂量有关。剂量较小时可仅见历时1周左右的骨髓红粒两系幼稚细胞分裂指数降低，而骨髓总数、红粒比例以及各发育阶段的细胞比例可基本维持正常。照射剂量较大时，骨髓象改变明显，有时相性。骨髓象的变化大致可分为初期破坏、暂时回升、严重抑制和恢复4个阶段。

（1）初期破坏阶段：照射后数日内，骨髓有核细胞总数减少。原红细胞、早幼红细胞消失最快，中幼红细胞和晚红细胞明显减少。粒系表现为中幼以前的幼稚细胞数锐减，分叶核和带状核细胞的比例增高。淋巴细胞数量减少，形态变异。巨核细胞稍晚才见减少，裸核增加。红系比例下降。

（2）暂时回升阶段：照射后11～15天，骨髓造血细胞有丝分裂指数及红、粒系细胞数都有一定回升，但回升只是一过性的、暂时的。

（3）严重抑制阶段：红系造血细胞极度减少，粒系幼稚细胞数也基本消失，粒系较成熟细胞数也明显减少。网状细胞、浆细胞、破骨细胞等可大量出现。骨髓失去正常红色粥状外观，或呈灰黄色。

（4）恢复阶段：红细胞首先恢复，红系造血细胞的有丝分裂指数迅速上升。粒/红比例倒置，淋巴细胞比例下降。粒系细胞的恢复稍晚于红系，幼稚和成熟单核细胞出现为粒系造血细胞开始恢复的前奏。巨核系细胞恢复较慢而晚，开始恢复时，巨核细胞体积较小、核分叶较少，血小板生成功能差，以后才出现有生成血小板能力的形态正常的巨核细胞。

2. 放射对骨髓中造血干细胞的影响

造血干细胞对射线极为敏感。照射后造血干细胞因坏死和凋亡其数量迅速减少，干细胞池急剧萎缩，增加了机体对造血干细胞生成的要求，造血干细胞增殖趋于旺盛。照射后1天内，造血组织中干细胞进行早期修复，主要是损伤细胞中的亚致死性损伤的修复，而无细胞的增殖；照射1天以后，细胞开始增殖。

照射后残存的造血干细胞，进行增殖和分化两个过程。造血干细胞的增殖和分化相互制约、相互影响，处于相对稳定状态，从而维持干细胞池大小的动态平衡。此外，造血干细胞向红系和粒系分化的概率可不同，恢复早期向红系分化多占优势。

3. 放射对骨髓造血微环境的影响

照射后造血微环境中的基质细胞受损，同时与造血实质细胞在微环境中回髓、定位、成熟、释放密切相关的黏附因子（VCAM-1、Fn、Lm，colIV等）表达水平降低，从而影响造血功能。随着照射剂量的增大，造血微环境的辐射损伤在放射后造血功能障碍发病机制中的重要性也不断增加。

三、放射对微环境的影响

大剂量照射后微血管的舒缩功能出现明显的改变。早期出现收缩反应。30min至数小时后，微血管的紧张性降低，转为以舒张为主的改变，尤以毛细血管和细静脉舒张为明显。细静脉舒张使微循环后阻力增加，血流淤滞。

微血管明显舒张的同时，微血管血流出现流速减慢，正常的层流紊乱和流态异常。同时内皮细胞破坏、脱落，基底膜和胶原纤维裸露，血小板黏附于血管壁，并发生聚集和释放反应，在管壁局部形成白色团块，脱落后随血流循环。微小血栓增加血流阻力，并可阻塞毛细血管，加重微循环障碍。

照射后微血管壁的结构发生明显损伤，内皮细胞收缩变圆和细胞间基质解聚使紧密连接松弛，形成裂缝，使毛细血管通透性增高。

四、放射对造血系统的远后影响

放射所致的造血系统远后效应有诱发白血病、白细胞减少症、白细胞增高、再生障碍性贫血、骨髓纤维化症、辐射相关的嗜酸性粒子细胞增多症、真性红细胞增多症，其中最为严重的是诱发白血病。

治疗参照第七节相应内容。

第七节　常见化疗副反应及处理

一、恶心呕吐

接受化疗的癌症患者中，都存在不同程度的恶心和呕吐反应。恶心的发生率比呕吐稍高，控制难度同样较大。虽然偶尔一些患者仅出现恶心而没有呕吐，但控制呕吐与控制恶心有密切的关系。在接受化疗的患者中，呕吐的类型各不相同。通常把它们归纳成3类：①急性呕吐：恶心或呕吐发生在给予化疗后最初24h之内，最有可能出现的时间是在给予大部分化疗药物后1～4h之间。该类型恶心、呕吐的程度常常最为严重，主要与药物的不良反应有关。②延迟呕吐：呕吐发生于化疗后24h以后。接受顺铂、卡铂、环磷酰胺化疗的患者易发生延迟呕吐。其发生机制可能与P物质介导、血脑屏障破坏、胃肠动力破坏及肾上腺激素分泌等多因素有关。③先期呕吐：由于以前化疗没有给予适当的镇吐治疗而引起的条件反射性呕吐。

化疗药物所致恶心呕吐的发生机制：目前一般认为，化疗后恶心、呕吐反应主要通过以下途径引起：①化疗药物刺激胃肠道，尤其是嗜铬细胞释放神经递质，神经递质与相应受体结合产生的神经冲动，由迷走神经和交感神经传入呕吐中枢而导致呕吐；②化疗药物及其代谢产物直接刺激延髓催吐化学感受区（chemoreceptor trigger zone，CTZ），进而传递至呕吐中枢引发呕吐；③感觉、精神因子直接刺激大脑皮质通路导致呕吐。

治疗方案：

（1）急性、迟发性恶心、呕吐：予地塞米松+5-HT_3受体拮抗剂+阿瑞吡坦联合或单药止吐治疗。用法用量：地塞米松口服第1天12mg，第2、3天8mg；阿瑞吡坦口服第1天125mg，第2、3天80mg；昂丹司琼口服24mg或静脉滴注8mg；托烷司琼口服或静脉5mg。

（2）预期性止吐：心理因素是导致预期性CINV的主要原因，并与既往CINV控制不良有关。因此除了止吐药物的应用，医护人员还应特别注意以下几方面：①应经常与患者沟通，取得患者的信赖，建立良好的医患关系。②化疗前嘱患者休息好，并指导患者读休闲娱乐类书籍、听舒缓的音乐，使患者的情绪放松。③饮食指导，嘱多进食含色氨酸相对较低的食物，如豌豆苗、熟栗子、糯米等，少食茄子、香蕉、核桃等含色氨酸较高的食物（研究表明，食物可影响血中5-羟色胺的含量）。④一旦发生恶心感，诱导患者产生不会发生恶心的意念，同时指导患者深吸气、做吞咽动作，以减轻恶心症状。可适当给予镇静和全身脱敏治疗。

（3）突发性恶心、呕吐：原则上增加不同类型的止吐药物，如5-HT_3受体拮抗剂、地塞米松、氯苯那敏、甲氧氯普胺、奥氮平，如果用药后仍控制不理想，则按高致吐风险药物治疗方案给药。

二、腹泻

化疗相关性腹泻（chemotherapy-induced diarrhea，CID）是肿瘤患者化疗中常见的并发症，不仅会降低患者的体质和生活质量，严重者导致化疗被迫中断，从而影响疗效。许多化疗药物都可以引起腹泻，其中以氟尿嘧啶类（fluorouracil）和依林特肯（irinotecan，CPT-11）的腹泻发生率最高。

在肿瘤患者身上发生的腹泻，与很多因素相关，包括抗肿瘤药物对小肠上皮组织的损伤、炎症反应、感染以及使用抗生素等。目前认为5-Fu导致腹泻的原因与二氢嘧啶脱氢酶（dihydropyrimidine dehydrogenase，DPD）和乳清酸磷酸核糖基转移酶（orotate phosphoribosy ltransferase，OPRT）有关；而依林特肯导致延迟性腹泻与其代谢产物SN-38有关，SN-38能引起肠上皮细胞坏死、凋亡，导致小肠吸收水、电解质障碍及小肠液过度分泌。

治疗上主要是控制症状，减轻痛苦，加速黏膜修复并预防继发性感染。一般治疗包括应用止泻药物、黏膜保护药物和抗菌药物，以及大剂量使用洛哌丁胺，甚至生长抑素类药物奥曲肽。根据CID发生的程度，可以将CID分为两类：不伴其他并发症和体征的Ⅰ度、Ⅱ度腹泻归为“简单腹泻”，仅需常规处理。Ⅰ度、Ⅱ度腹泻并伴下列症状之一者，如：中度中毒的腹绞痛、Ⅱ度恶心、呕吐、体质减退、发热、败血症、中性粒细胞减少、出血、脱水，或Ⅲ～Ⅳ度腹泻者均归为“复杂腹泻”，需严密观察，积极处理。

1. 简单腹泻治疗措施

（1）停止所有含乳糖、乙醇及高渗性食物。

（2）8～10大杯清水/日。

（3）少食多餐易消化吸收食物。

（4）嘱患者记录大便数量、伴随症状并随时报告。

（5）Ⅱ度腹泻应停止抗肿瘤治疗直至症状消失。

（6）下一周期治疗酌情降低剂量。

（7）易蒙停4mg，随后2mg/4h，至腹泻停止12h停药；若24h后腹泻未停止，易蒙停增量至2mg/2h，酌情加用口服抗生素；若48h后腹泻仍未停止，按复杂腹泻处理。

2. 复杂腹泻的治疗

（1）停止化疗和诱发、加重因素；监测、评估、补液。

（2）监测血常规、大便常规、电解质。

（3）奥曲肽100～150μg SC q8h或25～50μg/h CIV。若症状明显可加量至500μg q8h。

（4）可以使用抗生素，如喹诺酮类。用药至腹泻停止24h。

三、贫血

贫血是肿瘤患者常见的并发症，肿瘤本身和肿瘤的相关治疗都可以直接或间接导致贫血，其中化疗导致贫血可能与化疗时体内负调控细胞因子如肿瘤坏死因子（TNF）、白介素-1（IL-1）及干扰素（IFN）等抑制了红系祖细胞和内源性促红细胞生成素的生成，从而影响铁的释放和利用有关。

另外，细胞性化疗药对红细胞生成过程有许多不利影响，如多能干细胞的坏死，红细胞前体细胞坏死、红细胞前体细胞的细胞周期阻滞和延长，EPO的水平下降或功能减退、成熟红细胞的氧化、骨髓发育不良等。

对于轻、中度患者，鼓励其休息，同时补充铁剂、叶酸，必要时给予促红细胞生成素，促进骨髓造血。对于重度患者，给予输注浓缩红细胞或全血。

四、血小板降低

化疗导致骨髓抑制容易引起血小板减少，而且与药物的剂量有一定的相关性。当血小板低于50×10^9/L时，存在出血的危险性，可有皮肤黏膜出血，低于20×10^9/L时，有自发性出血的高度危险性，低于10×10^9/L时则极高度危险。临床表现为四肢、躯干皮肤散在淤点、鼻出血、牙龈出血及口腔黏膜出血等。鉴于血管和血小板在止血机制上相互作用，所以单纯性血小板减少时与出血程度并不平行。

血小板减少的处理：当血小板低于50×10^9/L时，应减少活动，预防损伤，避免搬运重物，防止便秘。维持收缩压18.7kPa以下，预防颅内出血。避免使用非甾体类抗炎药和有创操作。一过性血小板减少可用小剂量糖皮质激素。血小板低于20×10^9/L时或有出血倾向时可考虑输注血小板。

五、白细胞降低

由于白细胞寿命短，易受化疗药物影响，化疗后白细胞达到最低点的时间一般为化疗后7～14天，但随药物、剂量、给药方法而不同，一般在8天后开始恢复。对于细胞周期非特异性药物引起的粒细胞降低，最低点时间为10～14天，21～24天才恢复。

因此在化疗时，应考虑患者年龄、肝肾功能、营养状态、既往治疗情况等因素。

对于粒细胞减少患者常伴有乏力、全身不适、发热等非特异性症状。若体温超过38°C，称为粒细胞减少性发热。有时发热是唯一可靠体征。

粒细胞减少症的处理重在预防，较少外源性生物引起感染的危险性；注意饮食卫生；预防皮肤黏膜的创伤和正确处理伤口。

粒细胞减少症性发热的处理：仔细检查，找出感染灶；常规检查血、尿常规；经验性应用广谱抗生素，根据药敏试验结果更换抗生素；应用CSF促进造血干细胞分化。

附 录

附录Ⅰ 患者生活质量状况评分

1. KPS评分（Karnofsky评分）
100分：能正常活动，无症状和体征
90分：能进行正常活动，有轻微症状和体征
80分：勉强可进行正常活动，有一些症状和体征
70分：生活可自理，但不能维持正常活动或工作
60分：生活偶需帮助，大多时间可自理
50分：需要颇多的帮助及经常的医疗护理
40分：失去活动能力，需要特别照顾和帮助
30分：严重失去活动能力，要住医院，但暂未有死亡威胁
20分：病重，需住院及积极支持治疗
10分：垂危
0分：死亡
2. ZPS评分或ECOG评分
0分：能正常活动
1分：有症状，但几乎完全可正常活动
2分：有时卧床，但白天卧床时间不超过50%
3分：需要卧床，白天卧床时间超过50%
4分：卧床不起
5分：死亡

附录Ⅱ 正常组织放射耐受剂量（cGy）

附表-1 正常组织放射耐受剂量（cGy）

器官	损伤	1%～5%	25%～30%	照射面积或范围
		TD5/5	TD50/5	
皮肤	溃疡、严重纤维化	5500	7000	100cm^2

续表

器官		损伤	1%～5% TD5/5	25%～30% TD50/5	照射面积或范围
口腔黏膜		溃疡、黏膜发炎	6000	7500	50cm^2
食管		食管炎、溃疡、狭窄	6000	7500	75cm^2
胃		溃疡、穿孔、出血	4500	5500	100cm^2
小肠		溃疡、穿孔、出血	5000	6500	100cm^2
结肠		溃疡、狭窄	4500	6500	100cm^2
直肠		溃疡、狭窄	6000	8000	100cm^2
唾液腺		口腔干燥	5000	7000	50cm^2
肝脏		急、慢性肝炎	2500	4000	全肝
		肝功能衰竭、腹水	3500	4500	全肝
肾脏		急、慢性肾炎	2000	2500	全肾
			1500	2000	全肾条状照射
膀胱		挛缩	6000	8000	整个膀胱
输尿管		狭窄	7500	10000	5～10cm
睾丸		永久不育	100	400	整个睾丸 5cGy/d
卵巢		永久不育	200～300	625～1200	整个卵巢
子宫		坏死、穿孔	＞10000	＞20000	整个子宫
阴道		溃疡、瘘管	9000	＞10000	全部
乳腺	儿童	不发育	1000	1500	全乳
	成人	萎缩、坏死	＞5000	＞10000	全乳
肺		急、慢性肺炎	3000	3500	100cm^2
			1500	2500	全肺
毛细血管		扩张、硬化	5000～6000	7000～10000	
心脏		心包炎、全心炎	4500	5500	60%
骨及软骨	儿童	生长受阻，侏儒症	1000	3000	整块骨或 10cm^2
	成人	坏死，骨折，硬化	6000	10000	整块骨或 10cm^2
脑		梗死，坏死	6000	7000	全脑
		梗死，坏死	7000	8000	25%
脊髓		梗死，坏死	4500	5500	10cm

续表

器官		损伤	1%～5%	25%～30%	照射面积或范围
			TD5/5	TD50/5	
眼		全眼炎，出血	5500	10000	全眼
角膜		角膜炎	5000	>6000	整个角膜
晶状体		白内障	500	1200	整个或部分晶状体
耳（中耳）		严重中耳炎	6000	7000	整个中耳
前庭		梅尼埃综合征	6000	7000	整个前庭
甲状腺		功能低下	4500	15000	整个甲状腺
肾上腺		功能低下	>6000		整个肾上腺
垂体		功能低下	4500	20000～30000	整个垂体
肌肉	儿童	萎缩	2000～3000	4000～5000	整块肌肉
	成人	纤维化	6000	8000	整块肌肉
骨髓		再生不良	200	450	全身脊髓
			3000	4000	局部脊髓
淋巴结及淋巴管		萎缩、硬化	5000	>7000	整个淋巴结
胎儿		死亡	200	400	整个胎儿
外周神经		神经炎	6000	10000	$10cm^2$
大动脉		硬化	>8000	>10000	$10cm^2$
大静脉		硬化	>8000	>10000	$10cm^2$

附录Ⅲ 急性放射反应评分标准（RTOG/EORTC）

附表-2 急性放射反应评分标准（RTOG/EORTC）

	0级	1级	2级	3级	4级
皮肤	无变化	点或片状红斑/脱毛/干性脱皮/出汗减少	明显红斑/斑状湿性脱皮/中度水肿	融合性湿性脱皮/凹陷性水肿	溃疡/出血/坏死
黏膜	无变化	红斑/轻微疼痛不需止痛药	斑状黏膜炎性浆液渗出炎/中度疼痛需止痛药	融合纤维黏膜炎/严重疼痛需麻醉药	溃疡，出血或坏死

续表

	0级	1级	2级	3级	4级
眼	无变化	轻微结膜炎可伴有或不伴有巩膜充血/流泪增加	伴有或不伴有需用激素或抗生素处理角膜炎的中度结膜炎，需人工泪液的干眼症/伴有畏光的虹膜炎	伴有角膜溃疡的严重角膜炎/客观的视力或视野减少/急性青光眼/全眼球炎	失明（单侧或双侧）
耳	无变化	伴红斑疼痛的外耳道炎，可有继发性干性脱皮，但无须药物治疗	需用药治疗的中度外耳道炎，浆液性中耳炎，经检查	有渗出或湿性的严重外耳道炎，症状性听力下降，非药物性耳鸣	耳聋
唾液腺	无变化	轻微口干/轻度黏稠唾液/轻度味觉改变，如金属味/这些改变不反映进食习惯的改变，如进食时增加用水	中度口干，黏稠唾液/明显味觉改变	完全口干	急性唾液腺坏死
咽和食管	无变化	轻微吞咽困难需一般的止痛药或非麻醉药镇痛/需半流饮食	中度吞咽困难/麻醉药镇痛/流质	严重吞咽困难脱水或体重下降＞15%/需胃饲或静脉输液	完全阻塞，溃疡，穿孔，窦道
喉	无变化	轻、中度声嘶/不需止咳药的咳嗽/黏膜水肿	持续声嘶但能发声/牵涉性耳痛、喉痛、片状纤维渗出或轻度杓状水肿但不需麻醉药/需止咳药的咳嗽	轻声讲话，喉痛或牵涉性耳痛需麻醉药/融合纤维渗出，明显杓状水肿	明显呼吸困难、喘鸣、需气管切开的咯血或需插管
上消化道	无变化	厌食伴体重下降≤5%治疗前水平/恶心但不需止呕药/不需抗副交感神经药或止痛药的腹部不适	厌食伴体重下降在＞5%至≤15%治疗前水平/恶心或呕吐需止呕药/需抗副交感神经药或止痛药的腹部不适	厌食伴体重下降＞15%治疗前水平或需鼻胃管或胃肠外营养支持/恶心和/或呕吐需鼻胃管或胃肠外营养支持/药物不能止的严重腹痛/腹胀（X线平片证实扩张肠环）	亚急性或急性肠梗阻/胃肠穿孔，需输血的出血/需胃肠减压或肠管改道的腹痛
下消化道	无变化	不需药物处理的大便次数增加或习惯的改变/不需止痛药的直肠不适	需抗副交感神经药的腹泻/不需卫生纸的黏液排出/需止痛药的直肠或腹部疼痛	需胃肠外营养支持的腹泻或需卫生纸的出血/腹胀（X线平片证实扩张肠环）	急性或亚急性肠梗阻，窦管，穿孔和需输血的出血/需胃肠减压或肠管改道的腹痛或里急后重

续表

	0级	1级	2级	3级	4级
肺	无变化	轻度干咳或用力性呼吸困难	需麻醉药、止咳药的持续咳嗽/轻微活动时呼吸困难	麻醉药、止咳药无效的严重咳嗽或休息时间呼吸困难/有临床或放射学证据的肺炎/需间隙吸氧或激素治疗	严重呼吸不足/持续吸氧或辅助通气
生殖泌尿	无变化	小便次数或夜尿两倍于治疗前水平/不需药物治疗的小便困难、尿急	小便或夜尿间隔超过1h/需局部麻醉的小便困难、尿急、膀胱痉挛	小便或夜尿间隔小于1h/需频繁定时麻醉药治疗的小便困难、盆腔痛、膀胱痉挛/伴或不伴血块的肉眼血尿	需输血的血尿/不是继发于尿道血块、溃疡或坏死的急性膀胱阻塞
心脏	无变化	无症状但心电图有客观改变或无其他心脏病的心包异常	有症状伴心电图有客观改变和放射学发现充血性心衰或心包疾病/不需特别治疗	对治疗有反应的充血性心衰、心悸或心包疾病	充血性心衰、心悸或心包疾病，对非外科治疗无反应的心律失常
中枢神经系统	无变化	功能完全正常（如能工作）伴有轻微神经症状，不需用药治疗	需家里护理的神经症状/需护理支持/需激素，抗癫痫药	需住院治疗的神经症状	严重神经损害包括瘫痪，昏迷，癫痫发作>3次/周，需住院治疗
白细胞（$\times 10^9$/L）	≥4.5	3.0～4.5	2.0～3.0	1.0～2.0	<1.0
血小板（$\times 10^9$/L）	>130	90～130	50～90	25～50	<25或自动出血
中性粒细胞（$\times 10^9$/L）	≥1.9	1.5～1.9	1.0～1.5	0.5～1.0	<0.5或败血症
血红蛋白（g）	>11	9.5～11	<9.5	需成分输血	
血细胞比容（%）	≥32	28～32	28	需成分输血	

附录Ⅳ　后期放射损伤评分标准（RTOG/EORTC）

附表-3　后期放射损伤评分标准（RTOG/EORTC）

	0级	1级	2级	3级	4级
皮肤	无变化	轻度萎缩，色素沉着，部分头发脱落	片状萎缩，中度毛细血管扩张，全部头发脱落	明显萎缩，交叉性毛细血管扩张	溃疡

续表

	0级	1级	2级	3级	4级
皮下组织	无变化	轻度硬化（纤维化）和皮下脂肪组织丧失	中度纤维化但无症状/轻微照射野收缩/小于边长10%	严重硬化和皮下组织丧失，照射野收缩>10%边长	溃疡
黏膜	无变化	轻度萎缩和干燥	中度萎缩和毛细血管扩张/少黏液	明显萎缩和完全干燥/严重毛细血管扩张	溃疡
唾液腺	无变化	轻微口干/对刺激反应好	中度口干/对刺激反应差	明显口干/对刺激无反差	纤维化
脊髓	无变化	轻度L'Hermitte'综合征	严重L'Hermitte'综合征	在治疗水平或以下出现客观的神经症状	单、双或四肢麻痹
脑	无变化	轻度头痛或昏睡	中度头痛/严重昏睡	严重头痛/严重CNS功能障碍（部分肌力减退或运动障碍）	癫痫发作/瘫痪/昏迷
眼	无变化	无症状白内障/轻微角膜溃疡或角膜炎	症状性白内障/中度角膜溃疡/轻度视网膜病变或青光眼	严重角膜炎/严重视网膜病变或剥离/严重青光眼	全眼球炎/眼盲
喉	无变化	声嘶/轻度杓状水肿	中度杓状水肿/软骨炎	严重水肿/严重软骨炎	坏死
肺	无变化	无症状或轻微症状（干咳），轻微放射影像征象	中度有症状的纤维化或肺炎（严重咳嗽）/低热/斑点状放射影像征象	严重有症状的纤维化或肺炎/致密状放射影像征象	严重呼吸不足/持续吸氧或辅助通气
心	无变化	无症状或轻微症状/暂时性T波倒置和ST改变、窦性心律过速>110次/min（休息）	中度用力心悸/轻微心包炎/正常心形/持续性异常T波和ST改变/低QRS	严重心悸/心包积液/缩窄性心包炎/中度心衰/心脏增大/EKG异常	心包填塞/严重心衰，严重缩窄性心包炎
食管	无变化	轻微纤维化/进食固体食物时轻微吞咽困难/无吞咽痛	不能正常地进食固体食物/半流/有扩张指征	严重纤维化/流质/有吞咽痛/需扩张	坏死/穿孔/窦道
小/大肠	无变化	轻微腹泻/轻微痛挛/每天大便5次/轻微直肠渗液或出血	中度腹泻中度痛挛/每天大便>5次/过多直肠渗液或间歇出血	需外科处理的阻塞或出血	坏死/穿孔/窦道
肝	无变化	轻微疲倦/恶心消化不良/肝功能轻微异常	中度症状/肝功能异常/血清白蛋白正常	肝功能不全/肝功能明显异常/低白蛋白/水肿或腹水	坏死/肝性脑病

续表

	0级	1级	2级	3级	4级
肾	无变化	暂时蛋白尿/无高血压/轻微肾功能损害/尿素25～35mg%/肌酐1.5mg%～2.0mg%/肌酐清除率>75%	持续中度蛋白尿（2+）/轻微高血压/无相关贫血/中度肾功能损害/尿素36mg%～60mg%/肌酐2.5mg%～4.0mg%/肌酐清除率50%～74%	严重蛋白尿/严重高血压/持续贫血/重度肾功能损害/尿素>60mg%/肌酐>4.0mg%/肌酐清除率<50%	恶性高血压/尿毒症昏迷/尿素>100%
膀胱	无变化	轻微上皮萎缩轻微毛细血管扩张（显微镜下血尿）	中度尿频/全面毛细血管扩张/间歇性肉眼血尿	严重尿频/排尿困难/严重毛细血管扩张（常为淤点）/常血尿/膀胱容量减少（<150mL）	坏死缩窄性膀胱（容量<100mL）严重出血性膀胱炎
骨	无变化	无症状/无生长迟缓/骨密度减少	中度痛或压痛/生长迟缓/不规则骨硬化	严重痛或压痛/生长停滞/致密性骨硬化	坏死/自发性骨折
关节	无变化	轻度关节僵硬/轻度运动受限	中度关节僵硬/中度关节痛/中度关节运动受限	严重关节僵硬/疼痛并严重关节运动限制	坏死/完全固定

说明：1. 急性反应评分标准是用来评价放射治疗毒性的等级。它适用于放疗第1天至第90天这段期间。其后则用RTOG/EORTC后期放射反应评分标准进行评价。2. 评价者必须努力将疾病与治疗引起的体征和症状区分开来。3. 必须准确评价患者治疗前的基线。所有3级、4级或5级反应必须经主要负责人确认。4. 任何引起死亡的毒性为5级。

附录V　抗癌药物常见毒副反应分级标准（WHO）

附表–4　抗癌药物常见毒副反应分级标准（WHO）

毒副反应指标	分级（度）				
	0	Ⅰ	Ⅱ	Ⅲ	Ⅳ
血液系统					
血红蛋白（g/L）	≥110	95～109	80～94	65～79	<65
白细胞（×10^9/L）	≥4.0	3.0～3.9	2.0～2.9	1.0～1.9	<1.0
粒细胞（×10^9/L）	≥2.0	1.5～1.9	1.0～1.4	0.5～0.9	<0.5
血小板（×10^9/L）	≥100	75～99	50～74	25～49	<25
出血	无	淤点	轻度失血	明显失血	严重失血
胃肠道					
胆红素	≤1.25×N	（1.26～2.50）×N	（2.6～5.0）×N	（5.1～10.0）×N	>10×N

续表

毒副反应指标	分级（度）				
	0	Ⅰ	Ⅱ	Ⅲ	Ⅳ
谷丙转氨酶	≤1.25×N	(1.26～2.50)×N	(2.6～5.0)×N	(5.1～10.0)×N	>10×N
碱性磷酸酶	≤1.25×N	(1.26～2.50)×N	(2.6～5.0)×N	(5.1～10.0)×N	>10×N
口腔	无异常	红斑、疼痛	红斑、溃疡，可进食	溃疡，只能进流食	不能进食
恶心呕吐	无	恶心	暂时性呕吐	呕吐，需治疗	难控制的呕吐
腹泻	无	短暂（<2天）	能忍受（>2天）	不能忍受，需治疗	血性腹泻
肾、膀胱					
尿素氮	≤1.25×N	(1.26～2.50)×N	(2.6～5.0)×N	(5.1～10.0)×N	>10×N
肌酐	≤1.25×N	(1.26～2.50)×N	(2.6～5.0)×N	(5.1～10.0)×N	>10×N
蛋白尿	无	+，<0.3g/100mL	++，+++，0.3～1.0g/100mL	++++，>1.0g/100mL	肾病综合征
血尿	无	镜下血尿	严重血尿	严重血尿，带血块	泌尿道梗阻
肺	无症状	症状轻微	活动后呼吸困难	休息时呼吸困难	需完全卧床
发热（药物性）	无	<38℃	38～40℃	>40℃	发热伴低压
过敏	无	水肿	支气管痉挛，不需注射治疗	支气管痉挛，需注射治疗	过敏反应
皮肤	无	红斑	干性脱皮，水疱、瘙痒	湿性皮炎，溃疡	剥脱性皮炎、坏死，需手术
头发	无	轻度脱发	中度、斑状脱发	完全脱发，可再生	脱发，不能再生
感染（特殊部位）	无	轻度感染	中度感染	重度感染	重度感染伴低血压
心脏					
节律	正常	窦性心动过速，休息心率>100次/min	单灶PVC，房性心律失常	多灶性PVC	室性心律不齐
心功能	正常	无症状，但有异常心脏征象	短暂的心功不足，但不需治疗	有症状，心功不足，治疗有效	有症状，心功不足，治疗无效
心包炎	无	有心包积液，无症状	有症状，但不需抽积液	心包填塞，需抽积液	心包填塞，需手术治疗
神经系统					
神志	清醒	短暂时间嗜睡	嗜睡时间不及清醒的50%	嗜睡时间超过清醒的50%	昏迷

续表

毒副反应指标	分级（度）				
	0	Ⅰ	Ⅱ	Ⅲ	Ⅳ
周围神经	正常	感觉异常或腱反射减退	严重感觉异常或轻度无力	不能忍受的感觉异常或显著运动障碍	瘫痪
便秘	无	轻度	中度	腹胀	腹胀，呕吐
疼痛（非肿瘤引起）	无	轻度	中度	严重	难控制

N=正常值上限。

参考文献

［1］汤钊猷. 现代肿瘤学［M］. 3版. 上海：复旦大学出版社，2011.

［2］殷蔚伯，余子豪，徐国镇，等. 肿瘤放射治疗学［M］. 1版. 北京：中国协和医科大学出版社，2008.

［3］黄开红，万云乐，林显敢，等. 实用消化系肿瘤学［M］. 1版. 北京：科学出版社，2009.

［4］中国人民共和国卫生部. WS337-2011中华人民共和国卫生行业标准［S］. 北京：人民卫生出版社，2011.

［5］Ma JB，Song YP. Feasibility of involved-field conformal radiotherapy for cervical and upper-thoracic esophageal cancer［J］. Onkologie，2011.

［6］肖泽芬，张众，王铸，等. 食管癌放射治疗照射野大小预测［J］. 中华放射肿瘤杂志，1999，8（1）：27-31.

［7］Fokas E，Weiss C，Rdel C. The Role of Radiotherapy in the Multimodal Management of Esophageal Cancer［J］. Dig Dis，2013，31（1）：30-37.

［8］欧广飞，汪楣，王绿化，等. 食管癌术前放疗后病理反应与预后的关系［J］. 中华放射肿瘤学杂志，2003，25（3）：278-281.

［9］陈建华，桑玫，陈宇航，等. 食管癌术后复发转移的类型及预后的分析［J］. 中华肿瘤杂志，1998，20（4）：293-295.

［10］Cotran RS，Kumar V，Collins T. Robbins Pathologic basis of disease［M］. 6th ed. Philadelphia：WB Saunders，1999：778-779.

［11］Kumar P，Clark M. Clinical Medicine［M］. 4th ed. Edinburgh：WB Saunders，1998：229-231.

［12］Pohl D，Tutuian R. Achalasia：an overview of diagnosis and treatment［J］. J Gastrointestin Liver Dis，2007，16：297-303.

［13］Bredenoord AJ，Fox M，Kahrilas PJ，et al. Chicago classification criteria of esophageal motility disorders defined in high resolution esophageal pressure topography［J］. Neurogastroenterol Motil，2012，24 Suppl 1：57-65.

［14］Pandolfino JE，Kwiatek MA，Nealis T，et al. Achalasia：a new clinically relevant classification by high-resolution manometry［J］. Gastroenterology，2008，135：1526-1533.

［15］Rohof WO，Hirsch DP，Kessing BF，et al. Efficacy of treatment for patients with achalasia depends on the distensibility of the esophagogastric junction［J］. Gastroenterology，2012，143：328-335.

［16］Pandolfino JE，Ruigh A，Nicodème F，et al. Distensibility of the esophagogastric junction assessed with the functional lumen imaging probe（FLIP?）in achalasia patients［J］. Neurogastroenterol Motil，2013，25：496-501.

［17］Boeckxstaens GE. Achalasia：virus-induced euthanasia of neurons［J］. Am J Gastroenterol，

2008, 103: 1610-1612.

[18] Gockel I, Müller M, Schumacher J. Achalasia-a disease of unknown cause that is often diagnosed too late [J]. Dtsch Arztebl Int, 2012, 109: 209-214.

[19] Park W, Vaezi MF. Etiology and pathogenesis of achalasia: the current understanding [J]. Am J Gastroenterol, 2005, 100: 1404-1414.

[20] Francis DL, Katzka DA. Achalasia: update on the disease and its treatment [J]. Gastroenterology, 2010, 139: 369-374.

[21] Howard PJ, Maher L, Pryde A, et al. Five year prospective study of the incidence, clinical features, and diagnosis of achalasia in Edinburgh [J]. Gut, 1992, 33: 1011-1015.

[22] Birgisson S, Richter JE. Achalasia in Iceland, 1952-2002: an epidemiologic study [J]. Dig Dis Sci, 2007, 52: 1855-1860 [PMID: 17420933 DOI: 10.1007/s10620-006-9286-y].

[23] Sadowski DC, Ackah F, Jiang B, et al. Achalasia: incidence, prevalence and survival. A population-based study [C]. In: Neurogastroenterol Motil, 2010, 22: 256-261.

[24] Mayberry JF, Atkinson M. Variations in the prevalence of achalasia in Great Britain and Ireland: an epidemiological study based on hospital admissions [J]. Q J Med, 1987, 62: 67-74.

[25] Mayberry JF, Rhodes J. Achalasia in the city of Cardiff from 1926 to 1977 [J]. Digestion, 1980, 20: 248-252.

[26] Mayberry JF, Atkinson M. Studies of incidence and prevalence of achalasia in the Nottingham area [J]. Q J Med, 1985, 56: 451-456.

[27] Arber N, Grossman A, Lurie B, et al. Epidemiology of achalasia in central Israel [J]. Rarity of esophageal cancer. Dig Dis Sci, 1993, 38: 1920-1925.

[28] Earlam RJ, Ellis FH, Nobrega FT. Achalasia of the esophagus in a small urban community [J]. Mayo Clin Proc, 1969, 44: 478-483.

[29] Galen EA, Switz DM, Zfass AM. Achalasia: incidence and treatment in Virginia [J]. Va Med, 1982, 109: 183-186.

[30] Mayberry JF, Atkinson M. Incidence of achalasia in New Zealand, 1980-1984. An epidemiological study based on hospital discharges [J]. J Gastroenterol Hepatol, 1988, 3: 247-257.

[31] Stein CM, Gelfand M, Taylor HG. Achalasia in Zimbabwean blacks [J]. S Afr Med J, 1985, 67: 261-262.

[32] Farrukh A, DeCaestecker J, Mayberry JF. An epidemiological study of achalasia among the South Asian population of Leicester, 1986-2005 [J]. Dysphagia, 2008, 23: 161-164.

[33] Ho KY, Tay HH, Kang JY. A prospective study of the clinical features, manometric findings, incidence and prevalence of achalasia in Singapore [J]. J Gastroenterol Hepatol, 1999, 14: 791-795.

[34] Gennaro N, Portale G, Gallo C, et al. Esophageal achalasia in the Veneto region: epidemiology and treatment. Epidemiology and treatment of achalasia [J]. J Gastrointest Surg, 2011, 15: 423-428.

[35] Podas T, Eaden J, Mayberry M, et al. Achalasia: a critical review of epidemiological studies [J]. Am J Gastroenterol, 1998, 93: 2345-2347.

[36] Zendehdel K, Nyrén O, Edberg A, el al. Risk of esophageal adenocarcinoma in achalasia patients, a retrospective cohort study in Sweden [J]. Am J Gastroenterol, 2011, 106: 57-61.

[37] Ng KY, Li KF, Lok KH, et al. Tenyear review of epidemiology, clinical features, and treatment outcome of achalasia in a regional hospital in Hong Kong [J]. Hong Kong Med J, 2010, 16: 362-366.

[38] Eckardt VF, Hoischen T, Bernhard G. Life expectancy, complications, and causes of death in patients with achalasia: results of a 33-year follow-up investigation [J]. Eur J Gastroenterol Hepatol, 2008, 20: 956-960.

[39] Booy JD, Takata J, Tomlinson G, et al. The prevalence of autoimmune disease in patients with esophageal achalasia [J]. Dis Esophagus, 2012, 25: 209-213.

[40] Kraichely RE, Farrugia G, Pittock SJ, et al. Neural autoantibody profile of primary achalasia [J]. Dig Dis Sci, 2010, 55: 307-311.

[41] Ghoshal UC, Daschakraborty SB, Singh R. Pathogenesis ofachalasia cardia [J]. World J Gastroenterol, 2012, 18: 3050-3057.

[42] Lau KW, McCaughey C, Coyle PV, et al. Enhanced reactivity of peripheral blood immune cells to HSV-1 in primary achalasia [J]. Scand J Gastroenterol, 2010, 45: 806-813.

[43] Castagliuolo I, Brun P, Costantini M, et al. Esophageal achalasia: is the herpes simplex virus really innocent [J]. J Gastrointest Surg, 2004, 8: 24-30.

[44] Birgisson S, Galinski MS, Goldblum JR, et al. Achalasia is not associated with measles or known herpes and human papilloma viruses [J]. Dig Dis Sci, 1997, 42: 300-306.

[45] Kaar TK, Waldron R, Ashraf MS, et al. Familial infantile oesophageal achalasia [J]. Arch Dis Child, 1991, 66: 1353-1354.

[46] Mayberry JF, Atkinson M. A study of swallowing difficulties in first degree relatives of patients with achalasia [J]. Thorax, 1985, 40: 391-393.

[47] Chuah SK, Hsu PI, Wu KL, et al. 2011 update on esophageal achalasia [J]. World J Gastroenterol, 2012, 18: 1573-1578.

[48] Lake JM, Wong RK. Review article: the management of achalasia-a comparison of different treatment modalities [J]. Aliment Pharmacol Ther, 2006, 24: 909-918.

[49] Kurian AA, Bhayani N, Sharata A, et al. Partial anterior vs partial posterior fundoplication following transabdominal esophagocardiomyotomy for achalasia of the esophagus: meta-regression of objective postoperative gastroesophageal reflux and dysphagia [J]. JAMA Surg, 2013, 148: 85-90.

[50] Boeckxstaens GE, Annese V, des Varannes SB, et al. Pneumatic dilation versus laparoscopic Heller's myotomy for idiopathic achalasia [J]. N Engl J Med, 2011, 364: 1807-1816.

[51] Spechler SJ. Pneumatic dilation and laparoscopic Heller'S myotomy equally effective for achalasia [J]. N Engl J Med, 2011, 364: 1868-1870.

[52] Hoogerwerf WA, Pasricha PJ. Pharmacologic therapy in treating achalasia [J]. Gastrointest Endosc Clin N Am, 2001, 11: 311-324.

[53] Allescher HD, Storr M, Seige M, et al. Treatment of achalasia: botulinum toxin injection vs.

pneumatic balloon dilation. A prospective study with long-term follow-Up [J]. Endoscopy, 2001, 33: 1007-1017.

[54] Cai XB, Dai YM, Wan XJ, et al. Comparison between botulinum injection and removable covered self-expanding metal stents for the treatment of achalasia [J]. Dig Dis Sci, 2013, 58: 1960-1966.

[55] Akritidis N, Gousis C, Dimos G, et al. Fever, cough, and bilateral lung infiltrates. Achalasia associated with aspiration pneumonia [J]. Chest, 2003, 123: 608-612.

[56] Orringer MB, Stirling MC. Esophageal resection for achalasia: indications and results [J]. Ann Thorac Surg, 1989, 47: 340-345.

[57] Eckardt AJ, Eckardt VF. Current clinical approach toachalasia [J]. World J Gastroenterol, 2009, 15: 3969-3975.

[58] Dunaway PM, Wong RK. Risk and surveillance intervals for squamous cell carcinoma in achalasia [J]. Gastrointest Endosc Clin N Am, 2001, 11: 425-434.

[59] Streitz JM, Ellis FH, Gibb SP, et al. Achalasia and squamous cell carcinoma of the esophagus: analysis of 241 patients [J]. Ann Thorac Surg, 1995, 59: 1604-1609 .

[60] Leeuwenburgh I, Scholten P, Alderliesten J, et al. Long-termesophageal cancer risk in patients with primary achalasia: a prospective study [J]. Am J Gastroenterol, 2010, 105: 2144-2149.

[61] Sandler RS, Nyrén O, Ekbom A, et al. The risk of esophageal cancer in patients with achalasia. A population-based study [J]. JAMA, 1995, 274: 1359-1362.

[62] Stein HJ, Siewert JR. Barrett's esophagus: pathogenesis, epidemiology, functional abnormalities, malignant degeneration, and surgical management [J]. Dysphagia, 1993, 8: 276-288.

[63] Leeuwenburgh I, Scholten P, Caljé TJ, et al. Barrett's eso phagus and esophageal adenocarcinoma are common after treatment for achalasia [J]. Dig Dis Sci, 2013, 58: 244-252.

[64] da Rocha JR, Ribeiro U, Sallum RA, et al. Barrett's esophagus (BE) and carcinoma in the esophageal stump (ES) after esophagectomy with gastric pull-up in achalasia patients: a study based on 10 years follow-up [J]. Ann Surg Oncol, 2008, 15: 2903-2909.

[65] Brücher BL, Stein HJ, Bartels H, et al. Achalasia and esophageal cancer: incidence, prevalence, and prognosis [J]. World J Surg, 2001, 25: 745-749.

[66] Coleman HG, Bhat S, Murray LJ, et al. Increasing incidence of Barrett's oesophagus: a population-based study [J]. Eur J Epidemiol, 2011, 26: 739-745.

[67] Zaninotto G, Rizzetto C, Zambon P, et al. Long-term outcome and risk of oesophageal cancer after surgery for achalasia [J]. Br J Surg, 2008, 95: 1488-1494.

[68] Evans JA, Early DS, Fukami N, et al. The role of endoscopy in] Barrett's esophagus and other premalignant conditions of the esophagus [J]. Gastrointest Endosc, 2012, 76: 1087-1094.

[69] Chan DS, Reid TD, Howell I, et al. Systematic review and meta-analysis of the influence of circumferential resection margin involvement on survival in patients with operable oesophageal cancer [J]. Br J Surg, 2013 Mar, 100 (4): 456-464.

[70] Pennathur A, Gibson MK, Jobe BA, et al. Oesophageal carcinoma [J]. Lancet, 2013 Feb 2, 381 (9864): 400-412.

[71] Herskovic A, Russell W, Liptay M, et al. Esophageal carcinoma advances in treatment results for locally advanced disease: review [J]. Ann Oncol, 2012 May, 23 (5): 1095–1103.

[72] Vallböhmer D, Schröder W, Brabender J, et al. Oesophageal cancer: current status of multimodality therapy Zentralbl Chir [J]. 2011 Aug, 136 (4): 312–316.

[73] MOHIUDDIN M, CHEN E, AHMAD N. Combined liver radiation and chemotherapy for palliation of hepatic metastases from coloreetal cancer [J]. J Clin Oncol, 1996, 14 (3): 722–728.

[74] Halperin EC, Perez CA, Brady LW. Priciples and Practice of Radiation Oncology [M]. 5th edition.chapter 55.

[75] Heerim Nam. A new suggestion for the radiation target volume after a subtotal gastrectomy in patients with stomach cancer [J]. Radiat Oncol Biol Phys, 2008, 71 (2): 448–455.

[76] American Cancer Society. Cancer facts & figures 2010 [C]. Atlanta: American Cancer Society, 2010.

[77] Wanebo HJ, Kennedy BJ, Chmiel J, et al. Cancer of the stomach. A patient care study by the American College of Surgeons [J]. Ann Surg, 1993, 218: 583–592.

[78] Roviello F, Marrelli D, de Manzoni G, et al. Prospective study of peritoneal recurrence after curative surgery for gastric cancer [J]. Br J Surg, 2003, 90: 1113–1119.

[79] D'Angelica M, Gonen M, Brennan MF, et al. Patterns of initial recurrence in completely resected gastric adenocarcinoma [J]. Ann Surg, 2004, 240: 808–816.

[80] MacDonald JS, Smalley SR, Benedett J, et al. Chemoradiotherapy after surgery compared with surgery alone for adenocarcinoma of the stomach or gastroesophageal junction [J]. N Engl J Med, 2001, 345: 725–730.

[81] Roels S, Duthoy W, Haustermans K, et al. Definition and delineation of the clinical target volume for rectal cancer [J]. Int J Radiat Oncol Biol Phys, 2006, 65: 1129–1142.

[82] Robert Siegel, Susen Burock. Preoperative short–course radiotherapy versus combinedradiochemotherapy in locally advanced rectal cancer: a multi–centre prospectively randomised study of the Berlin [J]. Cancer Society BMC Cancer, 2009, 9: 50.

[83] Myerson RJ. Elective clinical target volumes for conformal therapy in anorectal cancer: a radiation therapy oncology group consensus panel contouring atlas [J]. Int J Radiat Oncol Biol Phys, 2009, 74 (3): 824–830.

[84] ELISA FONTANA, FRANCESCA PUCC. Long–term Results of Preoperative 5–Fluorouracil–Oxaliplatin Chemoradiation Therapy in Locally Advanced Rectal Cancer [J]. ANTICANCER RESEARCH, 2013, 33: 725–730.

[85] Cunnigham D, Allum WH, Stenning SP, et al. Perioperative chemotherapy versus surgery alone for resectable gastroesophageal cancer [J]. N Engl J Med, 2006, 355: 11–20.

[86] Ajani J, Mansfield P, Crane C, et al. Paclitaxel–based chemoradiotherapy in localized gastric carcinoma: Degree of pathologic response and not clinical parameters dictated patient outcome [J]. J Clin Oncol, 2005, 23: 1237–1244.

[87] Ajani J, Mansfield P, Janjan N, et al. Multi–institutional trial of preoperative chemoradiotherapy in patients with potentially resectable gastric carcinoma [J]. J Clin Oncol, 2004, 22:

2774-2780.

[88] Ajani JA, Winter K, Okawara GS, et al. Phase II trial of preoperative chemoradiation in patients with localized gastric adenocarcinoma (RTOG 9904): Quality of combined modality therapy and pathologic response [J]. J Clin Oncol, 2006, 24: 3953-3958.

[89] Tillman GF, Pawlicki T, Koong AC, et al. Preoperative versus postoperative radiotherapy for locally advanced gastroesophageal junction and proximal gastric cancers: A comparison of normal tissue radiation doses [J]. Dis Esophagus, 2008, 21: 437-444.

[90] Minn AY, Hsu A, La T, et al. Comparison of intensity-modulated radiotherapy and 3-dimensional conformal radiotherapy as adjuvant therapy for gastric cancer [J]. Cancer, 2010, 116: 3943-3952.

[91] Dahele M, Skinner M, Schultz B, et al. Adjuvant radiotherapy for gastric cancer: A dosimetric comparison of 3-dimensional conformal radiotherapy, tomotherapy and conventional intensity modulated radiotherapy treatment plans [J]. Med Dosim, 2010, 35: 115-121.

[92] Alani S, Soyfer V, Strauss N, et al. Limited advantages of intensitymodulated radiotherapy over 3D conformal radiation therapy in the adjuvant management of gastric cancer [J]. Int J Radiat Oncol Biol Phys, 2009, 74: 562-566.

[93] American Joint Committee on Cancer. AJCC cancer staging handbook [C]. 6th edi. New York: Springer, 2002.

[94] CHIA-HSIEN CHENG J, CHUANG V P, CHENG S H, et al. Unresectable hepatoeellular carcinoma treated with radiothera PY and / or chemoembolization [J]. Int J Cancer, 2001, 96 (4): 243-252.

[95] Kassam Z, Lockwood G, O'Brien C, et al. Conformal radiotherapy in the adjuvant treatment of gastric cancer: Review of 82 cases [J]. Int J Radiat Oncol Biol Phys, 2006, 65: 713-719.

[96] ChangAT, NgWT, Law AL, et al. Adjuvant chemoradiation for resected gastric cancer: A 10-year experience [J]. Gastric Cancer, 2011, 14: 63-71.

[97] 张晓鹏. 胃癌的X线诊断 [M]. 沈阳：辽宁科学技术出版社，1996.

[98] 张晓鹏. 胃肠道CT诊断学 [M]. 沈阳：辽宁科学技术出版社，2000.

[99] Jeeyun Lee, Do Hoon Lim, Sung Kim, et al. Phase III Trial Comparing Capecitabine Plus Cisplatin Versus Capecitabine Plus Cisplatin With Concurrent Capecitabine Radiotherapy in Completely Resected Gastric Cancer With D2 Lymph Node Dissection: The ARTIST Trial [J]. JOURNAL OF CLINICAL ONCOLOGY, 2012, 30 (3).

[100] Krishnan S, Rana V, Janjan NA, et al. Induction chemotherapy selects patients with locally advanced, unresectable pancreatic cancer for optimal benefit from consolidative chemoradiation therapy [J]. Cancer, 2007, 110 : 47-55.

[101] Butturini G, Stocken DD, Wente MN, et al. Influence of resection margins and treatment on survival in patients with pancreatic cancer: Meta-analysis of randomized controlled trials [J]. Arch Surg, 2008, 143: 75-83.

[102] DAWSON L A, TEN HAKEN R K, LAWRENCE T S. Partial irradiation of the liver [J]. Semin Radiat Oncol, 2001, 11 (3): 240-246.

[103] HAWKINS M A, DAWSON L A. Radiation therapy for hepatocellular carcinoma: from palliation to cure [J]. Cancer, 2006, 106 (8): 1653-1663.

[104] MORNEX F, GIRARD N, BEZIAT C, et al. Feasibility and efficacy of high dose three dimensional conformal radiotherapy in cirhotic patients with small—size hepatocellular carcinoma non eligible for curative therapies: mature results of the French Phase II RTF 1 trial [J]. Int J Radiat Oncol Biol Phys, 2006, 66 (4): 1152-1158.

[105] CHENG J C, CHOU C H, KUO M L, et al. Radiation enhanced hepatocellular carcinoma cell invasion with MMP-9 expression through PI3 K / Akt / NFkappaB signal transduction pathway [J]. Oncogene, 2006, 25 (53): 7009-7018.

[106] KEATING G M, SANTORO A. Sorafenib: a review of its use in advanced hepatocellular carcinoma [J]. Drugs, 2009, 69 (2): 223-240.

[107] HSIEH C H, JENG K S, LIN C C, et al. Combination of sorafenib and intensity modulated radiotherapy for unresectable hepatocellular carcinoma [J]. Clin Drug lnvestig, 2009, 29 (1): 65-71.

[108] ZENG Z C, FAN J, TANG Z Y, et al. A comparison of treatment combinations with and without radiotherapy for hepatocellular carcinoma with portal vein and / OF inferior vena cava tumor thrombus [J]. Int J Radiat Oncol Biol Phys, 2005, 61 (2): 432-443.

[109] ZENG Z C, FAN J, TANG Z Y, et al. Prognostic factors for patients with hepatoeellnlar carcinoma with macroscopic portal vein or inferior vena cava tumor thrombi receiving external—beam radiation therapy [J]. Cancer Sci, 2008, 99 (12): 2510-2517.

[110] SEONG J, KEUM K C, HAN K H, et al. Combined transeatheter arterial chemoembolization and local radiotherapy of unresectable hepatocellular carcinoma [J]. Int J Radiat Oncol Biol Phys, 1999, 43 (2): 393-397.

[111] LIU M T, LI S H, CHU T C, et al. Three dimensional conformal radiation therapy for unreseetable hepatoeellular carcinoma patients who had failed with or were unsuited for trascatheter arterial chemoembolization [J]. Jpn J Clin Oneol, 2004, 34 (9): 532-539.

[112] GIRONDA V M, ZHANG G, RUSSELL1 M, et al. Temporal stability of percutaneously implanted coiled wire fiducial markers for liver IGRT [C]. In: Presented at the International Society of Gastrointestinal Ontology 2009 Gastrointestinal Oncology Conference. October 13, 2009, Abstract 0938.

[113] TSE R V, HAWKINS M, LOCKWOOD G, et al. Phase I study of individualized stereotactie body radiotherapy for hepatocellular carcinoma and intrahepatic cho1angiocaI Carcinoma [J]. J Clin Oncol, 2008, 26 (4): 657-664.

[114] HENDERSON M A, AZZOUZ F, BREEN T, et al. Preliminary toxicity analysis of a phase I / It trial evaluating stereotactie body radiotherapy for the treatment of hepatocellular carcinoma [J]. Int J Radiat Oncol Biol Phys, 2007, 69 (3 suppl 1): 297, Abstract 2172.

[115] O CONNOR J K, GOLDSTEIN R M, BERGER B D, et al. Stereotaetie body radiation therapy as a bridge to transplant in hepatocellular carcinoma: acute toxicity and explant pathology [J]. Int J Radiat Oncol Biol Phys, 2008, 72 (1 suppl 1): S128, Abstract 1034.

[116] TAKEDA A, TAKAHASHI M, KUNIEDA E, et al. Hypofractionated stereotactie radiotherapy with and without transarterial ehemoembOlization for small hepatocellular carcinoma not eligible for other ablation therapies: preliminary results for efficacy and toxicity [J]. Hepatol Res, 2008, 38 (1): 60-69.

[117] CHOI B O, CHOIi I B, JANG H S, et al. Stereotaetie body radiation therapy with or without transarterial ehemoembolization for patients with primary hepatoeellular carcinoma: preliminary analysis [J]. BMC Cancer, 2008, 8: 351.

[118] JANG J W, KAY C S, YOU C R, et al. Simultaneous multi target irradiation using helical tomotherapy for advanced hepatocellular carcinoma with multiple extrahepatic metastases [J]. Int J Radiat Oncol Biol Phys, 2009, 74 (2): 412-418.

[119] FUKUMITSU N, SUGAHARA S, NAKAYAMA H, et al. A prospective study of bypofractionated proton beam therapy for patients with hepatocellular carcinoma [J]. Int J Radiat Oncol Biol Phys, 2009, 74 (3): 831-836.

[120] DAWSON L A. Protons or photons for hepatocellular carcinoma? Let's move forward together [J]. Int J Radiat Oncol Biol Phys, 2009, 74 (3): 661-663.

[121] Uflacker R. Atlas of vascular anatomy [M]. Baltimore, Md: Williams &Wilkins, 1997.

[122] Charles C. Hsu, Herman JM, Winter JM, et al. Adjuvant Chemoradiation for Pancreatic Adenocarcinoma: The Johns Hopkins Hospital—Mayo Clinic Collaborative Study [J]. Ann Surg Oncol, 2010, 17: 981-990.

[123] Joseph M Herman, Michael J Swartz. Analysis of Fluorouracil-Based Adjuvant Chemotherapy and [123] Radiation After Pancreaticoduodenectomy for Ductal Adenocarcinoma of the Pancreas: Results of a Large, Prospectively Collected Database at the Johns Hopkins Hospital [J]. JOURNAL OF CLINICAL ONCOLOGY, 2008 July, 26 (21) .

[124] 朱玲，丛林，赵玉沛. 胰腺癌的放射治疗进展 [J]. 中国肝胆外科杂志，2011，17 (11): 944-947.

[125] Guo Xiao-Zhong, Cui Zhong-Min, Liu Xu. Current developments, problems and solutions in the nonsurgical treatment of pancreatic cancer [J]. World J Gastrointest Oncol, 2013 February 15, 5 (2): 20-28.

[126] 李建军，郭晓钟，赵欣宇，等. 胰腺癌放射治疗进展 [J]. 中国胰腺病杂志，2012，12 (4): 284-288.

[127] Donini I, Battezatti M. The lymphatic system.Padua [M]. Italy and London, England: Piccin Medical Books, 1972.

[128] Jemal A, Siegel R, Xu J, et al. Cancer statistics, 2010 [J]. CA Cancer J Clin, 2010, 60: 277-300.

[129] 赵玉沛. 胰腺癌诊断与治疗的现状与未来 [J]. 中华肝胆外科杂志，2009，15: 321-323.

[130] Pilepich MV, Miller HH. Preoperative irradiation in carcinoma of the pancreas [J]. Cancer, 1980, 46 : 1945-1949.

[131] Rouviere H. Anatomy of the human lymphatic system [M]. Ann Arbor, Mich: Edwards, 1938.

[132] Lawrence TS, Chang EY, Hahn TM, et al. Radiosensitization of pancreatic cancer cells by 2

‘2-difluoro-2 ’ -deoxycytidine [J]. Int J Radiat Oncol Biol Phys, 1996, 34: 867-872.

[133] Evans DB, Varadachary GR, Crane CH, et al. Preoperative gemcitabine-based chemoradiation for patients with resectable adenocarcinoma of the pancreatic head [J]. J Clin Oncol, 2008, 26: 3496-3502.

[134] Varadachary GR, Wolff RA, Crane CH, et al. Preoperative gemcitabine and cisplatin followed by gemcitabine-based chemoradiation for resectable adenocarcinoma of the pancreatic head [J]. J Clin Oncol, 2008, 26: 3487-3495.

[135] CJ, Zalupski MM. Radiation therapy with once-weekly gemcitabine in pancreatic cancer: current status of clinical trials [J]. Int J Radiat OncolBiol Phys, 2003, 56 (4 Suppl): 10-15.

[136] McGinn CJ, Zalupski MM, Shureiqi I, et al. Phase I trial of radiation dose escalation with concurrent weekly full-dose gemcitabine in patients with advanced pancreatic cancer [J]. J Clin Oncol, 2001, 19: 4202-4208.

[137] Talamonti MS, Jr WS, Mulcahy MF, et al. A multi-institutional phase Ⅱ trial of preoperative full-dose gemcitabine and concurrent radiation for patients with potentially resectable pancreatic carcinoma [J]. Ann Surg Oncol, 2006, 13 : 150-158.

[138] Small Jr W, Berlin J, Freedman GM, et al. Full-dose gemcitabine with concurrent radiation therapy in patients with nonmetastatic pancreatic cancer: a multicenter phase Ⅱ trial [J]. JClin Oncol, 2008, 26 : 942-947.

[139] Scodan RL, Mornex F, Girard N, et al. Preoperative chemoradiation in potentially resectable pancreatic adenocarcinoma: feasibility, treatment effect evaluation and prognostic factors, analysis of the SFRO-FFCD 9704 trial and literature review [J]. Ann Oncol, 2009, 20: 1387-1396.

[140] Wilkowski R, Thoma M, Heineman V, et al. Radiochemotherapy with gemcitabine and cisplatin in pancreatic cancerfeasible and effective [J]. Strahlenther Onkol, 2003, 179: 78-86.

[141] Safran H, Dipetrillo T, Iannitti D, et al. Gemcitabine, paclitaxel, and radiation for locally advanced pancreatic cancer: aphase Ⅰ trial [J]. Int J Radiat Oncol Biol Phys, 2002, 54: 137-141.

[142] Fogelman DR, Schreibman S, Sherman W, et al. Neoadjuvant GTX and radiation for unresectable pancreatic cancer: a prospective phase Ⅱ trial [J]. Proc GI Am Soc Clin Oncol, 2007, Abstract 143.

[143] Varadachary GR, Wolff RA, Crane CH, et al. Preoperative gemcitabine and cisplatin followed by gemcitabine-based chemoradiation for resectable adenocarcinoma of the pancreatic head [J]. J Clin Oncol, 2008, 26 : 3487-3495.

[144] Gillen S, Schuster T, Buschenfelde MZ, et al. Preoperative/Neoadjuvant therapy in pancreatic cancer: a systematic review and meta-analysis of response and resection percentages [J]. PLoS. Med, 2010, 7: e10002.

[145] Neoptolemos JP, Dunn JA, Stocken DD, et al. Adjuvant chemoradiotherapy and chemotherapy in resectable pancreatic cancer: a randomised controlled trial [J]. Lancet, 2001, 358: 1576-1585.

[146] Neoptolemos JP, Stocken DD, Friess H, et al. A randomized trial of chemoradiotherapy and chemotherapy after resection of pancreatic cancer [J]. N Engl J Med, 2004, 350: 1200–1210.

[147] Stocken DD, Bumchler MW, Dervenis C, et al. Meta–analysis of randomized adjuvant therapy trials for pancreatic cancer [J]. Br J Cancer, 2005, 92: 1372–1381.

[148] Moertel CG, Frytak S, Hahn RG, et al. Therapy of locally unresectable pancreatic carcinoma: a randomized comparison of high dose (6000 rads) radiation alone, moderate dose radiation (4000 rads + 5–fluorouracil), and high dose radiation + 5–fluorouracil: The Gastrointestinal Tumor Study Group [J]. Cancer, 1981, 48 : 1705–1710.

[149] Cohen SJ, Dobelbower R Jr, Lipsitz S, et al. A randomized phase Ⅲ study of radiotherapy alone or with 5–fluorouracil and mitomycin–C in patients with locally advanced adenocarcinoma of the pancreas: Eastern Cooperative Oncology Group study E8282 [J]. Int J Radiat Oncol Biol Phys, 2005, 62: 1345–1350.

[150] Chauffert B, Mornex F, Bonnetain F, et al. Phase Ⅲ trial comparing intensive induction chemoradiotherapy (60 Gy, infusional 5–FU and intermittent cisplatin) followed by maintenance gemcitabine with gemcitabine alone for locally advanced unresectable pancreatic cancer: definitive results of the 2000–01 FFCD/SFRO study [J]. Ann Oncol, 2008, 19: 1592–1599.

[151] Loehrer P, Powell ME, Cardenes HR, et al. A randomized phase Ⅲ study of gemcitabine in combination with radiation therapy versus gemcitabine alone in patients with localised, unresectable pancreatic cancer: F4201 [J]. J Clin Oncol, 2008, 26 (15 Suppl): 4506.

[152] Wilkowski R, Boeck S, Ostermaier S, et al. Final analysis of a multicenter, randomized phase Ⅱ trial comparing three different chemoradiotherapy regimens in the treatment of patients with locally advanced, nonmetastatic pancreatic cancer [J]. J Clin Oncol, 2009, 27 (15 Suppl): 4610.

[153] Huguet F, Girard N, Guerche CS, et al. Chemoradiotherapy in the management of locally advanced pancreatic carcinoma: a qualitative systematic review [J]. J Clin Oncol, 2009, 27: 2269–2277.

[154] 戈伟，徐明. 肿瘤常见并发症及治疗 [M]. 北京：科技出版社，2009.

[155] Robert j Myerson, Michael C Garofalo, Issam EI Naqa, et al. Elective Clinical Target Volumes for Conformal Therapy in Anorectal Cancer: An RTOG Consensus Panel Contouring Atlas [J]. Int J Radiat Oncol Biol Phys, 2009 July 1, 74 (3): 824–830.

[156] 朱远. 直肠癌术前放疗进展 [J]. 国外医学肿瘤学分册，2004，31 (1)：74–77.

[157] Chen YJ, Liu A, Tsai PT, et al. Organ sparing by conformal avoidance intensity–modulated radiation therapy for anal cancer: dosimetric evaluation of coverage of pelvis and inguinal/femoral nodes [J]. Int J Radiat Oncol Biol Phys, 2005, 63: 274–281.

[158] Duthoy W, De Gersem W, Vergote K, et al. Clinical implementation of intensity–modulated arc therapy (IMAT) for rectal cancer [J]. Int J Radiat Oncol Biol Phys, 2004, 60: 794–806.

[159] Guerrero Urbano MT, Henrys AJ, Adams EJ, et al. Intensity–modulated radiotherapy in patients with locally advanced rectal cancer reduces volume of bowel treated to high dose levels

[J]. Int J Radiat Oncol Biol Phys, 2006, 65: 907-916.

[160] Kim JY, Kim DY, Kim TH, et al. Intensity-modulated radiotherapy with a belly board for rectal cancer [J]. Int J Colorectal Dis, 2007, 22: 373-379.

[161] Menkarios C, Azria D, Laliberte B, et al. Optimal organ-sparing intensity-modulated radiation therapy (IMRT) regimen for the treatment of locally advanced anal canal carcinoma: a comparison of conventional and IMRT plans [J]. Radiat Oncol, 2007, 2: 41.

[162] Milano MT, Jani AB, Farrey KJ, et al. Intensity-modulated radiation therapy (IMRT) in the treatment of anal cancer: toxicity and clinical outcome [J]. Int J Radiat Oncol Biol Phys, 2005, 63: 354-361.

[163] Nuyttens JJ, Robertson JM, Yan D, et al. The influence of small bowel motion on both a conventionalthree-field and intensity modulated radiation therapy (IMRT) for rectal cancer [J]. Cancer Radiother, 2004, 8: 297-304.

[164] Tho LM, Glegg M, Paterson J, et al. Acute small bowel toxicity and preoperative chemoradiotherapy for rectal cancer: investigating dose-volume relationships and role for inverse planning [J]. Int J Radiat Oncol Biol Phys, 2006, 66: 505-513.

[165] Salama JK, Mell LK, Schomas DA, et al. Concurrent chemotherapy and intensity-modulated radiation therapy for anal canal cancer patients: a multicenter experience [J]. J Clin Oncol, 2007, 25: 4581-4586.

[166] Tsai HK, Hong TS, Willins J, et al. Early clinical outcome in patients treated for anal canal cancer using dose-painted intensity modulated radiation therapy [J]. American Society of Clinical Oncology Gastrointestinal Cancer Symposium, 2008.

[167] Szmulowicz UM, Wu JS. Squamous cell carcinoma of the anal canal: a review of the aetiology, presentation, staging, prognosis and methods available for treatment [J]. Sex Health, 2012 Dec, 9 (6): 593-609.

[168] Gallagher MJ, Brereton HD, Rostock RA, et al. A prospective study of treatment techniques to minimize the volume of pelvic small bowel with reduction of acute and late effects associated with pelvic irradiation [J]. Int J Radiat Oncol Biol Phys, 1986, 12: 1565-1573.

[169] Myerson R, Drzymala R. Technical aspects of image-based treatment planning of rectal carcinoma [J]. Semin Radiat Oncol, 2003, 13: 433-440.

[170] Warfield SK, Zou KH, Wells WM. Simultaneous truth and performance level estimation (STAPLE): an algorithm for the validation of image segmentation [J]. IEEE Trans Med Imaging, 2004, 23: 903-921.

[171] Fleiss JL. Statistical methods for rates and proportions [R]. Vol. 2. New York: Wiley J, 1981.

[172] McCarthy K, Pearson K, Fulton R, et al. Pre-operative chemoradiation for non-metastatic locally advanced rectal cancer [J]. Cochrane Database of Systematic Reviews, 2012.

[173] Gombošová J, Pospíáil P, Tichá H, et al. Results of curative chemoradiotherapy in patients with carcinomas of the anus Klin Onkol [J]. 2013, 26 (3): 201-207.

[174] Glynne-Jones R, Renehan A. Current treatment of anal squamous cell carcinoma [J]. Hematol

Oncol Clin North Am., 2012 Dec, 26 (6): 1315–1350.

[175] Landis JR, Koch GG. The measurement of observer agreement for categorical data [J]. Biometrics, 1977, 33: 159–174.

[176] Nuyttens JJ, Robertson JM, Yan D, et al. The variability of the clinical target volume for rectal cancer due to internal organ motion during adjuvant treatment [J]. Int J Radiat Oncol Biol Phys, 2002, 53: 497–503.

[177] Flam M, John M, Pajak TF, et al. Role of mitomycin in combination with fluorouracil and radiotherapy, and of salvage chemoradiation in the definitive nonsurgical treatment of epidermoid carcinoma of the anal canal: results of a phase III randomized intergroup study [J]. J Clin Oncol, 1996, 14: 2527–2539.

[178] Gunderson LL, Winter KA, Ajani JA, et al. Intergroup RTOG 9811 Phase III comparison of chemoradiation with 5–FU and cisplatin for anal canal carcinoma: Impact on disease–free, overall and colostomy–free survival [J]. Int J Radiat Oncol Biol Phys, 2006: 66.

[179] John M, Pajak T, Flam M, et al. Dose escalation in chemoradiation for anal cancer: preliminary results of RTOG 92–08 [J]. Cancer J Sci Am, 1996, 2: 205–211.

[180] Martenson JA, Lipsitz SR, Wagner H Jr, et al. Initial results of a phase II trial of high dose radiation therapy, 5–fluorouracil, and cisplatin for patients with anal cancer (E4292): an Eastern Cooperative Oncology Group study [J]. Int J Radiat Oncol Biol Phys, 1996, 35: 745–749.

[181] Baxter NN, Habermann EB, Tepper JE, et al. Risk of pelvic fractures in older women following pelvic irradiation [J]. Jama, 2005, 294: 2587–2593.

[182] Bosset JF, Collette L, Calais G, et al. Chemotherapy with preoperative radiotherapy in rectal cancer [J]. N Engl J Med, 2006, 355: 1114–1123.

[183] Gerard JP, Conroy T, Bonnetain F, et al. Preoperative radiotherapy with or without concurrent fluorouracil and leucovorin in T3–4 rectal cancers: results of FFCD 9203 [J]. J Clin Oncol, 2006, 24: 4620–4625.

[184] Sauer R, Becker H, Hohenberger W, et al. Preoperative versus postoperative chemoradiotherapy for rectal cancer [J]. N Engl J Med, 2004, 351: 1731–1740.

[185] Mitchell E, Winter K, Mohiuddin M, et al. Randomized Phase II Trial of preoperative combined modality chemoradiation for distal rectal cancer [J]. Proceedings of The American Society of Clinical Oncology, 2004: 254.

[186] Baglan KL, Frazier RC, Yan D, et al. The dose–volume relationship of acute small bowel toxicity from concurrent 5–FU–based chemotherapy and radiation therapy for rectal cancer [J]. Int J Radiat Oncol Biol Phys, 2002, 52: 176–183.

[187] Gunnlaugsson A, Kjellen E, Nilsson P, et al. Dose–volume relationships between enteritis and irradiated bowel volumes during 5–fluorouracil and oxaliplatin based chemoradiotherapy in locally advanced rectal cancer [J]. Acta Oncol, 2007, 46: 937–944.

[188] Freedman GM, Meropol NJ, Sigurdson ER, et al. Phase I trial of preoperative hypofractionated intensity–modulated radiotherapy with incorporated boost and oral capecitabine in locally advanced rectal cancer [J]. Int J Radiat Oncol Biol Phys, 2007, 67: 1389–1393.